Dietl/Ohlenschläger

Handbuch der
Orthomolekularen Medizin

Handbuch der Orthomolekularen Medizin

Prävention und Therapie durch körpereigene Substanzen

Von Dr. rer. nat. Hans Dietl
und
Dr. med. Gerhard Ohlenschläger

Mit 30 Abbildungen und 86 Tabellen

HAUG

Karl F. Haug Verlag · Heidelberg

Die Deutsche Bibliothek – CIP-Einheitsaufnahme

Dietl, Hans:
Handbuch der orthomolekularen Medizin : Prävention und Therapie durch körpereigene Substanzen ; mit 86 Tabellen / von Hans Dietl und Gerhard Ohlenschläger. – Heidelberg : Haug, 1994
(Erfahrungsheilkunde, Naturheilverfahren)

ISBN 3-7760-1405-9
NE: Ohlenschläger, Gerhard:

Titelbild: M. Wolfgardt-Vaibar, Köln

Titel-Nr. 2405 · ISBN 3-7760-1405-9

Gesamtherstellung: Progressdruck GmbH, 67346 Speyer

Inhalt

Vorwort

Die Autoren haben ein Werk vorgelegt, das, so würde man zunächst meinen, die ganze Medizin auf das Problem der Bewältigung überschüssiger und toxischer Radikalionen reduziert.

Sieht man einzelne Kapitel genauer an, erkennt man, daß ein wichtiges Buch entstanden ist, das alle Teildisziplinen der inneren Medizin befruchtet. Denn, ob gesund oder Befindensstörung, chronische Krankheit, Tumor oder Rekonvaleszent, alle funktionellen oder pathophysiologischen Leistungen unserer Gewebe und Organe haben ein Problem gemeinsam: Sie laufen bei niedrigem Druck und niedriger Temperatur in wäßrigem Milieu ab. Damit sich Leben überhaupt entwickeln konnte und dem einzelnen auch bei voller körperlicher und geistiger Leistungsfähigkeit eine angemessene Lebenszeit erhalten bleibt, müssen stets alle chemischen Reaktionen beschleunigt werden. Wenn dafür auch die Biochemie vielfältige enzymatisch gesteuerte Reaktionen verantwortlich machen kann, wird viel zu wenig bedacht, daß immer auch nichtenzymatische Katalysen in Form von Redox-Reaktionen unter Beteiligung von Radikalionen das biologische Fließgleichgewicht steuern.

Die bei biochemischen Reaktionen häufig entstehenden Radikalionen werden vom Organismus für den Redox-Prozeß selbst oder andere katalytisch gesteuerte Reaktionen wieder eingesetzt bzw. im Überschuß auftretende werden unschädlich gemacht. Entgleisen diese Prozesse, wie dies tatsächlich bei jeder Erkrankung in irgendeiner Weise der Fall ist, muß steuernd eingegriffen werden. Gegenwärtig setzt sich zunehmend die Erkenntnis durch, daß durch Substitution von Radikalenfängern – „orthomolekulare Medizin" – jede Therapieweise verbessert bzw. damit im Vorfeld von Erkrankungen präventiv eingegriffen werden kann. Dies ist für eine streßgeplagte, umweltbelastete und überalternde Bevölkerung von besonderer Bedeutung.

Im vorliegenden Werk haben zwei renommierte, praktisch orientierte Wissenschaftler Möglichkeiten und Grenzen der orthomolekularen Medizin in einer bisher nicht erreichten Dimension dargestellt. Dem Buch ist eine weite Verbreitung bei Praktikern und Theoretikern zu wünschen. Herrn Lenzen vom Karl F. Haug Verlag gilt besonderer Dank für die rasche Realisation des Druckes und der Ausstattung des Buches.

Hartmut Heine
Herdecke, im Sommer 1994

Wichtige Hinweise

Das medizinische Wissen ist ständig im Fluß, und klinische Erkenntnisse erweitern laufend die Behandlungsmethoden.

Dieses Buch ersetzt *nicht* die Behandlung einer Erkrankung durch den Arzt und/oder durch sonstige heilberuflich tätige Personen bzw. die persönliche medizinische Betreuung eines Patienten.

Zweck diese Buches ist es, einen Überblick über Anwendung und Methoden der orthomolekularen Therapie zu geben, während die individuelle Behandlung durch heilberuflich tätige Personen erfolgen muß.

Soweit in diesem Buch Dosierungen angegeben sind, darf der Leser darauf vertrauen, daß die Autoren größte Mühe für die Richtigkeit dieser Angaben aufgewendet haben. Jeder Anwender sollte jedoch den Beipackzettel und sonstige Informationen zu den verwendeten Präparaten genau prüfen und sich an die dort gegebenen Empfehlungen halten; gegebenenfalls ist immer der Arzt zu befragen.

Geschützte Warennamen (Warenzeichen) werden nicht immer besonders gekennzeichnet. Aus dem Fehlen eines solchen Hinweises kann daher nicht geschlossen werden, daß es sich um einen freien Warennamen handelt.

A. Orthomolekulare Medizin — Definition und Ziele

Die orthomolekulare Medizin befaßt sich ausschließlich mit Substanzen (Molekülen), die natürlicherweise im menschlichen Organismus vorhanden sind und benötigt werden sowie mit der Zufuhr dieser natürlichen Substanzen, auf die der menschliche Organismus angewiesen ist, beispielsweise Vitamine, Antioxidanzien, Mineralstoffe, Spurenelemente, Fettsäuren, Aminosäuren. Auch im menschlichen Organismus vorkommende Enzyme gehören in den Bereich der orthomolekularen Medizin.

Der Ausdruck **orthomolekular** wurde 1968 von dem Biochemiker (und zweifachem Nobelpreisträger) Linus Pauling geprägt (Linus Pauling: Orthomolecular Psychiatry; Varying Concentrations of Substances normally present in the human body may control mental disease, Science **160,** 265-271 [1968]). „Ortho" (griechisch) bedeutet: richtig, gut.

Moleküle (lateinisch) sind die kleinsten Bausteine von Substanzen (Stoffen), die den chemischen Eigenschaften analog sind. Orthomolekulare Therapie (Medizin) bedeutet daher die Verwendung der richtigen Moleküle in den richtigen Mengen.

Die exakte Definition (Science **160,** 265 [1968]) durch Linus Pauling lautet:

Orthomolekulare Medizin (Therapie) ist die Erhaltung guter Gesundheit und die Behandlung von Krankheiten durch Veränderung der Konzentration von Substanzen im menschlichen Körper, die normalerweise im Körper vorhanden und für die Gesundheit erforderlich sind.

Dazu nach Linus Pauling in Science (1968):

„Das Wort orthomolekular kann evtl. als griechisch-lateinisches Mischwort kritisiert werden. Ich habe jedoch kein anderes Wort gefunden, welches ebensogut die Idee von den richtigen Molekülen in den richtigen Mengen ausdrückt."

Das Konzept der orthomolekularen Medizin beruht auf der Erkenntnis, daß kein Lebewesen in einer perfekten, für es optimalen Umwelt lebt. Der Mensch braucht ca. 45 verschiedene Nährstoffe. Alle diese Nährstoffe (Ortho-Moleküle) müssen dann im Organismus in der richtigen Konzentration vorhanden sein, um beste Gesundheit und weitgehenden Schutz vor Krankheiten zu erreichen.

Orthomolekulare Therapie wird, ohne daß dieser Ausdruck verwendet wird, seit langem bei zahlreichen Erkrankungen angewendet.

Ein gutes Beispiel dafür ist die Behandlung der Zuckerkrankheit (Diabetes mellitus):

Diabetes mellitus wird verursacht durch eine ungenügende Produktion des Hormons Insulin durch den Pankreas (Bauchspeicheldrüse). Bei nicht ausreichender Insulinproduktion steigt der Blut-Glukose-Spiegel pathologisch an.

Die Injektion von Schweine- oder Rinderinsulin, das dem menschlichen Insulin sehr ähnlich ist, oder gentechnisch hergestelltem menschlichen Insulin stellt die normale Insulinkonzentration im Blut und damit die normale Glukosekonzentration wieder her. Insulintherapie ist daher orthomolekulare Therapie. Der Hauptnachteil besteht darin, daß Insulin nur parenteral (intravenös, subkutan, intramuskulär) verabreicht werden kann.

Eine weitere zusätzliche Möglichkeit der orthomolekularen Therapie von Diabetes ist die Diabetes-Diät. Dabei wird durch die Regulation der Aufnahme von Zucker und Kohlenhydraten die Blutglukose innerhalb der normalen Grenzen gehalten.

Eine weitere Möglichkeit der Kontrolle des Diabetes, die Gabe oraler Antidiabetika (z.B. Sulfonylharnstoffe), chemisch hergestellte Arzneimittel, ist jedoch *kein* Beispiel einer orthomolekularen Therapie. Antidiabetika sind synthetische Arzneimittel, daher **körperfremde** Substanzen, die unerwünschte Nebenwirkungen haben können.

Es gibt zahlreiche weitere Beispiele der selektiven Anwendung der orthomolekularen Therapie in der Medizin. Bei der Carnitin-Mangel-Myopathie bestehen Defizite in der körpereigenen Synthese und Verarbeitung von L-Carnitin (ein Aminosäurenderivat). Ursache hierfür ist wahrscheinlich eine autosomal rezessive Erkrankung. L-Carnitin-Mangel führt zu einer letal endenden Kardiomyopathie. Durch ausreichende Verabreichung der orthomolekularen Substanz L-Carnitin wird ein vollständiger Heilungserfolg erzielt.

Bei einer ungenügenden körpereigenen Synthese von Wachstumshormon vor Abschluß der Wachstumsphase kommt es bei Kindern zu

Minderwuchs. Durch regelmäßige intravenöse Gabe von menschlichem Wachstumshormon (Somatotropin) kann dieser Minderwuchs erfolgreich (orthomolekular) behandelt werden.

Die menschliche Niere wandelt Vitamin D in das eigentlich aktive körpereigene Vitamin-D-Derivat Calcitriol um. Bei einem teilweisen oder kompletten Ausfall der Nierenfunktion, wie beispielsweise bei Dialyse-Patienten, ist daher kaum mehr eine körpereigene Produktion von Calcitriol vorhanden. Dies führt zu Änderungen des Mineralstoffwechsels. Der Ersatz der körpereigenen Synthese durch die orale Verabreichung von Calcitriol führt zu einer entscheidenden Besserung, ein schönes Beispiel für orthomolekulare Therapie.

Weitere Beispiele für orthomolekular behandelte Erkrankungen sind einige erblich bedingte Störungen im Stoffwechsel der Aminosäuren. Die häufigste angeborene Störung im Aminosäurenstoffwechsel ist die Phenylketonurie (Häufigkeit: 1:10000). Dabei handelt es sich um einen angeborenen Defekt des Enzyms Phenylalanin-Hydroxylase, das die Aminosäure Phenylalanin zur Aminosäure Tyrosin umbaut. Zunächst steigt dabei der Phenylalanin-Spiegel im Blut stark an, ohne daß es jedoch zu irgendwelchen klinischen Symptomen kommt. Nach Monaten kommt es dann zu einem Stillstand der körperlichen und geistigen Entwicklung, schließlich durch ein Ausbleiben von Gehirnwachstum zu schwerer geistiger Retardierung.

Die Krankheit kann kontrolliert werden durch *rechtzeitige* (d.h. vor dem Auftreten klinischer Symptome) Behandlung mit einer Diät, die wenig Phenylalanin enthält. Das Ausbrechen der Erkrankung wird damit völlig verhindert. Diese Behandlung entspricht dem orthomolekularen Prinzip: Die richtigen Moleküle (Phenylalanin) in der richtigen Menge, das heißt hier: *wenig* Phenylalanin.

Bei der Ahornsirup-Krankheit (Häufigkeit: 1:200000) werden die sog. verzweigtkettigen Aminosäuren Isoleucin, Leucin und Valin wegen Enzymmangels nur unvollständig verstoffwechselt. Dadurch bekommen die Neugeborenen eine schwere metabolische Azidose (Übersäuerung des Organismus) und, falls diese Periode überlebt wird, ebenfalls eine schwere geistige Retardierung. Auch hier besteht die erfolgreiche Behandlung in der Beschränkung der Zufuhr der Aminosäuren durch Spezialdiäten, d.h. durch orthomolekulare Therapie.

Eine alternative orthomolekulare Therapie sowohl der Phenylketonurie wie der Ahornsirup-Krankheit wäre die intravenöse Verabreichung der entsprechenden Enzyme (wie Insulin bei Diabetes), eine Alternative, die bisher nicht zur Verfügung steht. (Eine weitere Alternative wäre die „Gen-Therapie", bei welcher das entsprechende fehlende Gen in den Organismus eingeschleust wird.)

Akute und chronische Lebererkrankungen können zu einer sog. **„hepatischen Enzephalopathie"** führen. Darunter werden Funktionsstörungen des Gehirns verstanden, die sich klinisch durch Veränderungen der Persönlichkeitsstruktur, Beeinträchtigung psychomotorischer Fähigkeiten (z.B. Fahrtauglichkeit), Konzentrations- und Gedächtnisschwäche, verzögerte Reaktionsfähigkeit etc. äußern. Schwere Fälle führen bis zum Koma. Bei der hepatischen Enzephalopathie sind im Blut die verzweigtkettigen Aminosäuren Isoleucin, Leucin und Valin vermindert und die sog. aromatischen Aminosäuren (Phenylalanin, Tryptophan) erhöht. Orthomolekulare Behandlung mit einem Gemisch mit viel verzweigtkettigen Aminosäuren und wenig aromatischen Aminosäuren führt zu einer deutlichen Besserung.

Bei der glutensensitiven Enteropathie, bekannt im Säuglings- und Kindesalter als Zöliakie, bzw. im Erwachsenenalter als einheimische Sprue, handelt es sich um eine durch Getreideeiweiß (Gluten) ausgelöste Dünndarmerkrankung.

Zur Behandlung werden in der Nahrung sämtliche Getreideprodukte, die Gluten enthalten, weggelassen. Zusätzlich werden zur Deckung des Mineral- und Vitaminbedarfs geeignete Präparate zugeführt, weil durch die begrenzte Nahrungsmittelauswahl keine Deckung des Bedarfs möglich ist. Auch bei dieser „orthomolekularen" Therapie werden schädliche Stoffe weggelassen und zusätzlich orthomolekulare Substanzen zugeführt.

Essentielle Fettsäuren sind für den menschlichen Organismus lebenswichtig, da sie endogen (im eigenen Körper) nicht produziert werden. Während die Versorgung mit Fettsäuren vom Omega-6-Typ (z.B. Linolsäure) meist ausreichend ist, besteht häufig eine Unterversorgung mit Omega-3-Fettsäuren (z.B. Eicosapentaensäure), da diese Fettsäuren hauptsächlich in Fisch (und Wild) enthalten sind. Der Fischverzehr ist jedoch bei zahlreichen Bevölkerungsgruppen zu gering. Die therapeutische Gabe von Omega-3-Fettsäuren in Form von Fischölkapseln senkt insbesondere erhöhte Triglyceride (Blutfette), verringert die Thrombozytenaggregation und senkt mäßig erhöhten Blutdruck. Damit werden Risikofaktoren für die Arteriosklerose durch die Verabreichung der orthomolekularen Omega-3-Fettsäuren auf natürliche Weise praktisch nebenwirkungsfrei günstig beeinflußt.

Vitamin-Therapien

Orthomolekulare Therapien mit einzelnen Vitaminen werden bereits häufig durchgeführt, z. B. bei der perniziösen Anämie mit Vitamin B_{12}, der renalen Osteopathie mit Calcitriol, bei Rheuma mit Vitamin E.

Mineralstoff-Therapie

Auch die Behandlung mit Mineralstoffen, z.B. Magnesium und/oder Kalium bei Herzerkrankungen, ist eine Behandlung mit körpereigenen orthomolekularen Substanzen.

Nicht unter den Begriff der orthomolekularen Therapie fällt die Behandlung mit pflanzlichen Mitteln, die keine für den menschlichen Organismus notwendigen körpereigenen Substanzen enthalten.

Beispiel: Der in Knoblauch enthaltene Wirkstoff Allizin ist zwar eine natürliche Substanz, aber keine normalerweise im menschlichen Organismus vorkommende Substanz. Allizin ist für den menschlichen Organismus nicht notwendig. Knoblauch (Allizin) ist daher kein Stoff der orthomolekularen Medizin.

Beispiele für die bisherigen Anwendungen der orthomolekularen Medizin – ohne daß sie als solche bezeichnet wurden – sind alle Anwendungen (oder Weglassen) von körpereigenen Substanzen, wie z.B. Vitaminen, Mineralien, essentiellen Fettsäuren, Aminosäuren etc. zur Behandlung von Erkrankungen.

Orthomolekulare Medizin wurde dabei bereits in Einzelfällen von praktisch jedem Arzt betrieben. Orthomolekulare Medzin ist daher weder ein Gegner noch ein Ersatz der sog. Schulmedizin, sondern ihr natürlicher Partner.

Für das Suchen nach den Ursachen von Erkrankungen werden von der orthomolekularen Medizin dieselben hochentwickelten Methoden wie sonst üblich verwendet.

Orthomolekulare Medizin basiert auf streng wissenschaftlichen, logisch nachvollziehbaren medizinischen und biochemischen Grundlagen.

Allerdings sucht die orthomolekulare Medizin nicht nach Arzneimitteln, welche die **Symptome** einer Erkrankung beseitigen, sondern nach Mitteln, welche an der **Ursache** einer Erkrankung angreifen. Der Einsatz von Arzneimitteln wird nicht vermieden, wo deren Einsatz erforderlich ist, aber es werden die Grenzen dieser Arzneimittel und ihre Nebenwirkungen beachtet.

Stets stellen jedoch körpereigene (orthomolekulare) Substanzen in der richtigen Menge einen wichtigen Teil der Behandlung dar.

Die orthomolekulare Medizin ist kein Allheilmittel zur Therapie von Krankheiten, sie kann jedoch die Voraussetzung für eine gute Gesundheit und für die Behandlung von Krankheiten sein. Einem Teil der Patienten wird es allein mit der orthomolekularen Therapie bessergehen, manche Patienten brauchen sowohl Arzneimittel wie eine orthomolekulare Therapie.

Orthomolekulare Medizin befaßt sich ausschließlich mit Substanzen (Molekülen), die in **natürlichen Nährstoffen** und **gleichzeitig** natürlicherweise im menschlichen Organismus vorhanden sind und auf deren ausreichende Zufuhr der menschliche Körper angewiesen ist, z.B. Vitamine, Antioxidanzien, Mineralstoffe, Spurenelemente, Fettsäuren, Aminosäuren.

Optimale Gesundheit (und dies ist mehr als die bloße Abwesenheit einer Erkrankung) und weitgehender Schutz vor Krankheit werden nur dann erreicht, wenn *alle* dazu notwendigen Substanzen in optimaler Menge vorhanden sind.

Wie Linus Pauling bereits vor 35 Jahren (Science 160, 275 ff[1968]) behauptete, können diese optimalen Konzentrationen der normalerweise im menschlichen Organismus vorkommenden Substanzen verschieden sein von den Konzentrationen, wie sie durch Ernährung und Eigensynthese erreicht werden. Außerdem kann durch zunehmendes Alter, Erkrankungen, Umwelteinflüsse (z.B. Rauchen!) der Bedarf mancher Substanzen, z.B. bestimmter Vitamine und Antioxidanzien, stark ansteigen. Dieser erhöhte Bedarf ist durch eine normale Ernährung nicht zu decken.

Als Linus Pauling im Jahre 1968 den Ausdruck „orthomolekular" prägte, war die Hauptanwendung der neuen Methode die Behandlung der Schizophrenie (und Hypoglykämie) mit hohen Dosen von Nicotinamid (Vitamin B_3), daneben der Einsatz von Vitamin C.

Es stellte sich jedoch bald heraus, daß eine systematische Anwendung von Vitaminen, Mineralien, Spurenelementen, Fettsäuren und Aminosäuren ein großes Spektrum von Erkrankungen heilte. Da die orthomolekulare Medizin auf umfangreichen wissenschaftlichen Arbeiten und Forschungen beruht, wird sie sich einen festen Platz in der Medizin erobern.

Die orthomolekulare Medizin ist streng wissenschaftlich und interdisziplinär. Sie beruht im wesentlichen auf den folgenden **wissenschaftlichen Disziplinen:**

1. Ernährungswissenschaft
2. Biochemie
3. Zell- und Molekularbiologie
4. Physiologie
5. Allgemeinmedizin
6. Immunologie
7. Endokrinologie
8. Toxikologie
9. Allergologie

Vorwiegend werden zur **Behandlung** verwendet:

1. Vitamine
2. Antioxidanzien
3. Mineralstoffe
4. Spurenelemente
5. Fettsäuren
6. Aminosäuren
7. Ernährungsänderungen (auch -einschränkungen)
8. Enzyme

Folgende Prinzipien sind vorrangig:

1. Orthomolekulare Gesichtspunkte sind vorrangig in Prävention und Therapie, d.h. sichere und wirksame Verwendung körpereigener (orthomolekularer) Substanzen sind wesentlich.
2. Orthomolekulare Prävention und Therapie sind risikoarm. Die Behandlung mit körperfremden Arzneimitteln wird nur für spezielle Indikationen unter Beachtung der potentiellen Gefahren und Nebenwirkungen durchgeführt.
3. Labortests sind notwendig, reflektieren jedoch nicht immer den Zustand von Gewebe und Organen.
4. Jeder Mensch ist biochemisch verschieden. Die Verzehrempfehlungen der Ernährungsgesellschaften gelten für gesunde Menschen. Therapieempfehlungen für Kranke, Rekonvaleszenten und Menschen in besonderen Lebenssituationen müssen anders gesehen werden.
5. Umweltverschmutzung und industrielle Veränderungen der natürlichen Lebensmittel sind im modernen Leben unvermeidbar; es muß ihnen entsprechend begegnet werden.
6. Optimale Gesundheit ist eine lebenslange Herausforderung.
7. Falls eine Behandlungsmethode sicher ist und möglicherweise wirksam, wie dies bei orthomolekularer Therapie der Fall ist, ist ein Therapieversuch zwingend notwendig.
8. Echte Gesundheit ist nicht das bloße Fehlen einer Erkrankung, sondern das Erreichen wirklichen Wohlbefindens.

Bei der Behandlung von Erkrankungen sollte es auf jeden Fall nicht so weit kommen, wie die folgende Abbildung 1 (nach Linus Pauling) zeigt:

Ziel der orthomolekularen Medizin ist letztlich die Definition von Gesundheit, die mehr ist als die Abwesenheit von Krankheit, durch die Weltgesundheitsorganisation (WHO).

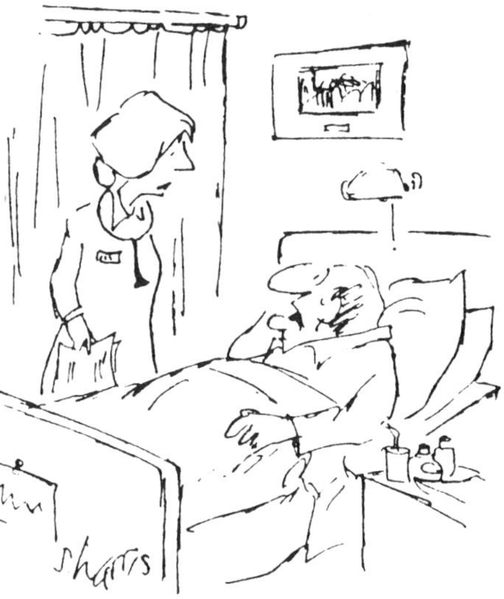

Abb. 1: „Ich nehme Ihr Arzneimittel nicht mehr, da mir die ursprüngliche Krankheit, verglichen mit den Nebenwirkungen des Arzneimittels, lieber ist."

> Gesundheit ist ein Zustand des vollkommenen körperlichen, geistigen und sozialen Wohlbefindens und nicht nur das Fehlen von Krankheiten und Gebrechlichkeit.

Die orthomolekulare Medizin kann dazu einen entscheidenden Beitrag leisten.

Literatur

Bücher

Barlow, S. M., Stansby, M. E: Nutritional Evaluation of Long Chain Fatty Acids in Fish Oil. Academic Press 1982.

Bayer, W., Schmidt, K.: Vitamine in Prävention und Therapie. Hippokrates Verlag, Stuttgart 1991.

Bliznakow, E. G., Hunt, G. L.: Herzwunder Q 10. Lebensbaum Verlag 1992.

Brighthope, I.: The Aids-Fighters (1987). Keats Publishing, Connecticut, USA.

Browerman, E. R., Pfeiffer, Carl C.: The Healing Nutrients Within; Facts, Findings and New Research on Amino Acids. Keats Publishing, Connecticut, USA 1987.

Burgerstein, Lothar: Heilwirkung von Nährstoffen (5. Auflage). Karl F. Haug Verlag, Heidelberg 1988.

Götz, M. L., Rabast, U.: Diättherapie. Thieme Verlag 1987.

Hoffer, A.: Common Questions on Schizophrenia. Keats Publishing, Connecticut, USA 1987.

Hoffer, Abraham: Orthomolecular Medicine for Physicians. Keats Publishing, Connecticut, USA 1989.

Hoffer, A., Walker, M.: Orthomolecular Nutrition. Keats Publishing, Connecticut, USA 1978.

Kasper, H.: Ernährungsmedizin und Diätetik. Urban & Schwarzenberg 1980.

Mervyn, L.: The Dictionary of Minerals; The Complete Guide to Minerals and Mineral Therapy. Thorsons Publishing Group, New York 1985.

Noelle, H.: Nahrung aus dem Meer. Springer Verlag 1981.

Pauling, Linus: How to live longer and feel better. W. H. Freemann & Co., New York 1986.

Pauling, Linus: Linus Paulings Vitaminprogramm. Bertelsmann 1990.

Pfeiffer, Carl C.: Mental and Elemental Nutrients – A Physician's Guide to Nutrition and Health Care. Keats Publishing, Connecticut, USA 1975.

Pfeiffer, Carl C.: Naturstoff-Therapie bei psychischen Störungen (3. Auflage). Karl F. Haug Verlag, Heidelberg 1990.

Pflugheil, Karl: Vital Plus. Herbig, München 1990.

Saynor, R., Ryan, F.: Die Eskimodiät für ein gesundes Herz. ECON-Verlag 1992.

Schettler, G.: Omega-3-Fettsäuren in Forschung und Praxis. Schattauer Verlag 1991.

Weiner, Michael A.: Maximum Immunity. Naughton Mifftin Company, Boston 1986.

Wiedemann, Michael: Der Gesundheit auf der Spur. Ariston-Verlag, München 1991.

Publikationen

Berry, I. R., Borkan, L.: Precursor Therapy With Orthomolecular Nutrition. Journ. Orthomolecular Psychiatry, **13,** No. 3 (1984).

Böhles, H.: Carnitin – Biochemie und Klinik. Infusionstherapie **12,** 60-69 (1985).

Clemetson, C. A. B.: Vitamin C and Multifactorial Disease. Journ. Orthomolecular Medicine **6,** 161 (1991).

Gerok, W.: Metabolische Grundlagen der hepatischen Enzephalopathie. Internist **26,** 377 (1985).

Hoffer, A.: Editorial on Orthomolecular Medicine. Journ. Orthomolecular Psychiatry, **12,** No. 4 (1982).

Holm, E. et al.: Neurologische und psychiatrische Symptome bei akuten und chronischen Lebererkrankungen. Therapiewoche **30,** 4790 (1980).

Krup, J., Clinical Ecology: Future Prospect of Preventive Medicine. Journ. Orthomolecular Medicine, **1,** 1 (1986).

Kunin, R. A.: Principles that Identify Orthomolecular Medicine. Journ. Orthomolecular Medicine **2,** 203 (1987).

Manz, M. et al.: Behandlung von Herzrhythmusstörungen mit Magnesium. Deutsche Med. Wochenschrift **115,** 389 (1990).

Markus, H., Pertaro, J.: The Immune Status of Patients in a General Orthomolecular Medical Practice. Journ. Orthomol. Psychiatry **13,** 123 (1983).

Pauling, L., Rath, M.: An Orthomolecular Theory of Human Health and Disease. Journ. Orthomol. Medicine **6,** 135 (1991).

Pauling, L.: Orthomolecular Psychiatry; Varying concentrations of substances normally present in the human body may control mental disease. Science **160,** 265 (1968).

Pflugheil, K. J.: Orthomolekulare Medizin heilt Krankheiten mit hohen Dosen von Nährstoffen, die der Körper ohnehin braucht. Welt am Sonntag, 04. 11. 1990.

Pflugheil, K. J.: Vitamine, Eiweiße, Spurenelemente sind die Säulen einer neuen Therapie. Welt am Sonntag, 18. 11. 1990.

Rath, M., Pauling, Linus: A Unified Theory of Human Cardiovascular Disease Leading the Way to the Abolition of the Disease as a Cause of Human Mortality. Journal of Orthomolecular Medicine **7,** 1 (1992).

Reading, C. M.: Family Tree Connection. How your Partner can shape your Future Health, a Lesson in Orthomolecular Medicine. Journ. Orthomolecular Medicine **3,** 123 (1988).

Reading, C. M.: Relatively Speaking: Orthomolecular Genetics. Journ. Orthomol. Medicine **1,** 113 (1986).

Singer, P.: Neue Gesichtspunkte bei der Behandlung von arterieller Hypertonie und Hyperlipoproteinämien mit mehrfach ungesättigten Fettsäuren. Aktuelle Ernährungsmedizin **11,** 29 (1986).

Weber, P. C.: Hochungesättigte Fettsäuren vom Omega-3-Typ, Prävention und Therapie. Deutsche Apotheker-Zeitung **126,** Heft 1/2 (1986).

Weber, P. C.: Ist man,was man ißt? Nahrungsfettsäuren und Zivilisationskrankheiten. Verhandl. Gesellschaft Deutscher Naturforscher **114,** 187 (1986).

B. Ernährung

Eine Grundlage der orthomolekularen Medizin ist eine richtige, sinnvolle Ernährung. Hier wird nicht eine weitere „neue“ Diät vorgeschlagen, die häufig nicht auf Dauer eingehalten werden kann, sondern einige einfache, jedoch sinnvolle Regeln, die *auf Dauer* befolgt werden können, ohne daß Lebensfreude und Lebensqualität beeinträchtigt werden.

Die folgenden Vorschläge sind einfach, nicht lästig oder unangenehm und können auf Dauer (und dies ist entscheidend) eingehalten werden.

Sie berücksichtigen *nicht* spezielle Situationen, z. B. Diabetes mellitus, sondern sind grundlegender Natur und werden fast jedem nutzen:

Ernährungsregeln

1. Weniger Zucker!
   Die Aufnahme von Zucker in jeglicher Form, z.B. gewöhnlicher Zucker, brauner Zucker oder Honig sollte verringert werden. Süße Desserts und süße Limonaden (1 Liter Limonade kann bis ca. 100 g [!!] Zucker enthalten) sollten eingeschränkt werden.
   Es sollte versucht werden, den Zuckerverbrauch zumindest in etwa zu halbieren. In der ganzen Menschheitsgeschichte nahm der Mensch täglich nie mehr als 10-20 g Zucker zu sich, der heutige Verbrauch liegt durchschnittlich bei ca. 80-100 g Zucker pro Tag, also der 5-10fachen Menge.
2. Im übrigen kann gegessen werden, was schmeckt; die Ernährung sollte jedoch nicht zu einseitig sein. Fleisch und Eier sind gute Nahrungsmittel, es sollte jedoch davon etwas weniger gegessen werden.
3. Mehr Obst und Gemüse essen.
4. Mehr Fisch essen.
5. Reichlich Wasser trinken, z.B. Mineralwasser, jedoch süße Getränke (Limonaden, Cola-Getränke) vermeiden.
6. Nichts essen, was man schlecht verträgt (manche Menschen vertragen beispielsweise Milch schlecht, wegen der sog. Laktoseunverträglichkeit).
7. Mäßigkeit beim Genuß alkoholischer Getränke.
8. Nicht rauchen.
9. Ergänzung der Ernährung durch Vitamine und Antioxidanzien, evtl. auch durch Mineralien und Spurenelemente sowie essentielle Fettsäuren.

Die hier beschriebene Ernährungsweise kann ohne Probleme jahrelang und lebenslang eingehalten werden. Sie führt gleichzeitig zu einer verminderten Fettzufuhr. Nur wenige Menschen können sich an als lästig empfundene Diätvorschriften halten. Die Lebensqualität wird erhalten, wenn man nicht gezwungen wird, unangenehme Vorschriften einzuhalten.

Wahrscheinliche Ernährung früher und die Ernährung heute

Im folgenden Abschnitt werden die wissenschaftlichen Grundlagen für obige Empfehlungen ausführlich dargestellt.

Das menschliche Ernährungsverhalten begründet sich mit seinen Wurzeln in der Vergangenheit, es ist letztlich ein Resultat der Stammesgeschichte der Gattung Mensch. Die Menschheit existiert seit etwa 2 Millionen Jahren, unsere vormenschlichen Vorfahren, die Australopithecinen, erschienen vor 4-5 Millionen Jahren. Dieser gesamte Zeitraum hat die Ausprägung der Menschheit entscheidend geformt. Dabei spielte auch das Ernährungsverhalten eine wichtige Rolle.

Die Ernährung des Frühmenschen variierte stark in Abhängigkeit von Klimaveränderungen (z.B. Eiszeiten), geographischer Lage und jahreszeitlichen Veränderungen. Daher behielten unsere Vorfahren, wie die meisten Primaten (Menschenaffen) und der heutige Mensch, die Anpassungsfähigkeit des Allesfressers. Die natürliche Auslese hat den Menschen daher mit einer hohen Anpassungsfähigkeit hinsichtlich seiner Ernährung ausgestattet. Aber, und dies ist von größter Bedeutung, die Menschen sind heute mit ernährungsbedingten Gesundheitsproblemen konfrontiert, die früher von nur sehr geringer Bedeutung waren und für welche die Evolution uns nur schlecht vorbereitet hat.

Chronische Erkrankungen, welche ältere Menschen nach der Fortpflanzungsphase betreffen, hatten kaum einen selektiven Einfluß auf die Evolution des Menschen. Aber gerade solche degenerativen Erkrankungen sind heute die wichtigsten Ursachen für Morbidität und Mortalität in den westlichen Industrienationen.

Der moderne Mensch, Homo sapiens, erschien vor ca. 500000 Jahren. Seitdem hat sich die genetische Ausstattung des Menschen nicht entscheidend verändert. Auch die Entwicklung der Landwirtschaft vor ca. 10000 Jahren hatte nur einen äußerst geringen Einfluß auf die menschlichen Erbanlagen. (Nur die Verdauung des in der Milch enthaltenen Milchzuckers [Laktose] auch im Erwachsenenalter bei viehzüchtenden Bevölkerungen ist möglicherweise eine neue genetische Errungenschaft.)

Neuere Entwicklungen der letzten 100-200 Jahre durch die industrielle Revolution, welche unsere Ernährung (vor allem in Hinblick auf den Verbrauch an Zucker) stark beeinflußten, hatten mit Sicherheit bisher nicht den geringsten Einfluß auf unsere Anpassungsfähigkeit.

Es gibt daher zwei entscheidende Gründe für sog. „ernährungsbedingte" Erkrankungen:

1. Es bestehen wesentliche Unterschiede zwischen der Ernährung, an die sich die Menschheit über Jahrhunderttausende angepaßt hat, und der jetzigen Ernährung.
2. Der einzelne Mensch wird wesentlich älter als früher; ein Zustand, der evolutionär ohne Bedeutung war, und an den der Mensch schlecht angepaßt ist.

Wie groß die Zeiträume sind und wie zeitlich winzig dagegen die Ernährungsänderung der jüngsten Vergangenheit ist, zeigt die folgende maßstabsgetreue Abbildung:

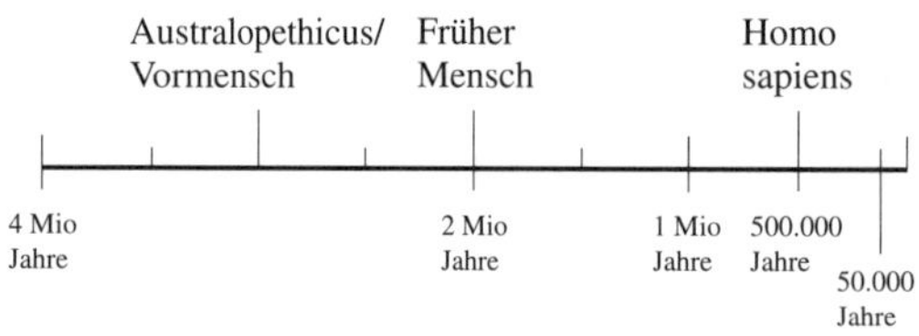

Auf diesem Maßstab betragen die letzten 10000 Jahre (Entwicklung der Landwirtschaft) nur 0,4 mm(!).

Selbst wenn man nur die letzte Million Jahre betrachtet, spielt der Zeitraum seit der Entwicklung von Ackerbau und Viehzucht (maximal 10000 Jahre) keine Rolle.

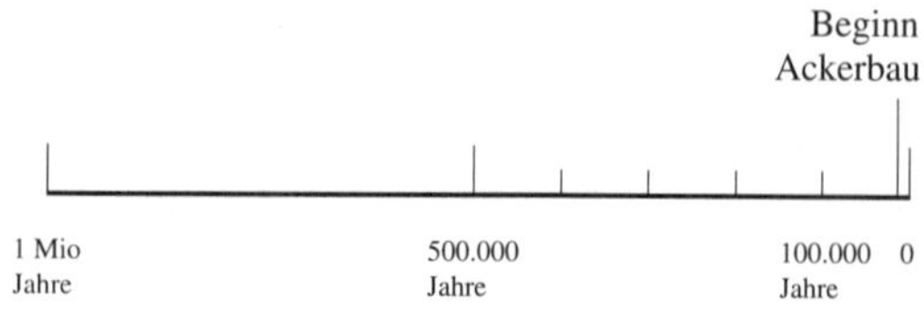

An welche Ernährungsgewohnheiten hat sich der Mensch nun genetisch über lange Zeiträume angepaßt, und welche Unterschiede gibt es zur heutigen Ernährung?

Unsere vormenschlichen Vorfahren (Homoniden) vor ca. 25-5 Millionen Jahren ernährten sich vorwiegend von Früchten, konnten jedoch auch Fleisch verdauen. Wahrscheinlich verloren während dieses Zeitraumes unsere Vorfahren die Fähigkeit, Ascorbinsäure (Vitamin C) im Organismus selbst (endogen) herzustellen, wie dies fast alle anderen Säugetiere können. Der hohe Gehalt der Früchtenahrung an Ascorbinsäure machte eine Eigensynthese überflüssig. Daher ist – im Gegensatz zu anderen Säugetieren – Ascorbinsäure für den Menschen ein lebenswichtiges Vitamin.

Die Australopithecinen (vor 5-2 Mio. Jahren) begannen, größere Mengen Fleisch zu verzehren. (Ob das Fleisch durch direkte Jagd oder indirekte Jagd aus bereits durch andere Raubtiere getötete Tiere gewonnen wurde, ist unklar. Sicherlich war der frühe Mensch jedoch kein Aasfresser. Nicht umsonst fühlt sich auch der heutige Mensch im Gegensatz zu Aasfressern von Aas abgestoßen).

Der frühe Mensch (Homo habilis, Homo erectus und früher Homo sapiens) war wie der rezente Mensch (Homo sapiens sapiens, ca. ab 100000-50000 Jahre) Sammler und Jäger. Seine Nahrung bestand aus Früchten, Wurzeln, Pflanzen, Samen, Fleisch (Wild!), Fisch und Eiern. Homo erectus (vor ca. 1,5 Mio. Jahren) aß ebenso wie der Homo sapiens (Cro-Magnon-Mensch, vor ca. 10000-50000 Jahren) beträchtliche Mengen an Fleisch.

Die Entwicklung des Ackerbaus (vor 10000 Jahren) änderte das Ernährungsverhalten; die Aufnahme an Fleisch ging drastisch zurück, pflanzliche Nahrung betrug bis zu 90% (in Gewicht) der Nahrungsmenge. Die Änderung der

Ernährung führte zu morphologischen Veränderungen, nämlich insbesondere einem Rückgang der Körpergröße. Die frühen Europäer waren im Schnitt ca. 15 cm größer als ihre Landwirtschaft betreibenden Nachkommen. Erst die industrielle Revolution änderte dies. Der Fleischverbrauch nahm wieder zu und damit die Körpergröße. Wir sind im Durchschnitt wieder so groß wie die biologisch ersten modernen Menschen vor ca. 50000 Jahren. Der moderne Mensch ist genetisch der Ernährung des Jägers und Sammlers angepaßt. Das Studium von bis heute überlebenden Gesellschaften von Jägern und Sammlern zeigt, daß sie (in Gewicht ausgedrückt) ca. 50-80% Nahrung pflanzlicher Herkunft und 20-50% tierische Nahrungsmittel zu sich nehmen. Eine genauere Analyse der Nahrungsmittel kann daher zumindest ungefähr zeigen, auf welche Nährstoffe der Mensch genetisch programmiert ist.

Fleisch

Die frühen Populationen erhielten ihr tierisches Protein durch den Verzehr wildlebender Tiere, insbesondere pflanzenfressender Huftiere (Wild). Deren Fleisch ist wesentlich verschieden von dem in modernen Industriegesellschaften verzehrten Fleisch. Das Fleisch domestizierter Tiere ist beträchtlich fetthaltiger; Wildtiere enthalten ca. 4-5 % Fett, die von uns verzehrten domestizierten Tiere 30% und mehr Fett. Zudem ist das Fett qualitativ deutlich verschieden.

Das Fett von Wildtieren enthält das Fünffache (!) an mehrfach ungesättigten Fettsäuren. Zudem enthält dieses Fett größere Mengen an Omega-3-Fettsäuren, insbesondere Eicosapentaensäure (ca. 4-5% des Fettes). (Der Grund für die qualitativ unterschiedliche Fettzusammensetzung liegt darin, daß Wildtiere auch viel Moose und Farne fressen, die reich an ungesättigten Fettsäuren, insbesondere Eicosapentaensäure, sind.)

Die langkettigen, mehrfach ungesättigten Omega-3-Fettsäuren haben nach neueren Untersuchungen offensichtlich antiatherogene Eigenschaften. Das Fett domestizierter Tiere enthält dagegen praktisch keine Omega-3-Fettsäuren.

Pflanzliche Nahrung

Die pflanzliche Nahrung unserer Vorfahren war vielseitiger als die heutige Ernährung. Sie bestand aus Früchten, Wurzeln, Samen etc., Getreideprodukte wurden praktisch nicht verzehrt.

Aus der Ernährung von heute noch lebenden Jäger-Sammler-Populationen kann zusammen mit paleolithischen Funden auf die Nahrung geschlossen werden, an welche die Spezies Mensch angepaßt ist. Diese Anpassung kann mit

Tab. 1: Vergleich der paleolithischen Ernährung mit der Ernährung westlicher Industriegesellschaften

	Paleolithikum	Heute
Protein (Eiweiß) in Energie %	20-35	10-20
Kohlenhydrate in Energie %	40-50	40-50
Fett (Energie %)	20	40
P/S Verhältnis *)	1,5	0,4
Omega-3-Fettsäuren (als Eicosapentaensäure)	hoch (ca. 1-1,5 g)	niedrig (0,1-0,2 g)
Verhältnis Omega-6-Fettsäure / Omega-3-Fettsäure	niedrig (ca. 2-4)	hoch (ca. 10)
Zucker (g/Tag)	10-20	80-100 g
Fruktose	5-10 g	ca. 40-50 g
Cholesterin (mg/Tag)	600	ca. 600
Ascorbinsäure (Vitamin C) in mg	400	80
Ballaststoffe (g)	45	20
Sonstige Vitamine	hoch	niedrig
Natrium (mg)	700	3000
Calcium (mg)	1500	700

*) Verhältnis mehrfach ungesättigter Fettsäuren zu gesättigten Fettsäuren

der in westlichen Industrieländern aufgenommenen Nahrung verglichen werden.

Jäger und Sammler verzehrten viel Eiweiß, Stärke, Vitamine, Mineralstoffe, Ballaststoffe und wenig Fett, das zudem von besonderer Qualität war. Es fehlten weitgehend Salz und Zukker in reiner Form sowie Milch.

Die entscheidenden Unterschiede der Ernährung unserer Vorfahren zur heutigen Ernährung hinsichtlich der Nahrungsbestandteile sind daher:

1. Der Zuckerverbrauch ist heute höher, bis zum 10fachen. Die Aufnahme von Fruktose hat sich dementsprechend ebenfalls stark erhöht.
2. Die Fettaufnahme ist heutzutage ca. doppelt so hoch. Zudem hat das aufgenommene Fett qualitativ eine völlig andere Zusammensetzung. Während unsere Vorfahren viel mehrfach ungesättigte Fettsäuren aufnahmen und dabei sehr viel Omega-3-Fettsäuren (Eicosapentaensäure), werden in den westlichen Industrieländern sehr wenig Omega-3-Fettsäuren aufgenommen. Im Vergleich mit uns aßen unsere Vorfahren mehr „Struktur"-Fett und weniger „Depot"-Fett.
3. Die Aufnahme an Vitaminen, insbesondere Vitamin C, lag früher viel höher.
4. Die Aufnahme an Ballaststoffen ist vermindert.
5. Bei Mineralstoffen wird weit mehr Natrium (Verbrauch von Kochsalz), jedoch weniger Kalzium aufgenommen.

Interessant ist die Tatsache, daß sich die Zufuhr an Cholesterin nicht verändert hat!

Populationen von Sammlern und Jägern erfuhren saisonale Ernährungsprobleme und gelegentlich ernstliche Versorgungsschwierigkeiten. Sie konnten daher, um vorzubeugen, in Zeiten des Überflusses mehr Kalorien als aktuell nötig aufnehmen und als Fett speichern. – Sicherlich spielt diese genetische Veranlagung eine Rolle bei dem heutigen Problem des Übergewichts.

Die vorstehenden Ausführungen sollten nicht als Kritik an der modernen Lebensmittelindustrie verstanden werden. Diese Industrie liefert hygienisch einwandfreie Produkte (ein großes Problem der früheren Populationen war der schnelle Verderb und die Schwierigkeit der Lagerung) in ausreichender Menge, die auch gelagert werden können. Zudem sind saisonale Nahrungsschwankungen verschwunden. Man muß sich jedoch klar darüber sein, in welchen Nährstoffen gravierende Abweichungen gegenüber unserer genetisch bedingten Adaption bestehen.

Aus den obigen Ausführungen ergibt sich:

Hoher Zuckerverbrauch ist unphysiologisch. Die Fettaufnahme sollte reduziert werden, möglichst durch einen Minderverzehr an Fleisch. Um mehr Omega-3-Fettsäuren aufzunehmen, sollte mehr Fisch gegessen werden, da Fisch relativ reich an Omega-3-Fettsäuren (Eicosapentaensäure) ist.

Höherer Verbrauch an Obst und Gemüse liefert mehr Ballaststoffe sowie Vitamine. Salzverbrauch sollte, wenn möglich, etwas eingeschränkt werden.

Lebende Organismen müssen mit Nährstoffen versorgt werden, um Energie zu gewinnen, Wachstum und Reproduktion zu gewährleisten und Verluste zu ersetzen.

Einige dieser Stoffe, nämlich Proteine (Eiweiß), Kohlenhydrate, Fette und Wasser werden in großen Mengen gebraucht (Makro-Nährstoffe). Andere Substanzen, die Mikro-Nährstoffe, werden nur in geringen Mengen gebraucht, z.B. Mineralien, Vitamine, Antioxidanzien und Spurenelemente. Alle diese Substanzen sind lebenswichtig, da beim Fehlen nur einer einzigen dieser Substanzen der Organismus vom Tode bedroht ist. Der Mensch braucht ca. 45 dieser Nährstoffe.

Proteine (Eiweiß)

Der menschliche Organismus besitzt Zehntausende verschiedener Proteine. Alle Proteine bestehen aus Aminosäuren, wobei im menschlichen Körper 20 dieser Aminosäuren vorkommen. Acht dieser Aminosäuren sind essentiell, d.h. sie müssen mit der Nahrung zugeführt werden, da sie der menschliche Organismus nicht selbst synthetisieren kann.

Die Zufuhr ausreichender Mengen an Protein ist in den Industrieländern kein Problem. Ein Mangel an Protein ist hier nicht bekannt, auch eine relativ hohe Zufuhr ist problemlos (außer bei bestimmten Nieren- und Lebererkrankungen), da ein Überschuß verstoffwechselt wird.

Kohlenhydrate

Kohlenhydrate dienen der Energiegewinnung des Organismus. Der Name „Kohlenhydrate" ist historisch bedingt. Man stellte fest, daß sie die chemische Formel C (Kohlenstoff) plus H_2O (Wasser=Hydrat) haben. Tatsächlich enthalten Kohlenhydrate kein Wasser.

In der Nahrung sind als verdauliche Kohlenhydrate vorwiegend Stärke (ein Polymer von Glukose), Saccharose (Rohrzucker, ein Disaccharid aus Glukose und Fruktose), Glukose und Fruktose enthalten. Daneben kann der moderne Mensch noch Laktose (ein Disaccharid aus Glukose und Galaktose), in Milch und Milchprodukten enthalten, aufnehmen.

Bei einer durchschnittlichen mitteleuropäischen Ernährung werden täglich ca. 100-500 g Kohlenhydrate umgesetzt. Stärke ist das mit Abstand wichtigste Kohlenhydrat, enthalten z.B. in Getreide, Reis, Kartoffeln und vielen Gemüsen.

Beim Vorgang der Verdauung wird Stärke in Glukose umgewandelt und als Glukose in den Blutkreislauf aufgenommen. Obst und einige Gemüsesorten enthalten wesentliche Mengen an Glukose sowie auch Fruktose und das Disaccharid Saccharose, den gewöhnlichen Zucker, bestehend aus Glukose plus Fruktose. Der Mensch und seine Vorfahren haben sich über Jahrmillionen daran gewöhnt, täglich ca. 300 g Glukose, vor allem in Form von Stärke, zu verarbeiten.

Bei der Fruktose (Fruchtzucker) ist die Situation anders. Zwar hat der Mensch schon immer gewisse Mengen an Fruktose mit Obst und Honig zu sich genommen, die zu seiner Nahrung gehörten. Bis vor ca. 200 Jahren waren dies ca. 5-10 g pro Tag.

Als dann aber große Mengen an gewöhnlichem Zucker, der Saccharose, preiswert aus Zuckerrüben und Zuckerrohr zur Verfügung standen, erhöhte sich die tägliche Zufuhr von Fruktose auf ca. 40-50 g/Tag. (Saccharose besteht zu gleichen Teilen aus Glukose und Fruktose. Der Zuckerverbrauch beträgt täglich ca. 80-100 g.)

Unser Organismus hat sich daran gewöhnt, ca. 5-10 g Fruktose zu verarbeiten. Es gibt kaum einen Zweifel daran, daß diese großen Mengen Fruktose, die dem menschlichen Organismus erst in jüngster Zeit zugemutet werden und an die er nicht angepaßt ist, Probleme verursachen können (siehe z.B. Herzerkrankungen, Diabetes).

Daher zur Erinnerung nochmals die wichtigste Ernährungsregel:

> Zuckerverbrauch verringern! Das bedeutet *nicht* völligen Verzicht auf Zucker.

Ein Zeichen, daß der Mensch an die Aufnahme von Fruktose noch nicht völlig angepaßt ist, ist eine seltene ererbte Erkrankung, die Fruktoseintoleranz. Bei dieser Stoffwechselstörung führt die Aufnahme von Fruktose zu lebensbedrohlichen Zuständen.

Fett

Fette, auch Triglyceride genannt, bestehen chemisch gesehen aus Glycerin, das mit drei Molekülen einer Fettsäure eine Verbindung eingeht.

Fette dienen der Energiegewinnung, der Energiespeicherung als sog. Depot-Fett sowie als Vorläufer wichtiger Stoffwechselprodukte, z. B. Prostaglandinen. Einige Fettsäuren, wie die Omega-6-Fettsäuren (z.B. Linolsäure) und Omega-3-Fettsäuren (z.B. Linolen- und Eicosapentaensäure), sind lebenswichtig. Vor allem ungesättigte Fettsäuren dienen auch als Strukturfett zur Erhaltung von Organstrukturen.

Die heutige Zufuhr an Fett weicht sowohl hinsichtlich Quantität wie Qualität von der unserer Vorfahren ab. Wir nehmen quantitativ mehr Fett zu uns. Hinsichtlich der Zusammensetzung nehmen wir heute relativ mehr gesättigte Fettsäuren auf und vor allem weniger mehrfach ungesättigte Omega-3-Fettsäuren (z.B. Eicosapentaensäure). Langkettige Omega-3-Fettsäuren sind vorwiegend in Wild und Fisch vorhanden, von denen wir heute wesentlich weniger essen als unsere Vorfahren. Es gibt inzwischen zahlreiche Untersuchungen, die einen eindeutigen Zusammenhang zwischen einem relativen Mangel an Omega-3-Fettsäuren und Erkrankungen (z. B. Arteriosklerose, Rheuma) zeigen. Um die Zufuhr an Omega-3-Fettsäuren zu erhöhen, sollte mehr Fisch gegessen werden (ausführliche Information zu Fetten im Kapitel: Fettsäuren, S. 119).

Generell sollte der Fettverbrauch verringert werden (weniger Wurst und fettes Fleisch!).

Wasser ist das Reaktionsmilieu, in welchem die wesentlichen Stoffwechselvorgänge des Organismus ablaufen.

Der Mensch braucht täglich mindestens etwa einen Liter Wasser, um den Urin zu produzieren, mit dem die Endprodukte des Stoffwechsels ausgeschieden werden. Für die Erhaltung eines optimalen Gesundheitszustandes ist es günstig, täglich zwei bis drei Liter Wasser zu trinken. Damit können größere Mengen an Urin erzeugt werden. Das entlastet die Nieren, die einen verdünnten Urin leichter ausscheiden können als einen konzentrierten.

Zudem wird mit einer reichlichen Aufnahme von Wasser die Möglichkeit der Kristallbildung in den Körperflüssigkeiten, vor allem der Niere, verringert. Nierensteine treten dadurch weniger auf.

Mikronährstoffe

Zu den Mikronährstoffen rechnet man Vitamine, einige Antioxidanzien, Mineralstoffe und Spurenelemente.

Alle diese Nährstoffe sind essentiell (lebensnotwenig), da sie der Organismus nicht selbst erzeugen kann. Sie müssen daher mit der Nahrung zugeführt werden, allerdings nur in kleinen Mengen (Mikromengen). Sie sind als Katalysatoren von Stoffwechselvorgängen sowie zum Aufbau von Enzymen unerläßlich. Die Mikronährstoffe werden in den folgenden Kapiteln im einzelnen beschrieben.

Lebensmittel

Die vom Menschen aufgenommenen Lebensmittel können in vier grundlegende Gruppen geordnet werden:

- Fleisch, Fisch und Eier
- Gemüse und Früchte
- Getreideprodukte (stärkehaltige Produkte)
- Milch und Milchprodukte

Heutzutage wird es für sinnvoll gehalten, Nahrung aus jeder dieser Gruppen täglich zu sich zu nehmen.

Dies war nicht immer der Fall. In den Zeiträumen vor der Entwicklung der Landwirtschaft gab es für Erwachsene weder Milch noch Getreide. Trotzdem war ihre Aufnahme an Kalzium, zu dessen Bedarfsdeckung man heute Milch empfiehlt, hoch genug. Milch und Milchprodukte werden übrigens auch heute nur von dem Teil der Menschheit vertragen, die von Viehzüchtern abstammen, nämlich vorwiegend der weißen Rasse. Der Grund hierfür ist die Laktoseintoleranz (Unverträglichkeit von Milchzucker) großer Populationen, die zu schweren Durchfällen führen kann.

Die verschiedenen Lebensmittel versorgen den Organismus mit Protein, Fett, Kohlenhydraten, Vitaminen, Antioxidanzien, Mineralien und Spurenelementen. Da die Substanzen jedoch in den verschiedenen Lebensmitteln in unterschiedlicher Menge enthalten sind, ist es empfehlenswert, sich abwechslungsreich zu ernähren.

Um sicherzustellen, daß die Mikronährstoffe in optimaler Menge aufgenommen werden, ist es sinnvoll, die Nahrung durch Supplementierung mit diesen Nährstoffen zu ergänzen. Dies wird in den folgenden Kapiteln ausführlich beschrieben.

Literatur

Bäßler/Fekl/Lang: Grundbegriffe der Ernährungslehre. Springer Verlag, Berlin 1987.

Barlow, S. M., Stansby, M. E.: Nutritional Evaluation of Long-Fatty Acids in Fish Oil. Academic Press, New York 1982.

Crawford, M. A.: Background to Essential Fatty Acids. British Medical Bulletin **39,** 210 (1983).

Crawford, M. A.: Nutritional Control of Heart Disease and Cancer. Nutr. & Health **4,** 7 (1985).

Eaton, S. B.: Paleolithic Nutrition — A Consideration of its Nature and Current Implications. New Engl. Journ. Medicin **312,** 283 (1985).

Götz, M. L., Rabast, U.: Diättherapie. Thieme Verlag, Stuttgart 1987.

Hoffer, A.: Orthomolecular Medicine for Physicians. Keats Publishing, New Canaan 1984.

Kasper, H.: Ernährungsmedizin. Urban & Schwarzenberg Verlag, München 1989.

Lang, K.: Biochemie der Ernährung, 3. Auflage. Steinkopf Verlag, Stuttgart 1979.

Pauling, L.: How to live longer and feel better. W. H. Freeman & Co., New York 1986.

Schacky, C. et al.: Ungesättigte Fettsäuren, Eicosanoide und Atherosklerose. Internist **25,** 268 (1984).

Schettler, G.: Omega-3-Fettsäuren in Forschung und Praxis. Schattauer Verlag, München 1991.

Weber, P. C.: Hochungesättigte Fettsäuren vom Omega-3-Typ, Prävention und Therapie. Deutsche Apotheker Zeitung **129,** 4 (1986).

Weber, P. C.: Ist man, was man ißt – Nahrungs- und Membranfettsäuren, Zellfunktionen und Zivilisationskrankheiten. Verhandl. Deutscher Naturforscher **114,** 187 (1980).

Wolfram, G.: Bedeutung der Omega-3-Fettsäuren in der Ernährung des Menschen. Ernährungsumschau **36,** 319 (1989).

Yudkin, I.: Sweet and Dangerous. P. H. Wyden, New York 1972.

C. Substanzen (Moleküle) der Orthomolekularen Therapie (Medizin)

1. Vitamine

1.1 Allgemeiner Überblick

1.1.1 Entdeckungsgeschichte

Vitamine sind seit mehr als 75 Jahren bekannt; der Begriff „Vitamine" stammt aus dem Jahre 1912.

Es handelt sich dabei um eine chemisch völlig uneinheitliche Gruppe essentieller (lebenswichtiger) Nährstoffe, die dem menschlichen Organismus in kleinen Mengen (Mikronährstoffe) von außen zugeführt werden müssen, da der Mensch diese Substanzen nicht selbst im Organismus herstellen kann. Eine unzureichende Zufuhr führt zu Mangelerscheinungen und Erkrankungen, ein länger anhaltendes völliges Fehlen jeder Zufuhr ist tödlich.

Vitamine sind im Gegensatz zu anderen Mikronährstoffen (wie z.B. Mineralstoffen oder Spurenelementen) organischen Ursprungs. Einige dieser organischen Verbindungen enthalten Stickstoff. Dies führte zu dem historisch bedingten (eigentlich falschen) Namen „Vitamine" (= lebenswichtige Amine = lebenswichtige Stickstoffverbindungen). Obwohl es sich keineswegs bei allen Substanzen um „Amine" handelt, wurde der Ausdruck „Vitamine" beibehalten.

Besonders interessant ist auch die Entdeckungsgeschichte der Vitamine, da die einzelnen Vitamine praktisch immer anhand von schwersten Erkrankungen entdeckt wurden, welche aufgrund des schweren Mangels eines einzelnen Vitamins auftraten.

Die häufigsten Vitamin-Mangel-Erkrankungen, welche in den vergangenen Jahrtausenden unendliches Leid und millionenfachen Tod über die Menscheit gebracht haben, sind Skorbut (Mangel an Vitamin C), Rachitis (Mangel an Vitamin D), Beriberi (Mangel an Vitamin B_1 = Thiamin), Pellagra (hauptsächlich Mangel an Vitamin B_3 = Niacin) und perniziöse Anämie (Vitamin B_{12} = Cobalamin-Mangel).

Die Erkenntnis der wahren **Ursache** dieser Erkrankungen in den letzten 100 Jahren hat praktisch zu deren völligem Verschwinden und einer großen Verbesserung der Gesundheit der betroffenen Bevölkerungen geführt. Die Entdeckung der einzelnen Vitamine aufgrund des Auftretens schwerer gesundheitlicher Schäden hatte daher eine enorme gesundheitspolitische Bedeutung.

Skorbut

Als Erkrankung war Skorbut der Menschheit seit Jahrhunderten bekannt. Erst 1911 wurde sie jedoch als eine Erkrankung erkannt, die durch das Fehlen eines Nährstoffs ausgelöst wird. 1928 wurde Vitamin C (Ascorbinsäure) isoliert und die chemische Struktur geklärt. Das Auftreten von Skorbut beginnt mit allgemeiner Schwäche, Depressionen und Ruhelosigkeit. Schließlich wird die Haut fahl, Muskelschmerzen treten auf, die Zähne fallen aus, es kommt zu schwerem Durchfall. Letztendlich tritt der Tod durch Herz-, Lungen- und Nierenversagen ein. Skorbut trat vor allem bei langen Seereisen auf, aber auch in Zeiten von Nahrungsmangel, bei Soldaten auf Feldzügen, in belagerten Städten etc.

Im Mittelalter kam es zu einer endemischen Verbreitung des Skorbut in Nordeuropa während der Winterzeit.

Ganz langsam, über Jahrhunderte, entwickelte sich die Idee, daß das Auftreten von Skorbut etwas zu tun hat mit dem Fehlen frischer, pflanzlicher Nahrungsmittel. Bereits 1747 hatte der schottische Arzt James Lind erkannt, daß Skorbut durch den Verzehr frischer Orangen und Zitronen geheilt werden konnte. Erst mehr als 200 Jahre später, 1865, wurde allgemein bei längeren Seereisen Zitronensaft zur Verhinderung von Skorbut eingesetzt.

1928 konnte der Ungar Albert Szent-Györgyi Vitamin C, das er Ascorbinsäure („Anti-Skorbut-Säure" = Ascorbinsäure) nannte, in reiner Form aus Zitronensaft herstellen und seine Struktur aufklären. (Szent-Györgyi erhielt dafür 1937 den Nobelpreis für Medizin.)

Beriberi

Beriberi ist eine weitere Vitamin-Mangel-Erkrankung (Vitamin B_1) und war in Ostasien und Südamerika weit verbreitet. Beriberi führt zu Lähmungen, beginnend in den Beinen, schließlich zu kardiovaskulären Störungen und zum Tod. Tausende starben im 19. Jahrhundert an Beriberi. Schließlich wurde ein Zusammenhang zwischen der Aufnahme von geschältem Reis und der Erkrankung vermutet. Endlich wurde erkannt, daß der „Anti-Beriberi-Faktor" in Reisschalen enthalten war. Wenn Reis nicht geschält wurde, verschwand die Erkrankung. 1907 wurde festgestellt, daß Reisschalen einen lebenswichtigen Nährstoff, nämlich Vitamin B_1 (Thiamin), enthielten.

Auf ähnliche Weise wurden anhand von Erkrankungen schließlich alle Vitamine entdeckt, als letztes Vitamin das Vitamin B_{12} (Cobalamin), das in reiner Form erst 1948 isoliert wurde.

Praktisch für jede Entdeckung eines Vitamins wurde ein Nobelpreis vergeben, ein Hinweis auf die große wissenschaftliche und gesundheitspolitische Bedeutung der Vitamine. Inzwischen sind 13 Vitamine bekannt. Es kann davon ausgegangen werden, daß es weitere, noch unentdeckte Vitamine, nicht mehr gibt.

Neben den Vitaminen gibt es jedoch sogenannte vitaminoide Substanzen. Das sind Stoffe, welche der menschliche Organismus zwar selbst synthetisieren kann, deren Eigensynthese jedoch in bestimmten Fällen gestört oder nicht ausreichend ist oder deren Zufuhr in bestimmten Krankheitsfällen oder zur Vorbeugung notwendig ist. Darunter fallen z.B. Beta-Carotin*, Ubichinon (Coenzym Q_{10}), Carnitin.

Es ist durchaus möglich, daß noch weitere, bisher unbekannte Vitaminoide existieren, da deren eindeutiger Nachweis unter Umständen sehr schwierig ist.

---

* Streng wissenschaftlich genommen ist Beta-Carotin *kein* Vitaminoid, da es im Organismus *nicht* synthetisiert werden kann. Da es aber auch kein Vitamin ist, wird es in diesem Buch aus didaktischen Gründen unter den „Vitaminoiden" aufgeführt.

1.1.2 Funktion und Bedeutung

Wie schon erwähnt, handelt es sich bei den Vitaminen um chemisch völlig unterschiedliche Substanzen. Alle Vitamine sind jedoch essentielle (lebenswichtige) Nährstoffe. Ein relativer Mangel führt zu einer schlechten Gesundheit und zu Erkrankungen, ein völliges Fehlen der Zufuhr führt zum Tode.

Fast alle Vitamine sind Enzyme und Coenzyme für eine große Zahl chemischer Vorgänge, die im menschlichen Organismus (einschließlich des Gehirns) ablaufen. Ohne Vitamine finden diese lebensnotwendigen Reaktionen nicht statt.

1.1.3 Vitamine in der (menschlichen) Evolution

Pflanzen und Tiere benötigen zwar verschiedene Nährstoffe, aber alle lebenden Zellen besitzen prinzipiell die gleichen Substanzen. Daher können Tiere von Pflanzen (und anderen Tieren) leben.

Pflanzen synthetisieren *alle* organischen Stoffe und benötigen dazu nur Wasser, Kohlensäure, Mineralstoffe und Licht. Tiere können dies nicht; daher brauchen sie organische Nährstoffe aus Pflanzen oder Tieren, die von Pflanzen leben.

Tiere haben gegenüber Pflanzen einen großen Vorteil: Sie brauchen nicht alle notwendigen Substanzen selbst zu bilden und sparen daher wesentliche Mengen an Energie ein. Auch Pflanzen benötigen Vitamine; allerdings stellen sie diese im Gegensatz zu Tieren selbst her. Tiere können diese Vitamine aus den Pflanzen aufnehmen, allerdings besteht bei Tieren die Gefahr zu sterben, wenn es ihnen nicht gelingt, genügend Vitamine zu bekommen.

Wir sind daran gewöhnt, den Menschen für das am höchsten entwickelte Lebewesen zu halten. Dies trifft zwar in vielen Dingen zu, jedoch bestimmt nicht im Hinblick auf unsere „biochemischen Fähigkeiten". Hier ist der Mensch den Pflanzen und vielen Tieren unterlegen.

Der Mensch hat sich von einer ganzen Reihe von Nahrungsstoffen vollständig abhängig gemacht. Man spricht hier von essentiellen Nährstoffen, die im menschlichen Organismus nicht mehr synthetisiert werden können. Dabei handelt es sich im wesentlichen um die Vitamine. Vermutlich standen diese Nährstoffe während der evolutionären Entwicklung des Menschen in so reichem Maße zur Verfügung, daß eine endogene (körpereigene) Synthese nicht erforderlich war, sondern nur einen unnötigen energetischen Aufwand dargestellt hätte.

Fast alle der vom Menschen benötigten Vitamine werden auch von den meisten anderen Säugern benötigt, z.B. Vitamin A, Vitamin B_1, Vitamin B_2, Vitamin B_6, Pantothensäure, Nicotinamid (Vitamin B_3), Vitamin B_{12}, Vitamin E.

Ascorbinsäure (Vitamin C) ist jedoch eine Ausnahme. Alle Säuger (sowie die meisten Vögel und Fische) können Vitamin C aus Glukose selbst herstellen. Die einzigen Ausnahmen bei den Säugern sind der Mensch und andere Primaten (und das Meerschweinchen), denen das für die Synthese der Ascorbinsäure entscheidende Enzym (L-Gulonolacton-Oxidase) fehlt. Bezogen auf das Körpergewicht des Menschen synthetisieren andere Säuger ca. 1 g bis 20 g Vitamin C pro Tag (evtl. liegt in dieser Größenordnung auch der Bedarf des Menschen).

Voraussetzung dafür, daß die Vorfahren des Menschen (und der Primaten) vor ca. 25 Millionen Jahren die Fähigkeit zur Synthese von Vitamin C verloren, war eine ausreichende Versorgung mit Vitamin C durch die Nahrung. Unsere Vorfahren lebten in den Tropen und ernährten sich vorwiegend von Früchten und Pflanzen, die täglich mehrere hundert Milligramm bis einige Gramm Vitamin C zur Verfügung stellten. Eine Eigensynthese war nicht mehr unabdingbar. Ein Vorfahr, der die Eigensynthese von Vitamin C einstellte und dafür nur einen Selektionsvorteil von 0,01 Prozent (ein hundertstel Prozent!) für seine Nachkommen erreichte, hätte sich innerhalb 1 Million Jahre völlig durchgesetzt.

Hinweis: Jede Synthese kostet Energie. Kann ein Organismus es sich leisten, eine Synthese einzustellen, gewinnt er immer einen Überlebensvorteil.

Wahrscheinlich war die Aufgabe der Vitamin-C-Synthese selektionistisch sogar weit vorteilhafter, vielleicht sogar bis zu einem Prozent.

Als unsere Vorfahren dieses tropische Habitat verließen und sich auch in anderen Regionen ansiedelten, nahm die Verfügbarkeit von Vitamin C ab, und sie wurden für (latente) Vitamin-C-Mangelerscheinungen anfällig. Aber sogar dieser ernsthafte Nachteil würde nicht zu einer Mutation zur Wiederherstellung der ursprünglichen Synthese innerhalb eines Zeitraumes von mehreren Millionen Jahren führen, da eine solche Mutation weit unwahrscheinlicher ist, als der ursprüngliche Funktionsverlust. Zudem könnte es ausreichen, weniger als die optimale Menge Vitamin C aufzunehmen, wenn dadurch der Mensch wenigstens das Alter erreicht, in welchem seine reproduktive Phase beendet ist. Die Evolution zieht nämlich keinen Vorteil aus Lebewesen, die ihre reproduktive Phase beendet haben.

Es ist, wie im Kapitel „Ernährung" (S. 25) bereits ausgeführt wurde, vernünftig anzunehmen, daß sich der Mensch über Millionen von Jahren einigermaßen an sein Nahrungsangebot angepaßt hat.

Vor ca. 5-10 Millionen Jahren waren Früchte und andere pflanzliche Nahrungsmittel die wichtigste Nahrung der Primaten. Ungefähr um diese Zeit trennten sich die Entwicklungslinien des Menschen und der Menschenaffen. Die Vorfahren des Menschen begannen, mehr Fleisch zu essen.

Der heutige moderne Mensch existiert seit ca. 50000 Jahren. Seine Nahrungsmittel betrugen ca. 50-70% pflanzliche Nahrung und 30-50% tierische Nahrung, nämlich Fleisch (aus kleinen wie großen Pflanzenfressern) sowie Fisch.

Unsere heutige Nahrung (siehe auch Kapitel „Ernährung") ist mit Sicherheit wesentlich ärmer an Vitaminen als die Nahrung, an die wir als Spezies angepaßt sind.

So nahmen unsere Vorfahren täglich mindestens ca. 500 mg Vitamin C zu sich, gegenüber einer heutigen Aufnahme von ca. 80 mg.

Auch bei den meisten anderen Vitaminen betrug die Zufuhr ca. das Dreifache der heute von der Deutschen Gesellschaft für Ernährung empfohlenen Menge.

Während man also unter den Bedingungen des präzivilisatorischen Menschen von einer im allgemeinen guten, mindestens aber ausreichenden Versorgungslage ausgehen kann, ist diese ausreichende Versorgung durch die Nahrung unter den heutigen Bedingungen nicht immer gewährleistet.

1.1.4 Stadien des Vitaminmangels

Ebenso wie der Bedarf an Vitaminen (siehe dazu auch die nächsten Abschnitte) ist auch ein

Mangel – außer in fortgeschrittenen Stadien – nur sehr schwierig zu definieren und nachzuweisen.

Mit Sicherheit läßt sich ein Mangel – außer bei schweren Mangelzuständen – nicht allein anhand der Blutspiegel feststellen, da selbst bei „normalen" Blutspiegeln die Vitaminspeicher in den Zellen entleert sein können.

Brubacher (1983) hat versucht, durch Einführung von sechs Stadien der Entwicklung eines Vitaminmangels dieser Problematik Rechnung zu tragen.

In der ersten Stufe werden die Gewebespeicher von Vitaminen teilweise entleert. Die Blutspiegel bleiben unverändert. Dann erfolgt eine Verminderung des Umsatzes und damit der Ausscheidung bei immer noch unveränderten Blutspiegeln.

In der dritten Stufe werden vitaminabhängige Enzymreaktionen eingeschränkt. Dabei kann der Blutspiegel verändert sein, er muß es jedoch nicht.

In den ersten drei Stadien ist klinisch nichts zu erkennen; unter Umständen können jedoch langfristig über Jahre oder Jahrzehnte die Ursachen für chronische Erkrankungen (Arteriosklerose, Krebs?) gelegt werden.

In der 4. Stufe zeigen sich meist völlig unspezifische klinische Symptome. Selbst in diesem Stadium kann der Blutspiegel evtl. noch Normalität vortäuschen. Erst in der 5. Stufe zeigen sich charakteristische Mangelerscheinungen. Diese können durch Gabe der entsprechenden Vitamine behoben werden.

Schließlich entstehen im 6. Stadium irreversible Gewebs- und Organschäden, welche auch durch Gabe der entsprechenden Vitamine nicht mehr behoben werden können.

Am Beispiel des Vitamins C (Ascorbinsäure) werden im folgenden die Stadien eines isolierten Mangels eines Vitamins gezeigt.

Vitamin C hat eine Vielzahl biochemischer und physiologischer Funktionen, die nur auf molekularer Ebene zu verstehen sind.

Ascorbinsäure bildet zusammen mit der Dehydroascorbinsäure ein Redox-System, das für eine Vielzahl biologischer Prozesse benutzt wird. Aufgrund dieses Redox-Systems ist Ascorbinsäure ein sehr wirksames Antioxidans (siehe dazu auch das Kapitel „Antioxidanzien").

Unter anderem hat Vitamin C folgende Funktionen:

- Cofaktor bei Hydroxylierungs-Reaktionen
- Antioxidans, d.h. Schutzfaktor zur Entgiftung von Sauerstoffradikalen
- Förderung der Eisenaufnahme
- Stabilisierung von Kollagen (Bindegewebe)
- Hydroxylierung von Steroiden
- Synthese von Peptidhormonen
- Beeinflussung der Histaminfreisetzung
- Synthese von Carnitin
- Hemmung der Nitrosaminbildung im Magen (Schutz vor Krebs!)

In der ersten Stufe eines (bereits bestehenden) latenten Mangels sind noch normale Blutspiegel vorhanden. Ein erhöhter Bedarf, wie er z.B. durch Rauchen entsteht, kann jedoch nicht mehr

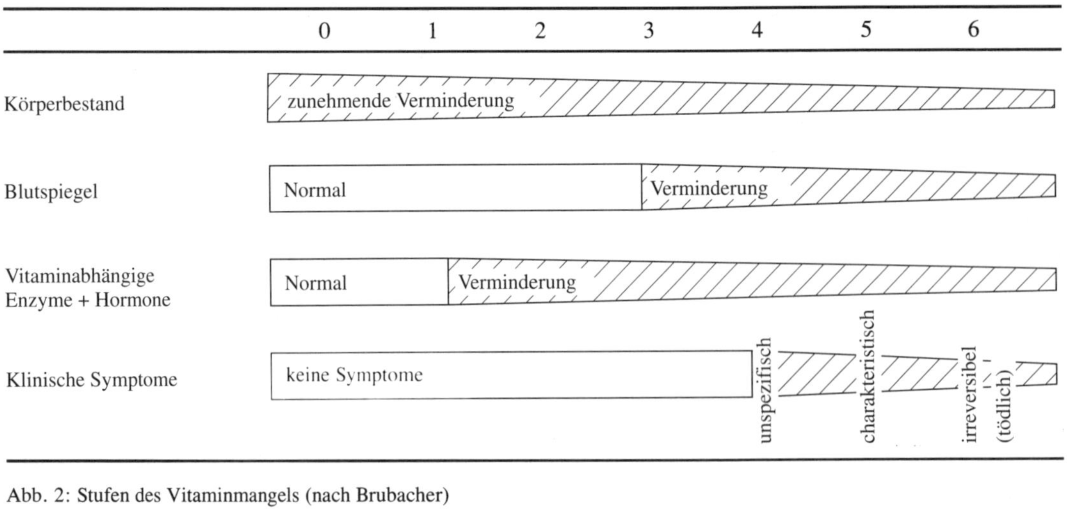

Abb. 2: Stufen des Vitaminmangels (nach Brubacher)

gedeckt werden. Auch bei einem plötzlich erhöhten Bedarf, z.B. bei einem Angriff von Viren (Erkältungskrankheiten), reicht die vorhandene Menge nicht mehr aus. In der nächsten Stufe sind erniedrigte Werte in den Leukozyten nachweisbar, obwohl sich der Blutspiegel nicht verändert hat (Normalwert bei guter Versorgung: 70-85 mmol).

Anschließend treten verminderte Hydroxylierungen, erniedrigte Carnitin-Synthese und vermehrte Histamin-Freisetzung auf. Die Plasma-Spiegel können leicht erniedrigt sein, sind aber immer noch im sogenannten „Normalbereich". Noch ist klinisch absolut nichts zu erkennen, obwohl bereits wichtige biochemische Veränderungen eingetreten sind, die bei längerer Dauer evtl. in Jahren oder Jahrzehnten schwerste Folgen haben können, z.B. Arteriosklerose, Krebs oder vorzeitiges Altern.

Erst in der folgenden 4. Phase treten unspezifische Allgemeinsymptome auf wie Müdigkeit, Leistungsschwäche, Appetitlosigkeit, verschlechterte Wundheilung, Abwehrschwäche (häufige Erkältungen!) etc. Es sind noch keinerlei Anzeichen von Skorbut zu erkennen.

Erst in der 5. Phase ist das klinische Bild des Skorbuts zu erkennen, nämlich z.B. Blutungen in der Muskulatur, Depressionen, schwere Erschöpfungszustände, Durchfall, Zahnausfall. Durch Gabe von Vitamin C läßt sich die Erkrankung noch vollständig heilen.

Schließlich kommt es in der 6. Phase zu schweren Schädigungen des Herzens und der Lunge, die nicht mehr behebbar sind und zum Tode führen.

Heutzutage tritt in den westlichen Industrieländern Skorbut als Vitaminmangel-Erkrankung praktisch nicht mehr auf. Allerdings ist es sehr wohl möglich und sogar sehr wahrscheinlich, daß sich viele Menschen in den Stadien 1-4 befinden und einen klinisch nicht nachweisbaren relativen Vitamin-C-Mangel haben, der auf Dauer der Gesundheit schadet.

Die besondere Problematik von Vitaminmangel-Zuständen liegt darin, daß jahre- und jahrzehntelang ein relativer Mangel bestehen kann, ohne daß sich irgendwelche auffälligen Symptome zeigen. Gerade für Langzeitfolgen eines relativen Mangels fehlen heute noch weitgehend Untersuchungsmethoden und Modelle, die im Sinne eines Zeitraffers eine schnellere Beurteilung erlauben.

Insbesondere gilt dies für die letztendlich entscheidenden Fragen, nämlich:

1. Führt eine lebenslange gute Vitaminversorgung zu einer höheren Lebenserwartung?
2. Stehen neurogeriatrische Erkrankungen (z.B. Rheuma, chronische Polyarthritis, Alters-Demenzen, Alzheimer) in Beziehung zu unzureichender Vitaminversorgung?
3. Besteht ein Zusammenhang zwischen nicht ausreichender Vitaminversorgung, mit Herzerkrankungen und Krebs?

Zum Beispiel ist die Krebserkrankung zwar *keine* Vitaminmangel-Erkrankung, doch zeigen überzeugende Studien, daß bei einer besseren Versorgung mit bestimmten Nährstoffen die Häufigkeit reduziert wird. Ähnliche Beziehungen sind auch für die Arteriosklerose gesichert.

Zusätzlich erschwerend für eine eindeutige Beurteilung kommt noch hinzu, daß verschiedene Vitamine in völlig unterschiedlichem Ausmaß im Organismus gespeichert werden können. Die Speicherkapazität reicht von einigen Tagen bis zu mehreren Jahren(!). Zudem sind Sparmechanismen mit einer Anpassung des Stoffwechsels an ein vermindertes Angebot bekannt.

Wichtig sind auch zahlreiche bekannte (und sicherlich viele uns noch nicht bekannte) Interaktionen zwischen verschiedenen essentiellen Nährstoffen (Vitamine untereinander, aber auch zwischen Vitaminen und Spurenelementen), so daß eine Betrachtungsweise, die nur einen einzigen Nährstoff berücksichtigt, in die falsche Richtung führen kann.

Zusammenfassend läßt sich feststellen, daß es zahlreiche Hinweise gibt (und es werden laufend mehr), daß

- eine *relative* Unterversorgung mit Vitaminen häufig ist sowie
- eine *optimale Versorgung* mit Vitaminen das Leben verlängern kann sowie
- neurogeriatrischen Erkrankungen sowie chronischen Erkrankungen (Herzerkrankungen, Krebs) vorbeugt.

Latente Stadien eines Vitaminmangels – und diese latenten Stadien sind entscheidend – sind bisher kaum nachweisbar. Optimale Mengen an

Vitaminen im Sinne einer Lebensverlängerung und Schutz vor chronischer Erkrankung sind bisher weder für ganze Bevölkerungsgruppen noch für Einzelpersonen (siehe auch Kapitel „Biochemische Individualität“, S. 42) genau bekannt.

Andererseits besteht Sicherheit darüber, daß eine sogenannte „Überversorgung“ mit Vitaminen auf keinen Fall schädlich ist.

Dies kann für die vorausschauende und vorsichtige Einzelperson nur bedeuten, daß es sinnvoll ist, im Rahmen einer **Sicherheits**-Ernährung (Sicherheitsdiät, in den USA als „prudent diet“ bezeichnet) die tägliche Ernährung durch eine *zusätzliche Zufuhr aller Vitamine* zu ergänzen.

Der einzige Einwand gegen diese Auffassung ist, daß dadurch eventuell bei einigen, nicht unbedingt bei allen, Vitaminen eine unnötige Überversorgung erreicht wird. Diese Überversorgung ist zwar auf keinen Fall in irgendeiner Weise nachteilig, würde jedoch einen „teuren Urin“ produzieren, da ein Überschuß der Vitamine ausgeschieden wird.*

Dem läßt sich entgegenhalten, daß die Kosten nicht allzu hoch sind, und schließlich ist nichts teurer als eine Erkrankung und nichts kostengünstiger als eine gute Gesundheit.

1.1.5 Bedarf und Mangel

Die Frage einer ausreichenden bzw. optimalen (im Hinblick auch auf die Prävention) Versorgung wird seit langem diskutiert.

Wie schon vorher ausgeführt, war die Versorgung des präzivilisatorischen Menschen mit Vitaminen gut, mindestens aber meist ausreichend. Dies ist jedoch unter dem veränderten Lebensstil einer Zivilisationsgesellschaft nicht immer gewährleistet. Außerdem ist der Vitaminbedarf oder auch der Bedarf an anderen essentiellen Nährstoffen eine sehr komplexe Größe, die von Individuum zu Individuum variiert. Auch sogar bei derselben Person ist der Bedarf über die Zeit keinesfalls konstant, da sich der Lebensstil und die Belastungen zeitlich ändern können.

Trotz dieser enormen Schwierigkeiten haben die Behörden (oder Ernährungsgesellschaften) der verschiedensten Länder Richtwerte, d.h. sogenannte Empfehlungen für die *täglich* aufzunehmenden Vitaminmengen ausgesprochen. Damit soll der Bedarf der jeweiligen Bevölkerung gewährleistet sein. Die Allgemeinheit nimmt meist an, daß bei Aufnahme dieser Mengen der Bedarf ausreichend und optimal gedeckt sei. Dies ist jedoch keineswegs der Fall!

Aufnahmeempfehlungen sind nämlich in hohem Maße politische Entscheidungen, da es letztlich eine Verpflichtung des jeweiligen Staates ist, dann diesen Bedarf auch in der Bevölkerung sicherzustellen. Zufuhrempfehlungen, gelegentlich auch Bedarf genannt, werden daher nach folgenden Gesichtspunkten festgelegt:

1. Empfehlungen sollten realisierbar sein, das heißt, sie müssen der Kaufkraft der jeweiligen Bevölkerung entsprechen. Die Bevölkerung muß die entsprechenden Nahrungsmittel auch erwerben können.
2. Die Empfehlungen dürfen nicht in einem unvereinbaren Gegensatz zu fest eingefahrenen Nahrungsgewohnheiten stehen.
3. Empfehlungen beziehen sich ausschließlich auf die Bedarfslage des *gesunden* Menschen, mit deren Deckung ein klinisch relevanter Mangel (z.B. Leistungsschwäche) ausgeschlossen sein soll.
4. Empfehlungen beziehen sich also definitionsgemäß nur auf **Gesunde** und auch hier nur auf Mengen, die ausreichen, um einen *klinisch* erkennbaren Mangel auszuschließen. Latente Mängel, die sich evtl. erst in Jahren auswirken, werden definitionsgemäß nicht berücksichtigt.

Nicht beachtet werden z.B. Rauchen, Alkoholmißbrauch, Älterwerden, Erkrankungen, Resorptions-, Verwertungs- und Depotbildungsstörungen, Abhängigkeit von Arzneimitteln.

Insbesondere werden definitionsgemäß physiologische Langzeiteffekte *nicht* berücksichtigt wie die Stärkung des Immunsystems und die Vorbeugung degenerativer Prozesse, z.B. Alters- und Degenerationskrankheiten wie Herzerkrankungen, Krebs, Arthritis, Alzheimer, Osteoporose etc.

Im folgenden wird in Form einer Tabelle eine Übersicht über die Vitamine hinsichtlich ihrer wichtigsten Wirkungen, ihres „Bedarfs“ und ihrer potentiellen präventiven Bedeutung gege-

* Nur bei Vitamin A und Vitamin D kann eine zu hohe Zufuhr Nebenwirkungen hervorrufen.

ben. Beim „Bedarf" wird die Bandbreite der Empfehlungen von verschiedenen Ländern sowie die Empfehlungen aus Deutschland und USA angegeben.

Wie aus der Tabelle zu ersehen ist, schwanken die Empfehlungen für Gesunde innerhalb weiter Grenzen. Noch einmal sei betont, daß bei Aufnahme dieser Mengen bei Gesunden keine klinischen Mangelerscheinungen auftreten, aber unter Umständen ein latenter Mangel vorhanden sein kann.

Der angegebene Bedarf wird von den betreffenden Behörden als „wünschenswerte Aufnahme" bezeichnet. Ob dies tatsächlich der Fall ist, ist eine ganz andere Frage.

Daß auch in Deutschland viele Personen diese Zufuhrempfehlungen nicht erreichen, ist inzwischen nachgewiesen. So erreichten z.B. im Rahmen des sogenannten **WHO-Monica-Projektes** in der Region Augsburg nur 25% die Empfehlung von 12mg Vitamin E. In den neuen Bundesländern wird nur ca. 50% der empfohlenen Menge an Vitamin C erreicht. In einer Untersuchung der Zeitschrift Bild der Wissenschaft (Heft 3, 1988) zeigte sich, daß trotz einer ausreichenden Versorgung mit Energieträgern und Proteinen die meisten untersuchten Personen die „wünschenswerten" Mengen an Vitaminen nicht erreichten.

Wie die Zeitschrift richtig feststellte, es „herrsche Mangel im Überfluß". Deutlich sei darauf hingewiesen, daß eine höhere Zufuhr eines bestimmten Vitamins die niedrige Zufuhr an einem anderen Vitamin natürlich nicht kompensiert.

Tab. 2: Überblick über die Vitamine

Vitamin	Vitamin C	Vitamin B1	Vitamin B2	Vitamin B3	Vitamin B6	Vitamin B12
Chemische Bezeichnung	Ascorbinsäure	Thiamin	Riboflavin	Nicotinsäureamid	Pyridoxin	Cyanocobalamin
Hauptsächliches Vorkommen	Zitrusfrüchte, Obst, Gemüse	Fleisch, Geflügel, Fisch, Hülsenfrüchte, Kartoffel, Vollkornprodukte	Milch, Eier, Käse, Fisch, Leber, Vollkornprodukte	Vollkornprodukte, Hülsenfrüchte, Kartoffeln, Nüsse, Gemüse, Getreide	Fleisch, Geflügel, Früchte, Nüsse, Fleisch	Leber, Eier, Fleisch, Milch, Fisch
Zufuhrempfehlung* (ausreichend für Gesunde zur Verhinderung sichtbarer Mangelerkrankungen)	30 mg - 75 mg D: 75 mg USA: 60 mg	0,6 mg - 1,8 mg D: 1,4 mg USA: 1,5 mg	0,8 mg - 2,5 mg D: 1,8 mg USA: 1,7 mg	12 mg - 20 mg D: 18 mg USA: 18 mg	0,6 - 2,6 mg D: 1,8 mg USA: 2,0 mg	2,5 μg - 9 μg D: 3 μg USA: 2 μg
Sichere Wirkungen	verhindert Skorbut und Zahnausfall, vermindert Blutungen	wirkt gegen Polyneuritis verhindert Beriberi	Hautveränderungen	verhindert Pellagra	neurologische Störungen, Hautveränderungen	Perniziöse Anämie
Wichtigste wahrscheinliche und mögliche Wirkungen (Prävention)	starkes Antioxidans, erhöhte Infektresistenz, Immunabwehr, vermindert Risiko von Herzerkrankungen und Krebs, Lebensverlängerung, günstige Wirkung bei psychischen Störungen, grauer Star	bei latentem Mangel: Müdigkeit, Appetitmangel, etc.	latenter Mangel vor allem bei älteren Menschen, antioxidative Wirkung (?)	Krebs, Herzerkrankungen, Depressionen, Schizophrenie, Psychische Störungen	Herzerkrankungen, Krebs, Depressionen	evtl. vorbeugend gegen Herzerkrankungen und Nervenschäden, Depressionen, psychische Störungen

*) Männer

Tab. 3: (Fortsetzung)

Vitamin A bzw. Beta-Carotin	Vitamin E	Vitamin D	Vitamin K	Folsäure	Pantothensäure	Biotin
Retinol, *B*-Carotin	Tocopherol	Cholecalciferol	Phyllochinon			
Vitamin A: Leber Eier, Milch, Butter Beta-Carotin: gelbes und oranges Gemüse, Spinat	Eier, Innereien, Nüsse, pflanzliche Öle, Getreide	Fisch, Leber, Hefe, Eigelb	Innereien, Milch, Gemüse, Sojabohnenöl	Gemüse, Salat, Vollkornprodukte, Fleisch, Milch	weit verbreitet - besonders viel in Erbsen, Weizen, Leber	Innereien, Eigelb, Hülsenfrüchte, Getreide
Vitamin A: 750-5000 IE Carotin D: 1,0 mg (3 300 IE) USA: 1,0 mg (3 300 IE)	10 mg - 20 mg D: 12 mg USA: 10 mg	100 - 400 IE D: 5 µg (200 IE) USA: 10 µg (400 IE)	Bedarf: nicht genau bekannt ca. 30 - 100 µg D: 65 µg USA: 80 µg	200 µg - 800 µg D: 300 µg USA: 200 µg	5 mg - 18 mg D: 6 mg USA: --	teilweise endogene (körpereigene) Synthese möglich D: ca. 100 µg USA: 30 - 100 µg
verhindert Nachtblindheit, Wachstumsstörungen Hautveränderungen	Störungen des Muskelstoffwechsels, Krämpfe, Anämie	Rachitis	verhindert Blutungen	Schleimhautveränderungen, neurologische Störungen	Müdigkeit, Durchfall	Mangel beim Menschen selten, Depressionen
Antioxidans, Verringerung des Risikos von Herzerkrankungen, Krebs, Schlaganfall, Altern (Lebensverlängerung)	Antioxidans, Herzerkrankungen, Krebs, Rheuma, Altern (Lebensverlängerung) Grauer Star	Osteoporose, Herzerkrankungen	mögliche Rolle in Prävention von Krebs, Knochenbildung	Depressionen, Vorsorge bei Schwangeren, psychische Störungen, Herzerkrankungen	Infektionsabwehr	Psychische Störungen, Hautveränderungen

Da nun also die notwendige Zufuhr an Vitaminen kaum zu definieren ist, ist zwangsläufig auch der Mangel kaum zu definieren. Vor allem hinsichtlich der Problematik eines latenten, subklinischen Mangels bestehen große wissenschaftliche Probleme.

1.1.6 Biochemische Individualität

Menschen sehen verschieden aus und haben sehr unterschiedliche körperliche und geistige Fähigkeiten.

Weit unterschiedlicher sind jedoch noch die individuellen Unterschiede auf der grundlegenden biochemischen Ebene der Stoffwechselwege, da es Zigtausende solcher chemischen Reaktionen gibt. Daraus folgt schon aus theoretischen Betrachtungen, daß der Bedarf verschiedener Menschen für verschiedene Vitamine sehr unterschiedlich sein kann und auch sein muß!

Mißt man einen biologischen Wert, z.B. das Gewicht der Leber im Verhältnis zum Körpergewicht, so findet man eine bestimmte Schwankungsbreite innerhalb einer Population.

Man erhält für den Wert eine (ungefähr glokkenförmige) Standardverteilung, nach dem Mathematiker Gauß „Gauß'sche Verteilung" genannt.

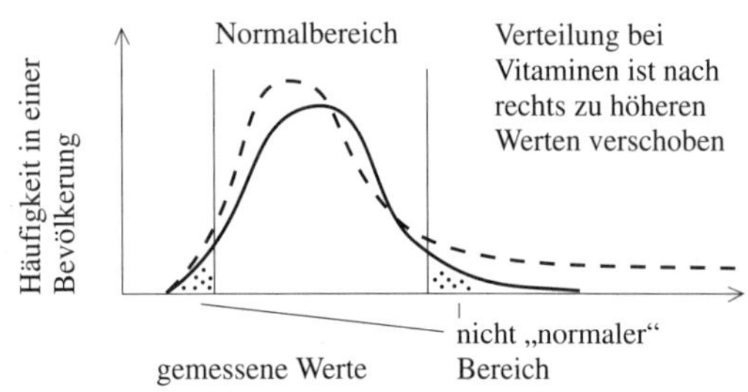

Abb. 3: Verteilung biologischer Werte

Den Bereich, der 95% aller gemessenen Werte umfaßt, bezeichnet man als „Normalbereich"; 5% aller gemessenen Werte sind dann „anormal". Wenn man nur 500 verschiedene ererbte Merkmale des Menschen mißt und obige Definition anwendet, läßt sich mathematisch zeigen, daß man dann in der *gesamten* Menschheit wahrscheinlich keinen einzigen Menschen antrifft, der hinsichtlich *aller* gemessenen Merkmale „normal“ ist.

Es gibt jedoch wahrscheinlich ca. 100000 verschiedene ererbte Merkmale beim Menschen, die biochemische Individualität ist groß.

Bei Vitamin C läßt sich zeigen, daß die Variationsbreite sehr groß sein kann. Schon die sehr geringe Menge von 10 mg täglich genügt, um die meisten Menschen vor Skorbut zu schützen. Dabei wird Vitamin C im Organismus vollständig verbraucht (metabolisiert).

Ab Mengen von ca. 700-1000 mg/Tag beginnt eine wesentliche Ausscheidung über den Urin. Nach Pauling beträgt die biochemische Variabilität des Bedarfs an Vitamin C beim Menschen ca. 500 mg-18000 mg, bei anderen Autoren ca. 500 mg bis 3 g.

Die biochemische Individualität des Bedarfs an Vitamin C hat Williams (1967) am Meerschweinchen, für das wie für den Menschen Vitamin C ein essentieller Nährstoff ist, nachgewiesen. Acht Gruppen von je 10 jungen Meerschweinchen wurden mit verschiedenen Mengen an Vitamin C gefüttert.

Tab. 4

Gruppe	1	2	3	4	5	6	7	8
mg Vitamin C/kg	0,5	1	2	3	4	8	16	32
% Tiere mit Skorbut	80	25	25	25	25	-	-	-

Das Ergebnis zeigt, daß mit einer Dosierung von ca. 5-8 mg/kg Skorbut verhindert werden kann. Es zeigt sich jedoch auch, daß 2 Tiere schon mit 0,5 mg keinen Skorbut bekommen und sogar an Gewicht zunehmen.

Andererseits waren 7 von den insgesamt 30 Tieren der Gruppen mit 8, 16 oder 32 mg nicht gesund und nahmen nicht an Gewicht zu. Als die Dosis auf 64 mg erhöht wurde, nahmen sie auch zu.

Dies bedeutet, daß der Bedarf zur Erhaltung eines guten Gesundheitszustandes (Gewichtszunahme) mit Sicherheit mindestens bis zum 30fachen schwanken kann. Auf den Menschen übertragen, würde dies bedeuten zwischen 100 mg bis 3 g.

1.1.7 Prävention und Therapie

Wie oben ausgeführt, befassen sich die behördlichen Zufuhrempfehlungen (Bedarfsangaben) mit der nutritiven **Mindest**versorgung (sowie dem normalen Speicherbedarf) zur Abwendung von Mangelerscheinungen.

Zudem ist insbesondere bei Vitaminen die Verteilung des Vitaminbedarfs innerhalb einer Bevölkerung stark nach rechts verschoben, so daß relativ viele individuelle Personen einen relativ weit höheren Bedarf haben (siehe Abbildung 3).

Im Rahmen der Prävention geht es jedoch nicht unmittelbar um einen direkten, zeitlich leicht erkennbaren Zusammenhang zwischen der Versorgung mit essentiellen Nährstoffen, hier den Vitaminen, und dem Auftreten einer Erkrankung. Es geht um äußerst komplexe Zusammenhänge im Rahmen multifaktoriell bedingter Krankheiten. Daher ist es schwierig, aufwendig und äußerst langwierig (es dauert evtl. Jahre und Jahrzehnte), Zusammenhänge wissenschaftlich eindeutig und endgültig nachzuweisen.

Auch Wissenschaftler beteiligen sich ungern an Untersuchungen, auf deren Ergebnis man evtl. 10 Jahre und länger warten muß. Der Finanzierungsaufwand ist hoch. Schließlich will der Wissenschaftler *oft* und *schnell* Ergebnisse seiner Forschungen veröffentlichen. Dies ist bei diesen Untersuchungen schwierig.

Beispielsweise sind Krebs oder Arteriosklerose keine Vitaminmangel-Krankheiten. Es gibt aber überzeugende Untersuchungen, daß bei einer besseren Versorgung mit Vitaminen die Häufigkeit von Krebs bzw. Herzerkrankungen deutlich verringert wird. Außerdem gibt es konkrete Hinweise darauf, daß eine bessere Versorgung mit Vitaminen den Alterungsprozeß verzögert und das Leben verlängert.

Herzerkrankungen

Bei 13 von 16 untersuchten europäischen Populationen zeigte sich, gemessen an der Mortalität, daß niedrige Versorgung (bestimmt anhand der Blutspiegel) mit den Vitaminen C und E sowie Vitamin A und Beta-Carotin die entscheidenden Risikofaktoren für eine ischämische Herzerkrankung waren, *nicht* jedoch Cholesterin, Blutdruck und Rauchen. (Hinweis: Rauchen vermindert aber die Blutspiegel obiger Vitamine. Rauchen ist daher indirekt schädlich, weil die Vitamine übermäßig verbraucht werden. Raucher mit ausreichend Vitaminen haben anscheinend kein erhöhtes Risiko.)

Die drei Populationen mit abweichendem Ergebnis waren finnische Bevölkerungsgruppen mit offenbar genetisch bedingtem Abweichen der Apolipoproteine.

Weitere Studien zeigen, daß eine hohe Zufuhr von Vitamin C, Vitamin E und Beta-Carotin das Auftreten von Herzerkrankungen verringert.

Krebserkrankungen

Die Hypothese, daß Vitamine (insbesondere die sogenannten „antioxidativen Vitamine“ Vitamin C, Vitamin E sowie Vitamin A mit seinem Provitamin Beta-Carotin) in den Anfangsstadien einer Krebserkrankung eine Präventivwirkung haben, wird durch verschiedene Studien gestützt. Es zeigte sich, daß Personen mit niedrigen Blutkonzentrationen an den Vitaminen A, C, E sowie Beta-Carotin signifikant häufiger in den nächsten 7-12 Jahren an Krebs erkrankten als Personen mit höheren Werten. Dabei war das Risiko besonders hoch für Personen, bei denen gleich mehrere dieser Vitamine erniedrigt waren (potenzierender Effekt). Die ersten Ergebnisse von Interventionsstudien zeigen eine deutliche Verringerung der Krebshäufigkeit.

Schlaganfall

Höhere Blutspiegel an Vitamin A und Vitamin E mindern deutlich die Folgen eines Schlaganfalls. Patienten mit höheren Werten erholen sich wesentlich schneller und zeigen deutlich weniger Nachwirkungen.

Altern

Zunehmend wird die vorbeugende Wirkung von Vitaminen im Alterungsvorgang diskutiert. Es gibt deutliche Hinweise darauf, daß eine optimale Versorgung mit Vitaminen den Alterungsvorgang um 5-10 Jahre verzögern kann. An Versuchstieren, wie z.B. Mäusen, wurde eine Lebensverlängerung um ca. 20% bereits eindeutig nachgewiesen.

Rauchen

Der im Rauch enthaltene „Wirkstoff“ Nikotin ist wahrscheinlich nicht schädlich. Nikotin ist eher als Stimulanz zu bewerten (daher macht Nikotin ja abhängig). Schädliche Substanzen beim Rauchen sind wahrscheinlich die durch das Verbrennen des Tabaks entstehenden zahlreichen Chemikalien. Unter diesen Chemikalien sind sogenannte „Radikale“, welche unter anderem Vitamine verbrauchen und dann den Stoffwechsel schädigen.

Raucher haben daher im allgemeinen niedrige Blutspiegel an Vitamin A, Vitamin C, Vitamin E und Beta-Carotin.

Nach japanischen Untersuchungen mindert eine höhere Zufuhr dieser Vitamine deutlich das Risiko des Rauchens. (Besser ist es natürlich, das Rauchen aufzugeben und gleichzeitig zusätzlich die Vitaminzufuhr zu erhöhen.)

Der tatsächlich vorbeugende Effekt der Vitamine ist wissenschaftlich eindeutig und einwandfrei nur durch sogenannte Interventionsstudien nachzuweisen.

Größere Feldstudien über längere Beobachtungszeiten für einzelne Vitamine und Vitaminkombinationen sind nötig.

Da es berechtigte Annahmen und Erfahrungen für die günstigen Wirkungen höherer Vitamindosierungen gibt, sind inzwischen über 30 großangelegte Interventionsstudien angelaufen. Endgültige Ergebnisse dazu werden aber erst in vielen Jahren vorliegen.

Für einen vorsichtigen Menschen ist es bestimmt sinnvoll – insbesondere auch wegen des Fehlens irgendwelcher Nebenwirkungen – im Rahmen einer vorsorglichen **Sicherheits**-Ernährung (in den USA „prudent diet“ genannt), präventiv zusätzlich Vitamine zu nehmen.

Therapien mit Vitaminen zur Behandlung von bereits Erkrankten werden seit langem durchgeführt.

Vitamin E wird in der Rheumabehandlung eingesetzt, Vitamin B_{12} und Folsäure in der Behandlung der perniziösen Anämie, Vitamin A bei Nachtblindheit und Hauterkrankungen.

Einzelheiten werden bei der Besprechung der jeweiligen Vitamine bzw. bei den Erkrankungen angegeben.

1.1.8 Toxizität und Nebenwirkungen

Vitamine sind auch in hohen Dosen sehr sichere Substanzen und frei von Nebenwirkungen. Dies ist bei vielen Stoffen der Fall, die in Nahrungsmitteln enthalten sind.

Leider erwecken manche Autoren immer wieder den Eindruck, daß hohe Vitamindosen ernste Nebenwirkungen haben können. Solche Autoren verunsichern viele Personen, weil der falsche (!) Eindruck erweckt wird, daß die Einnahme von Dosierungen an Vitaminen, welche über sogenannte „Bedarfsempfehlungen" hinausgehen, schwere Schäden verursachen könnte. (Nach Pauling ist der Hauptgrund für diese falschen Ratschläge die Unwissenheit der Verfasser solcher Ratschläge.) Vitamine sind auch in höheren Dosierungen äußerst sicher.

In der folgenden Tabelle sind für die Vitamine die sogenannten „Bedarfsempfehlungen der Deutschen Gesellschaft für Ernährung" (wie früher ausgeführt, ist dies der sogenannte „Mindestbedarf" für Gesunde zur Vermeidung von Mangelerscheinungen) und die *nachgewiesenen* unschädlichen Mengen der Vitamine angegeben. Außerdem der sogenannte Sicherheitsfaktor, d.h. das Vielfache der Menge, mit der die Bedarfsempfehlung mit Sicherheit überschritten werden darf.

Die angegebenen Dosierungen werden im Rahmen einer orthomolekularen Therapie bei einer Dauerbehandlung bei weitem nicht erreicht. Es treten daher keine Nebenwirkungen auf.

Ausnahmen:

Im Rahmen der Behandlung psychischer Störungen werden Nicotinamid und/oder ein Derivat davon, Nikotinsäure, eingesetzt. Nicotin*säure* kann zu Hitzewallungen und Hautjucken (Flush) führen. Dies tritt jedoch nur bei sehr hohen Dosierungen (mehr als 1 g/Tag) auf.

Extrem hohe Dosierungen von Vitamin B_6 (1 g und mehr) können zu neurologischen Störungen führen, in Einzelfällen ab 0,5 g/Tag.

„Nebenwirkungen", die eigentlich im engeren Sinne nicht als solche zu bezeichnen sind:

Vitamin B_2 (Riboflavin) ist eine stark gelb gefärbte Substanz. Bei Einnahme von Vitamin B_2 kann sich daher der Urin gelb färben. Dies ist

Tab. 5: Sicherheit von Vitaminen

Vitamin	Zufuhr-empfehlung/Tag	Sichere Dosis (bei Dauereinnahme)	Sicherheits-faktor
Fettlösliche Vitamine			
Vitamin A	1,0 mg (3330 I.E.)	7,5 mg (25000 I.E.)*	7
Vitamin D	5 μg (200 I.E.)	25-50 μg (1000 I.E.)**	5
Vitamin E	12 mg	800 mg	70
Vitamin K	80 μg	4000 μg	60
Wasserlösliche Vitamine			
Vitamin C	75 mg	mind. 5000 mg (5 g)***	70
Vitamin B_1	1,6 mg	300 mg	188
Vitamin B_2	1,8 mg	1000 mg	550
Vitamin B_3 (Nicotinamol)	18 mg	1000 mg	50
Vitamin B_6	2 mg	mind. 200 mg	100
Folsäure	0,3 mg	400 mg	1300
Vitamin B_{12}	3 μg	mind. 1000 μg	300
Biotin	0,1 mg	140 mg	1400
Pantothensäure	6 mg	10000 mg	1650

Anmerkungen:
* Schwangere sollten nicht mehr als 3 mg (10000 I.E.) zu sich nehmen.
** Bei kontrollierter Behandlung (Überwachung) können höhere Dosierungen verwendet werden.
*** Weit höhere Dosierungen sind wahrscheinlich möglich. Höhere Dosierungen können Durchfall auslösen.

eine völlig harmlose Erscheinung und zeigt nur die Ausscheidung des Vitamins im Urin an.

Vitamin C in hohen Dosen wirkt bei manchen Menschen abführend, vor allem bei Einnahme auf nüchternen Magen. Die gleiche Menge, zu Mahlzeiten eingenommen, wirkt meist nicht laxierend. Häufig ist eine leicht laxierende Wirkung sogar erwünscht.

Früher (und manche Autoren tun dies auch heute noch) wurde vor höheren Dosierungen von Vitamin C gewarnt, da dadurch angeblich die Oxalsäureausscheidung stark gesteigert wird. Dies könnte zu Nierensteinen führen. Die (falschen) Behauptungen beruhten wahrscheinlich auf Fehlern in den Untersuchungsmethoden. Auch bei Einnahme von Grammdosen an Vitamin C erhöht sich die Oxalsäureausscheidung nur geringfügig.

Bei der Erörterung der „Toxizität" von Vitaminen werden immer wieder die fettlöslichen Vitamine A und D an erster Stelle genannt.

Dabei werden immer wieder übertriebene Ängste geschürt. Die von den Gesundheitsbehörden empfohlenen Mengen für Vitamin A liegen bei 3000-5000 Internationalen Einheiten (0,9-1,5 mg). Erst Dosierungen von 20000-80000 I.E. können zu reversiblen Nebenwirkungen führen. Während der Schwangerschaft sollten wegen eines möglichen Teratogenitätsrisikos Dosierungen von über 10000 I.E. vermieden werden.

Ähnliches gilt für Vitamin D. Empfohlen werden Mengen von ca. 400 I.E. pro Tag. Bei Kindern wurden Intoxikationen ab ca. 2000 I.E./Tag beschrieben, bei Erwachsenen bei über 50000 I.E. pro Tag.

Kutsky (Handbook of Vitamins, 1973) schreibt, daß 4000 I.E. täglich zu Appetitlosigkeit und Übelkeit führen können. Solche Dosierungen werden in der orthomolekularen Medizin nicht erreicht.

1.1.9 Medizin und Vitamine

Die Medizin ist ein außerordentlich komplexes Gebiet. Sie benutzt weitgehend die Grundlagen anderer Wissenschaften, z.B. der Physik, der organischen Chemie, der physikalischen Chemie, Biochemie, Biologie, Molekularbiologie, Bakteriologie, Genetik, Pharmakologie, Toxikologie, aber die Medizin selbst ist keine Wissenschaft. Es ist für den einzelnen Mediziner aufgrund der enormen Breite und Komplexizität der Medizin unmöglich, mehr als einen kleinen Ausschnitt der Medizin wirklich genau zu kennen.

Es bestehen außerordentliche Probleme für jeden Mediziner darin, wie er neue Erkenntnisse verarbeiten soll. Ärzte müssen im Interesse ihrer Patienten konservativ sein, aber gleichzeitig auch aufgeschlossen für neue Ideen und Entwicklungen.

Vor ca. 75 Jahren wurden die Vitamine entdeckt und damit bedeutende gesundheitliche Probleme großer Bevölkerungsgruppen gelöst, z. B. durch die Verhinderung von Erkrankungen wie Skorbut, Beriberi, Rachitis und Pellagra.

Vor ca. 50 Jahren wurde damit begonnen, bestimmte Erkrankungen direkt mit Vitaminen zu behandeln (z.B. perniziöse Anämie).

Vor ca. 25 Jahren wurde damit angefangen, Zusammenhänge zwischen dem Vitaminstatus und Erkrankungen herzustellen. Fast alle bisherigen Untersuchungen zeigten, daß Korrelationen zwischen einem schlechten Vitaminstatus und chronischen Erkrankungen bestehen. Dazu wurden auch die für diese Zusammenhänge wesentlichen biochemischen Grundlagen weitgehend aufgeklärt. Aufgrund dieser Forschungen wurde in jüngster Zeit mit sogenannten Interventionsstudien begonnen, bei denen der Effekt der langfristigen Gabe der Substanzen an größeren Bevölkerungsgruppen untersucht wird. Definitive Ergebnisse dürften dazu erst in 10 bis 20 Jahren vorliegen.

Darf man jedoch Patienten oder Risikogruppen eine Behandlung (als Primär- oder Sekundärprophylaxe) vorenthalten, zu einem Zeitpunkt, an dem bekannt ist, daß die Intervention eventuell oder wahrscheinlich hilft, nur weil die Wirksamkeit nach strengsten wissenschaftlichen Kriterien noch nicht endgültig bewiesen ist?

Aufgabe des Arztes sollte es sein, Risikofaktoren, die kausale Beziehungen zu einer bestimmten Erkrankung besitzen, bei seinen Patienten weitgehend zu eliminieren. Dort, wo die Kausalität nicht endgültig bewiesen ist, sollten

Risikofaktoren unter dem Gesichtspunkt, im Zweifelsfall auf der für den Patienten nützlichen Seite zu bleiben, möglichst vermindert oder beseitigt werden.

Dies ist sicherlich zutreffend bei der Verwendung von Vitaminen zur Primär- und Sekundärprophylaxe.

1.1.10 Natürliche und künstliche Vitamine

Gelegentlich wird darüber diskutiert, ob bei der Ergänzung der Nahrung sogenannte „natürliche" Vitamine (d.h. aus Nahrungsmitteln isoliert) oder „künstliche" Vitamine (teilweise oder vollständig durch chemische Synthese hergestellt) verwendet werden sollen.

Natürliche Vitamine im echten Sinne des Wortes sind nur die Vitamine, die in unbearbeiteten, ursprünglichen Nahrungsmitteln enthalten sind, z.B. das Vitamin C in Orangen, das Vitamin E in Pflanzenölen.

Solche Vitamine können als **Zusatz** preisgünstig kaum verwendet werden.

Natürliche und künstliche Vitamine sind chemisch völlig identisch und nicht unterscheidbar, auch nicht in ihrer Wirkung.

„Natürliche" Vitamine werden durch Behandlung mit chemischen Substanzen, vor allem Lösungsmitteln, aus Nahrungsmitteln konzentriert und auf diese Weise gewonnen.

„Künstliche" Vitamine werden durch chemische Synthese hergestellt.

Die Unterscheidung ist daher sachlich sinnlos, weil sowohl bei der Gewinnung „natürlicher" wie „künstlicher" Vitamine chemische Verfahren eingesetzt werden. Die meisten Vitamine lassen sich nur durch chemische Verfahren preisgünstig herstellen. Die Vitamine lassen sich heute jedoch in einer solchen Reinheit gewinnen, daß praktisch keine chemischen Rückstände enthalten sind.

1.1.11 Einteilung der Vitamine

Chemisch gesehen, sind die meisten Vitamine nicht miteinander verwandt. Daher teilt man die Vitamine am besten nach ihrer Löslichkeit ein, nämlich nach der Löslichkeit in Wasser, bzw. Fett, in wasserlösliche, bzw. fettlösliche Vitamine. Dazu kommen noch die sogenannten Vitaminoide (vitaminähnliche Substanzen).

Bei der anschließenden Einzelbesprechung der Vitamine werden nur die wichtigsten Eigenschaften aufgeführt. Einzelheiten müssen der Spezialliteratur vorbehalten bleiben.

1.1.12 Vitaminoide (vitaminähnliche Substanzen)

Es gibt körpereigene Substanzen, die sowohl im menschlichen Organismus selbst endogen synthetisiert werden können und gleichzeitig als Nahrungsbestandteil aufgenommen werden. Bei diesen Substanzen zeigen sich keine Mangelerscheinungen, solange die körpereigene Synthese gut funktioniert, bzw. eine reichliche Zufuhr durch die Nahrung erfolgt. Nimmt jedoch die körpereigene Synthese z. B. durch Alter und/oder Erkrankungen und/oder Enzymstörungen ab, kann es ohne eine zusätzliche erhöhte Zufuhr von außen zu Mangelerscheinungen und vor allem langfristig zu Schäden kommen.

Solche Substanzen nennt man Vitaminoide, da sie einen vitaminähnlichen Charakter aufweisen. Dazu gehören z.B. Carnitin, Coenzym Q_{10} (Ubichinon), Cholin, Inosit, Liponsäure.

Auch **Beta-Carotin** wird in diesem Buch aus didaktischen Gründen unter den Vitaminoiden aufgeführt, obwohl es, streng wissenschaftlich betrachtet, kein Vitaminoid ist, da es im Organismus *nicht* synthetisiert wird.

1.2 Wasserlösliche Vitamine

1.2.1 Vitamin C (Ascorbinsäure)

Einleitung

Fast alle Tierspezies sind in der Lage, Vitamin C auf enzymatischem Weg aus Glukose selbst zu synthetisieren und sind daher unabhängig von einer Zufuhr von außen. Für diese Tiere ist Vitamin C daher kein Vitamin. Diese körpereigene Synthese zeigt am besten die große Bedeutung von Vitamin C, da entscheidende Substanzen vom Organismus meist selbst hergestellt werden.

Nur der Mensch, einige Primaten und das Meerschweinchen (dazu einige Vögel und Fische) benötigen Ascorbinsäure als Vitamin.

Biochemische Funktionen

Die Funktionen von Vitamin C sind äußerst vielfältig. Als wichtigstes Anti-Oxidans im wäßrigen System ist Vitamin C beteiligt an Hydroxylierungsreaktionen, an der Kollagensynthese, der Eisenresorption, der Hemmung der Nitrosaminbildung (Krebsprophylaxe), an der Immunmodulation, an der Biosynthese von Neurotransmittern des Gehirns, an der Synthese von Carnitin (die Biosynthese des Carnitins ist abhängig von Vitamin C).

Vorkommen

Vitamin C kommt vor allem in Zitrusfrüchten, aber auch überall in Pflanzen vor, z.B. in Beeren, Obst, Gemüse, Kartoffeln, Salat etc.

Bedarf und Zufuhrempfehlungen

Der Bedarf des Menschen zur Vermeidung von Skorbut liegt bei ca. 10 mg/Tag. Skorbut ist jedoch nur eine extreme Form des Vitaminmangels, daher ist diese Zufuhrhöhe ungeeignet als Grundlage für einen optimalen Versorgungszustand.

Über den optimalen Bedarf bestehen starke Kontroversen. Daher schwanken die „offiziell" empfohlenen Zufuhrmengen sehr stark, etwa zwischen 30 mg-120 mg/Tag. Außerdem werden die „Empfehlungen" laufend erhöht. Der vorzivilisatorische Mensch nahm mindestens ca. 500 mg zu sich. In der orthomolekularen Medizin werden Mengen von ca. 500 mg bis mehreren Gramm empfohlen.

Anwendungsgebiete

Die Hauptwirkung von Vitamin C ist seine Wirkung als Antioxidans.

Erkältungskrankheiten, Infektionen

In zahlreichen Studien wurde die Wirkung von Vitamin C auf Erkältungskrankheiten untersucht. Dabei wurde früher, aus welchen Gründen auch immer, eine Wirkung bezweifelt. Inzwischen ist belegt, daß höhere Dosen von Vitamin C durch Einwirkung auf die zelluläre Immunfunktion prophylaktisch vor Erkältungskrankheiten und Infektionen schützen sowie bei einer bereits eingetretenen Erkältung oder Infektion abschwächen können.

Schwermetallbelastung

Vitamin C kann die toxischen Wirkungen einer Schwermetallbelastung, insbesondere von Blei und Cadmium, verringern.

Nitrosamin-Inhibierung

Nitrat wird mit der Nahrung zugeführt, vor allem falls stark gedüngt wurde. Zusammen mit biogenen Aminen bilden sich unter den sauren Bedingungen des Magens Nitrosamine. Diese können sehr wahrscheinlich Tumore, insbesondere des Magens, hervorrufen. Vitamin C verhindert die Bildung von Nitrosaminen und stellt daher einen Schutzfaktor gegen Magenkarzinome und andere Karzinome dar.

Tab. 6: Zufuhrempfehlung Vitamin C

Deutschland (DGE)**	Pauling	Williams*	Leibovitz*	Allen*
75 mg	1 g-18 g	2,5 g	2,5 g	1,5 g

* Im folgenden zitiert nach Pauling („How to live longer and better")
** DGE = Deutsche Gesellschaft für Ernährung

Mit Sicherheit ist die optimale Aufnahme weit höher als die „offiziell" empfohlene Zufuhr.

Mangelerscheinungen

Die klinisch manifeste Mangelerscheinung ist Skorbut.

Tumorerkrankungen

Zahlreiche Ergebnisse der Grundlagenforschung weisen auf eine mögliche Rolle von Vitamin C bei der Krebsprophylaxe hin. In erster Linie spielen dabei die Inhibierung der Nitrosaminbildung, die Reduzierung von mutagenen Substanzen im Darm, die antioxidative Wirkung von Vitamin C und direkte Wirkungen auf das Immunsystem eine Rolle.

Fettstoffwechsel

Vitamin C spielt bei Hydroxylierungsreaktionen eine entscheidende Rolle. Ein wichtiger Abbauweg von Cholesterin führt über eine Hydroxylierungsreaktion (Hydroxylierung von Cholesterin).

Eine verminderte Aktivität der Hydroxylierung kann daher den Cholesterinstoffwechsel beeinflussen.

Zahlreiche Studien untersuchten daher Zusammenhänge zwischen Vitamin C und Cholesterin. Die Ergebnisse waren insgesamt uneinheitlich, in vielen Untersuchungen führte die Gabe von Vitamin C (500 mg-3 g/Tag) zur Senkung von Cholesterin und erwünschter Anhebung von HDL-Cholesterin.

Ischämische Herzerkrankungen (Arteriosklerose)

Niedrige Versorgung mit Vitamin C (und Vitamin E) steht in Beziehung zum verstärkten Auftreten ischämischer Herzerkrankungen und Herzinfarkte. Dies dürfte unter Umständen eine der wichtigsten Wirkungen von Vitamin C sein. Nach neueren Studien von Linus Pauling und M. Rath ist eine unzureichende Versorgung mit Vitamin C ein wesentlicher Grund für das Auftreten von Arteriosklerose.

Psychische Erkrankungen

Bereits die Anfangsstadien von Skorbut sind durch das Auftreten von Depressionen gekennzeichnet.

Daher wird Vitamin C immer wieder in Beziehung gebracht zum Auftreten von psychischen Störungen, insbesondere Depressionen und dem hirnorganischen Psychosyndrom.

Rauchen

Zigaretten- und Tabakrauch zerstören weitgehend das antioxidative Vitamin C. Raucher haben fast immer stark erniedrigte Spiegel an Vitamin C sowie Vitamin E und Beta-Carotin (siehe auch Kapitel Antioxidanzien). Es steht fest, daß Raucher mit Sicherheit mehr Vitamin C brauchen als Nichtraucher.

Eventuell besteht eine der wesentlichen Schädigungen durch das Rauchen im Verbrauch von Vitamin C. Der stark erniedrigte Vitamin-C-Spiegel ermöglicht dann Herz- und Krebserkrankungen.

Überdosierung und Nebenwirkungen

Eine Überdosierung von Vitamin C ist praktisch nicht möglich. Als einzige Nebenwirkung ist eine laxierende Wirkung bekannt. Sie läßt sich evtl. durch Einnahme von Vitamin C mit einer Mahlzeit verhindern, ebenso wie durch die Gabe von Vitamin C als Natriumsalz der Ascorbinsäure (Natriumascorbat). Die früher häufig genannte mögliche „Nebenwirkung" der Erhöhung der Oxalsäureausscheidung (Gefahr der Bildung von Nierensteinen des Oxalat-Typs) ist nicht zutreffend. Selbst bei einer Dosierung von 15 g pro Tag stieg die Oxalsäureausscheidung nicht an.

1.2.2 Vitamin B_1 (Thiamin, Aneurin)

Einleitung

Vitamin B_1 wird auch als Thiamin bzw. Aneurin bezeichnet.

Schon 1630 wurden die Symptome des Thiamin-Mangels, nämlich die Erkrankung Beriberi, klar beschrieben.

Die Krankheit führte zu Tausenden von Todesfällen in Ostasien und Japan. Erst 250 Jahre später (um 1880) wurde der Zusammenhang zwischen der Erkrankung und dem Verzehr von geschältem (poliertem) Reis als Hauptnahrungsquelle (Thiamin ist konzentriert in Reisschalen enthalten) erkannt.

Erst 1936 konnte der Faktor „Vitamin B_1" aus der Reisschale isoliert und die Struktur aufgeklärt werden. Noch heute sind Vitamin-B_1-Mangelzustände in Entwicklungsländern, aber auch in Industriestaaten (meist verbunden mit Alkoholismus), weit verbreitet.

Biochemische Faktoren

Vitamin B_1 ist ein wichtiges Coenzym im Stoffwechsel der Kohlenhydrate. Außerdem hat Vitamin B_1 vielfältige Funktionen im Nervensystem und ist an der Synthese von Acetylcholin beteiligt.

Bedarf und Zufuhrempfehlungen

Wegen des hohen Umsatzes und der sehr geringen Speichermöglichkeit muß dem Körper ständig Vitamin B_1 zugeführt werden. Der Bedarf steht in Relation zum Energieumsatz. Die Mindestzufuhr sollte nicht unter 1 mg/Tag fallen. Jegliche körperliche Arbeit, Streß, Erkrankung führen zu einem höheren Bedarf. In der orthomolekularen Medizin werden weit größere Zufuhrmengen empfohlen.

Tab. 7: Zufuhrempfehlung Vitamin B_1

Deutschland (DGE)	Pauling	Williams	Leibovitz	Allen
1,3 mg	50 mg	20 mg	100 mg	300 mg

Natürliches Vorkommen

Getreide und Getreideprodukte, Hefe, Fleisch, Gemüse, Vollkornprodukte. Wichtig ist, daß bei der Zubereitung von Lebensmitteln (Erhitzen!) viel Vitamin B_1 verlorengeht, da es hitzeinstabil ist.

Mangelerscheinungen

a) Klinisch manifeste Erscheinungen

Auftreten von Beriberi, gekennzeichnet durch kardiale Störungen (Atemnot, Tachykardie), nervöse Störungen (Über- und Unterempfindlichkeit, Nervenentzündungen, Muskelschmerzen, Lähmungen) und zerebrale Störungen (Wernicke-Enzephalopathie, Schlaflosigkeit, Schwindel, Halluzinationen).

Ein manifester Vitamin-B_1-Mangel tritt auch heute noch in Entwicklungsländern häufig auf.

b) Latenter (subklinischer) Mangel

Hier treten unspezifische Symptome auf, wie z.B. Appetitmangel, Müdigkeit, Schlaflosigkeit, Verdauungsstörungen. Ein latenter Mangel kann auftreten bei Alkoholmißbrauch, Leberschäden, Reduktionskost, hoher Kohlenhydrataufnahme, älteren Menschen, Diabetes.

Ein latenter subklinischer Vitamin-B_1-Mangel ist relativ häufig!

Anwendungsgebiete

Da Vitamin-B_1-Mangelzustände relativ leicht auftreten können, ist eine vorsorgliche Vitamin-B_1-Zufuhr immer sinnvoll. Vitamin B_1 wird verabreicht bei:

- Polyneuropathien
- Lebererkrankungen
- Alkoholismus
- Darmerkrankungen
- Schwangerschaft
- Leistungssport
- Reduktionsdiäten
- älteren Menschen

Überdosierung und Nebenwirkungen

Oral verabreichtes Vitamin B_1 hat eine extrem geringe Toxizität. Nebenwirkungen wurden bei oraler Anwendung und bei extrem hohen Dosen nicht beobachtet. Bei parenteraler (intravenöser) Anwendung können anaphylaktische Reaktionen auftreten.

1.2.3 Vitamin B_2 (Riboflavin)

Einleitung

Vitamin B_2 wird auch als Riboflavin bezeichnet. Die Isolierung gelang 1935 aus Hefe bzw. Molke. Riboflavin ist stark gelb gefärbt. Es gehört chemisch zu den Flavinoiden. Der höchste Gehalt ist in der Leber.

Biochemische Funktionen

Vitamin B_2 ist als Teil der Flavoproteine ein Coenzym wichtiger Enzyme der Atmungskette. Es kommt daher vor allem in Zellen mit hoher Stoffwechselintensität vor. Wegen seiner vielfältigen Funktionen beeinflußt Vitamin B_2 den Stoffwechsel von Kohlenhydraten, Aminosäuren, Fettsäuren und anderen Vitaminen.

Natürliches Vorkommen

In Hefe, Eiern, Milch, Leber, Fleisch, Fisch, Vollkornerzeugnissen. Obst und Gemüse enthalten nur wenig Vitamin B_2. Kochen der Lebensmittel zerstört nur wenig Vitamin B_2; allerdings geht es dabei ins Kochwasser über.

Bedarf und Zufuhrempfehlungen

Bei einer täglichen Aufnahme von weniger als 0,5 mg pro 1000 kcal entwickeln sich Mangel-

Tab. 8: Zufuhrempfehlungen Vitamin B_2

Deutschland (DGE)	Pauling	Williams	Leibovitz	Allen
1,6 mg	50 mg	20 mg	100 mg	200 mg

erscheinungen. Die Mindestzufuhr beträgt 1,2 mg/Tag. Vor allem ältere Menschen bekommen relativ leicht einen Mangel.

Mangelerscheinungen

Vitamin-B_2-Mangelerscheinungen in latenter oder manifester Form sind schwer erkennbar, da sie meist zusammen mit anderen Mangelerscheinungen auftreten (meist mit anderen Vitamin-B-Mängeln).

Erste Mangelsymptome sind Müdigkeit, Entzündungen der Mund- und Nasenschleimhaut, Veränderungen um Lippen und Nase, Läsionen am Auge, Netzhautveränderungen.

Anwendungsgebiete

In Industriestaaten findet man einen klinisch manifesten Vitamin-B_2-Mangel selten, dafür jedoch um so häufiger einen subklinischen Mangel. Dieser ist an veränderten biochemischen Parametern zu erkennen, z. B. der EGR-Aktivität (Erythrozyten-Glutathion-Reduktase). Ein latenter Mangel tritt vor allem bei Senioren, Diabetes, Darmentzündungen (Enteriden), Alkoholismus auf.

Überdosierung und Nebenwirkungen

Nebenwirkungen von Vitamin B_2 sind auch bei sehr hoher Dosierung nicht bekannt. Bei Gabe von Vitamin B_2 kann eine Gelbfärbung des Urins auftreten, die auf eine erhöhte Ausscheidung von Riboflavin zurückzuführen ist. Diese Gelbfärbung ist harmlos.

1.2.4 Vitamin B_3 (Nicotinamid, Niacin)

Einleitung

Vitamin B_3 wird auch als Niacin bezeichnet. Unter diesem Oberbegriff werden Nicotinamid und Nicotinsäure zusammengefaßt.

Als Coenzyme sind sie an zahlreichen Oxidations- und Reduktionsvorgängen beteiligt und spielen eine zentrale Rolle bei zahlreichen Stoffwechselprozessen wie Lipid- und Kohlenhydratstoffwechsel.

Pellagra ist die typische Mangelerkrankung. Noch 1930 wurden in den USA ca. 250000 Erkrankungen und mehr als 7000 Todesfälle beschrieben. Sie traten vor allem im Süden der USA wegen einseitiger Ernährung mit Mais auf.

Biochemische Funktionen

Vitamin B_3 bildet im Organismus die Coenzyme NAD und NADH, die an mindestens 200 enzymatischen Reaktionen beteiligt sind.

Vitamin B_3 nimmt daher eine zentrale Stellung im Stoffwechsel von Kohlenhydraten, Fetten und Aminosäuren ein.

Natürliche Vorkommen

Vitamin B_3 kommt vor allem in Vollkornprodukten vor. Daraus wird es jedoch relativ schlecht freigesetzt. Es ist außerdem in Fleisch und Milch enthalten.

Bedarf und Zufuhrempfehlungen

Der Bedarf an Vitamin B_3 ist schwer abzuschätzen, da auch aus der Aminosäure Tryptophan Vitamin B_3 im Organismus endogen synthetisiert werden kann (insofern ist Vitamin B_3 kein „reines“ Vitamin). Selbst ein „Mindestbedarf“ ist daher nur schwierig anzugeben.

Tab. 9: Zufuhrempfehlungen Vitamin B_3

Deutschland (DGE)	Pauling	Williams	Leibovitz	Allen
18 mg	300 mg	250 mg	300 mg	750 mg

Mangelerscheinungen

Das klassische Bild des Vitamin-B_3-Mangels ist die Pellagra, gekennzeichnet durch dermatologische Veränderungen (z.B. braune Hautpigmentierungen im Gesicht und an den Extremitäten), gastrointestinale Störungen (schwere Durchfälle), Störungen des zentralen Nervensystems (gekennzeichnet durch Demenz, Verwirrungszustände, Halluzinationen).

Anwendungsgebiete

In der Vitamin-B_3-Behandlung wird vorwiegend Nicotinamid verwendet, da Nicotinsäure leicht vasodilatierend wirkt (Hitzewallungen, Hautjucken).

Riskogruppen für einen latenten Vitamin-B_3-Mangel sind z.B. Personen mit einseitigen Diäten, Dünndarmresektionen, Durchfällen, Alkoholismus, Tumorerkrankungen.

Nicotinsäure und Nicotinamid senken in hoher Dosierung die Blutfette.

Tumorerkrankungen

Vitamin B_3 wird in neuester Zeit als Inhibitor für Tumorerkrankungen diskutiert.

Herzerkrankungen

Es gibt inzwischen zahlreiche Hinweise für einen günstigen Einfluß von Nicotinamid auf Herzerkrankungen. Beispielsweise vermindert Nicotinamid die Syntheserate von Lipoprotein (a). Dies dürfte der Hauptgrund für die vorbeugende Wirkung gegenüber Herzerkrankungen sein!

Psychische Störungen

In der orthomolekularen Medizin werden höhere Dosen an Vitamin B_3 (zusammen mit Vitamin B_6 und Vitamin C) insbesondere zur Behandlung von psychischen Störungen eingesetzt. Tatsächlich war dies der Beginn der orthomolekularen Medizin.

Depressionen, Demenz sowie Schizophrenien werden mit Vitamin B_3 behandelt. Die Erfolge der Behandlung sind eigentlich nicht überraschend, da die Pellagra als klassisches Bild des Niacinmangels gekennzeichnet ist durch depressive Psychosen und Demenz. (Näheres unter psychischen Störungen.)

Überdosierung und Nebenwirkungen

Eine Überdosierung ist nicht bekannt. Nicotinsäure, jedoch nicht Nicotinamid, löst in hohen Dosen (mehr als 1000 mg) einen vasodilatatorischen (hautgefäßerweiternden) Effekt aus. Es kann zu Hitzewallungen und Hautjucken kommen (Flush). Tritt dies auf, sollte die Dosis vorübergehend reduziert werden. Nach vier Tagen mit ca. 400 mg/Tag verschwindet meist diese Nebenwirkung.

1.2.5 Vitamin B_6 (Pyridoxin)

Einleitung

Die Vitamine der B_6-Gruppe umfassen alle Substanzen mit vergleichbaren Eigenschaften wie Pyridoxin.

Vitamin B_6 ist ein Coenzym für ca. 200 Enzyme.

Biochemische Funktionen

Vitamin B_6 spielt eine zentrale Rolle im Stoffwechsel der Aminosäuren. Ebenso beeinflußt Vitamin B_6 Neurotransmitter (Gehirnstoffwechsel) und Nukleinsäuren.

Natürliches Vorkommen

Vitamin B_6 kommt vor allem in Fleisch, Getreide, Fisch, Kartoffeln, Innereien, Milch vor.

Bedarf und Zufuhrempfehlungen

Zahlreiche Faktoren beeinflussen den Mindestbedarf. Mit höherer Eiweißzufuhr steigt der Bedarf. Zur Vermeidung von Mangelerscheinungen wird eine Zufuhr von ca. 2 mg/Tag empfohlen.

Tab. 10: Zufuhrempfehlungen Vitamin B_6

Deutschland (DGE)	Pauling	Williams	Leibovitz	Allen
1,8 mg	50 mg	30 mg	100 mg	350 mg

Mangelerscheinungen

Ein reiner Vitamin-B_6-Mangel ist relativ selten. Allerdings ist bei vielen Personen (Jugendliche, Senioren, Frauen, einseitige Ernährung) der Bedarf keineswegs gesichert.

Meistens ist ein Vitamin-B_6-Mangel mit anderen Vitaminmangelzuständen kombiniert.

Vitamin-B_6-Mangel kann sich klinisch manifestieren durch Wachstumsstörungen, Hautveränderungen und neurologische Störungen (z. B. periphere Neuritis).

Laborchemisch zeigt sich ein latenter Vitamin-B_6-Mangel z.B. an erniedrigten Serumkonzentrationen von Pyridoxal-Phosphat.

Anwendungsgebiete

Darmerkrankungen führen zu einer Störung der Resorption. So ist z.B. bei Zöliakie die Gabe von Vitamin B_6 zu empfehlen.

Prämenstruelles Syndrom: In einer multizentrischen, kontrollierten Studie wurde durch Vitamin B_6 eine signifikante Besserung erzielt. Dies wurde durch weitere Studien bestätigt.

Lebererkrankungen

Angesichts der zentralen Bedeutung der Leber für den Vitamin-B_6-Stoffwechsel ist bei Lebererkrankungen immer mit einem Vitamin-B_6-Mangel zu rechnen.

Arzneimittel

Manche Arzneimittel, z.B. L-Dopa, Penicillamin, Kontrazeptiva, Östrogene, können zu einem Mangel führen.

Anämien

Als Folge eines Vitamin-B_6-Defizits kann eine mikrozytäre Anämie auftreten.

Herzerkrankungen

Vitamin-B_6-Mangel führt zu einer gestörten Reifung von Bindegewebe und der Elastin-Quervernetzung in den Gefäßwänden. Dies könnte das Entstehen von Herzerkrankungen begünstigen.

Tumorerkrankungen

Bei verschiedenen Tumorerkrankungen wurden niedrige B_6-Spiegel festgestellt. Von Bedeutung könnte dabei auch die reduzierte Immunabwehr bei B_6-Mangel sein.

Neurologische Störungen

Bei Neuropathien werden häufig gute Erfolge durch Gabe von B_6 beobachtet. Auch bei psychischen Störungen wurde B_6 eingesetzt.

Überdosierung und Nebenwirkungen

Überdosierungen und Nebenwirkungen sind auch bei hohen Dosen nicht bekannt. Bei extrem hohen Dosen (individuell verschieden ab etwa 1000 mg/Tag) kann jedoch Gefühllosigkeit in Fingern und Zehen auftreten. Bei Daueranwendung sollten 300-500 mg/Tag nicht überschritten werden.

1.2.6 Vitamin B_{12} (Cyanocobalamin)

Einleitung

Säuger benötigen einerseits die Zufuhr von Vitamin B_{12}, andererseits wird es durch Bakterien im Darm synthetisiert.* Vitamin B_{12} wurde als letztes der bekannten Vitamine erst 1948 isoliert und 1956 die Struktur aufgeklärt. Von besonderer Tragweite war die in den fünfziger Jahren entdeckte mikrobielle Synthese von Vitamin B_{12}, da dadurch der Weg zur industriellen Produktion eröffnet wurde.

Biochemische Funktionen

Vitamin B_{12} wirkt als Cofaktor von Enzymen in den Mitochondrien der Zellen. Hauptsächlich schleust Vitamin B_{12} Methylgruppen in den Stoffwechsel. Dabei ergänzt das Vitamin Folsäure die Wirkung von B_{12}.

* Ob Vitamin B_{12} tatsächlich auch durch Darmbakterien erzeugt wird, ist nach neuesten Untersuchungen nicht mehr sicher.

Tab. 11: Zufuhrempfehlungen Vitamin B_{12}

Deutschland (DGE)	Pauling	Williams	Allen	Leibovitz
3 μg	100 μg	90 μg	1000 μg	300 μg

Natürliche Vorkommen

Die natürlichen Vorkommen von Vitamin B_{12} sind auf mikrobielle Tätigkeit zurückzuführen. Gute Vitamin-B_{12}-Lieferanten sind vor allem Fleisch, Leber, Niere, Milch und Fisch.

Bedarf und Zufuhrempfehlungen

Der minimale Tagesbedarf dürfte bei ca. 1,0 μg liegen. Bei Vegetariern treten leicht Mangelerscheinungen auf.

Mangelerscheinungen

Durch seinen hohen Gesamtkörpergehalt an Vitamin B_{12} und dessen geringe Umsatzrate ist der Erwachsene vor einem manifesten klinischen Mangel gut geschützt. Am häufigsten erkranken Personen über 60 Jahre an B_{12}-Mangel. (Bei Kindern kommen genetisch bedingte Resorptionsstörungen vor.)

Eine reine Vitamin-B_{12}-Mangelerkrankung ist die perniziöse Anämie. Sie bricht aus, wenn ca. 80-90 % der Körpervorräte verbraucht sind. Bei einem Mangel des „Intrinsic factor", welcher die Resorption von Vitamin B_{12} ermöglicht, tritt ebenfalls ein Vitamin-B_{12}-Mangel auf.

Zöliakie kann zu B_{12}-Mangel führen. Der häufigste Grund für Vitamin-B_{12}-Mangel ist eine Resorptionsstörung, z.B. Mangel an Intrinsic factor.

Anwendungsgebiete

Perniziöse Anämie

Dies ist die klassische B_{12}-Mangelkrankheit. Sie läßt sich durch B_{12} (plus Folsäure) heilen. Die Anwendung erfolgt vorwiegend intravenös.

Herzerkrankungen

Ein Zusammenhang zwischen B_{12} und Herzerkrankungen wird diskutiert, ist aber noch nicht einwandfrei gesichert.

Neuropathien

Vitamin B_{12} wird zusammen mit Folsäure (und anderen B-Vitaminen) zur Behandlung von Neuropathien verwendet.

Psychische Störungen

Es gibt epidemiologische Hinweise, daß schon ein latenter B_{12}-Mangel zu psychischen Störungen, insbesondere Depressionen, führen kann. Diese können bereits Jahre vor der Diagnose einer perniziösen Anämie auftreten. Jede Person mit psychischen Problemen sollte eine ausreichende Vitamin-B_{12}-Versorgung sicherstellen.

Überdosierung und Nebenwirkungen

Bei oraler Verabreichung von Vitamin B_{12} sind weder Überdosierungen noch Nebenwirkungen bekannt.

Bei intravenöser Verabreichnung können allergische Reaktionen (bis zum anaphylaktischen Schock) auftreten.

1.2.7 Folsäure (Vitamin B_9)

Einleitung

Folsäure kommt in der Nahrung in gebundener Form vor. Erst 1946 konnte die Struktur, bestehend aus einem Pteridinkern, Aminobenzoesäure und Glutaminsäure, geklärt werden. Reine Folsäure wird gut resorbiert. Hauptspeicherort ist die Leber.

In den Industrieländern ist Folsäure wahrscheinlich das Vitamin, bei dem am häufigsten ein Mangel auftritt.

Biochemische Funktionen

Folsäure überträgt als Coenzym C_1-Gruppen, wobei Folsäure sowohl als C_1-Akzeptor als auch als C_1-Donor auftritt. Durch diese zentrale Stellung im C_1-Metabolismus ist Folsäure für jede Zelle essentiell.

Es werden dabei C_1-Einheiten wie Methyl-, Methylen-, Formyl- und Hydroxmethylgruppen übertragen.

Natürliches Vorkommen

Reich an Folsäure sind grüne Gemüse (Brokkoli, Spinat, Kohl), Innereien (Leber, Niere) und Hefe. Geringere Gehalte haben Fisch und Fleisch.

Da Hefe relativ viel Folsäure enthält, ist auch in Brot Folsäure enthalten.

Folsäure wird in Lebensmitteln bei Lagerung und beim Kochen leicht zerstört. Dies ist auch ein Grund für das Auftreten eines latenten Mangels.

Bedarf und Zufuhrempfehlungen

Der Bedarf an Folsäure dürfte etwa das 100fache des Bedarfs an Vitamin B_{12} sein. Der

Tab. 12: Zufuhrempfehlungen Folsäure

Deutschland (DGE)	Pauling	Williams	Allen	Leibovitz
0,3 mg (= 300 μg)	0,4-0,8 mg	0,4 mg	0,4 mg	0,4 mg

minimale Bedarf dürfte bei ca. 100-200 μg liegen. Empfohlen werden (behördlich) meist 300 μg/Tag (=0,3 mg/Tag).

In Deutschland liegt die mittlere Zufuhr nur bei ca. 0,2 mg (200 μg) pro Tag.

Mangelerscheinungen

Folsäuremangel gehört in latenter wie manifester Form zu den häufigsten Vitaminmängeln.

Vor allem ältere Menschen sind meist stark unterversorgt. Der Grund ist die unzureichende Zufuhr mit der Nahrung und Verluste durch Lagerung und Kochen. Auch zahlreiche Arzneimittel stören die Folsäureaufnahme.

Schwangere sind besonders gefährdet. Folsäuremangel kann Gesundheitsschäden für das neugeborene Kind (Mißbildungen) verursachen. Die US-Regierung empfiehlt allen Schwangeren, zusätzlich Folsäure (ca. 0,4 mg/Tag) zu sich zu nehmen. In Deutschland werden jetzt zusätzlich 0,3 mg/Tag empfohlen.

Ein latenter Mangel führt zu einer Änderung von Enzymaktivitäten sowie zu unspezifischen klinischen Zeichen wie Appetitlosigkeit, Durchfall, Haarausfall.

Ein stärkerer Mangel führt zu Schleimhautveränderungen im Mundbereich sowie im Gastrointestinaltrakt (Durchfälle!), schließlich zu Depressionen und neurologischen Störungen.

Anwendungsgebiete

Da ein latenter Folsäuremangel in den Industrieländern häufig ist, ist eine laufende Ergänzung der Nahrung mit Folsäure sinnvoll.

Herzerkrankungen

Es bestehen starke Hinweise, daß eine ausreichende Versorgung mit Folsäure eine Rolle bei der Prävention von Herzerkrankungen spielt.

Psychische Erkrankungen und neurologische Störungen

Ein Folsäuremangel führt zu Depressionen. Bei allen psychischen Erkrankungen sowie neurologischen Störungen ist es daher sinnvoll, für eine ausreichende Zufuhr von Folsäure zu sorgen. Epileptiker weisen allgemein einen erniedrigten Folsäurespiegel auf.

Bei allen psychischen und neurologischen Erkrankungen ist es sinnvoll, Folsäure (zusammen mit Vitamin B_{12}) zumindest in der Höhe des dreifachen Mindestbedarfs (ca. 0,3-0,6 mg/Tag) zu geben.

Überdosierung und Nebenwirkungen

Bei einer megaloplastischen Anämie infolge eines Vitamin-B_{12}-Mangels darf Folsäure erst nach Behebung dieses Mangels oder aber direkt mit Vitamin B_{12} verabreicht werden; es besteht sonst die Gefahr neurologischer Schäden. Vor einer Therapie mit Folsäure daher zuerst die Möglichkeit eines Vitamin-B_{12}-Mangels klären.

Eine toxische Überdosierung ist nicht bekannt. Hohe Dosen (15 mg/Tag) können zu gastrointestinalen Störungen, Schlaflosigkeit und Reizbarkeit führen. Für eine Dauerprophylaxe werden 0,2-1 mg/Tag empfohlen.

1.2.8 Pantothensäure (Vitamin B_5)

Eigenschaften

Pantothensäure wurde zunächst als Wachstumsfaktor bestimmter Hefen entdeckt. Im Tierversuch konnte gezeigt werden, daß das Fehlen von Pantothensäure Wachstumsstörungen hervorruft.

Biochemische Funktionen

Pantothensäure ist ein Bestandteil von Coenzym A. Dieses Coenzym überführt Essigsäure und andere Karbonsäuren in aktivierte Verbindungen.

Acetyl-Coenzym A spielt eine wesentliche Rolle im Energiestoffwechsel, nämlich in der Fettsäuresynthese, im Zitronensäurezyklus sowie in der Cholesterin- und Steroidsynthese und damit in allen wesentlichen Zellfunktionen.

Natürliches Vorkommen

Pantothensäure kommt in fast allen Nahrungsmitteln vor, besonders reich sind Milch, Innereien, Getreide.

Tab. 13: Zufuhrempfehlungen Vitamin B_5

Deutschland (DGE)	Pauling	Williams	Allen	Leibovitz
6 mg	100 mg	150 mg	500 mg	200 mg

Bedarf und Zufuhrempfehlungen

Die behördlichen Empfehlungen zur Aufnahme von Pantothensäure schwanken zwischen 3-14 mg/Tag.

Die durchschnittliche Zufuhr mit der Nahrung beträgt 2-9 mg/Tag, wobei zahlreiche Personen unter 4 mg/Tag aufnehmen.

Mangelerscheinungen

Isolierte Mangelerscheinungen beim Menschen sind nicht bekannt. Defizite werden nur im Rahmen eines allgemeinen Mangels an B-Vitaminen beobachtet.

Bei einer Vielzahl von Tierspezies konnte experimentell ein Mangel erzeugt werden, dieser äußert sich in Wachstumsstörungen, neurologischen Störungen, Veränderungen des Blutbildes sowie Störungen der Fruchtbarkeit.

Beim Menschen führt Pantothensäuremangel zu Kopfschmerzen, Müdigkeit, Durchfall und verminderter Infektionsresistenz.

Vor allem ist jedoch zu beachten, daß schon vor dem Auftreten klinischer Symptome biochemische Veränderungen auftreten, z.B. eine Erniedrigung des Coenzym-A sowie von Zwischenstufen der Coenzym-A-Synthese.

Anwendungsgebiete

Pantothensäuredefizite sind fast immer verbunden mit Defiziten weiterer B-Vitamine. Einen günstigen Einfluß hat Pantothensäure auf pathologische Veränderungen der Haut und der Schleimhäute.

Hyperlipidämie

Bei sehr hohen Dosen (1 g/Tag) wurden Cholesterin und Triglyceride gesenkt und HDL-Cholesterin erhöht.

Überdosierung und Nebenwirkungen

Von Pantothensäure sind weder Überdosierungen noch Nebenwirkungen bekannt. Dosen von mehr als 10 g/Tag führen höchstens zu leichten Darmstörungen.

1.2.9 Biotin (Vitamin H)

Einleitung

Biotin ist ein wasserlösliches Vitamin und wird zum B-Komplex gerechnet. Biotin wurde 1936 aus Eigelb isoliert und 1942 wurde bei einer Gruppe von Freiwilligen ein Biotin-Mangel experimentell erzeugt. Der Mangel führte zu Hautveränderungen, Depressionen und Muskelschmerzen. Nach Gabe von 150 μg Biotin verschwanden die Symptome.

Bis 1970 glaubte man, daß ein Biotin-Mangel nicht vorkommt, da Darmbakterien endogen Biotin erzeugen.

Biochemische Funktionen

Bis heute sind neun Enzyme bekannt, die von Biotin abhängen und zwar hauptsächlich Carboxylasen.

Die Enzyme greifen in zentrale Stoffwechselprozesse, z.B. Glukoneogenese, Fettsäurensynthese und Aminosäurenstoffwechsel ein.

Natürliches Vorkommen

Biotin kommt fast in allen Nahrungsmitteln vor. Reich an Biotin sind Milch, Leber, Weizen.

Bedarf und Zufuhrempfehlungen

Die durchschnittliche Aufnahme in Mitteleuropa beträgt ca. 15 μg-100 μg pro Tag.

Der tatsächliche Bedarf ist nicht bekannt, es wird jedoch davon ausgegangen, daß die Biotin-

Tab. 14: Zufuhrempfehlungen Biotin

Deutschland (DGE)	Andere Autoren
30-100 μg	keine Angaben

aufnahme und die intestinale Synthese in Mitteleuropa den Bedarf decken.

Mangelerscheinungen

Ein Biotinmangel ist beim Menschen selten, da einerseits der Bedarf sehr niedrig ist, andererseits Biotin in fast allen Nahrungsmitteln vorkommt.

Biotinmangel wurde daher nur unter den folgenden Bedingungen beschrieben:

- Exzessive Zufuhr von rohem Eiereiweiß (Biotin-Antagonist)
- Ungenügende Zufuhr bei langdauernder parenteraler Ernährung
- Genetische Störungen im Biotin-Stoffwechsel

Symptome sind:

Depressionen, Mattigkeit, panikartige Zustände, Muskelschmerzen, Haarausfall, neurologische Störungen.

Bei intravenöser Gabe von 150-300 μg Biotin/Tag verschwinden die Symptome.

Anwendungsgebiete

Bei der therapeutischen Anwendung muß unterschieden werden zwischen einer Substitutionsbehandlung und prophylaktischer Gabe und der Ausnutzung pharmakologischer Wirkungen. Zur prophylaktischen und Substitutionsbehandlung genügen Dosierungen um 100-300 μg/Tag. Sicherheitshalber sollte Biotin wie die übrigen Vitamine substituiert werden.

Stoffwechselstörungen

Biotin wird bei den sehr seltenen genetischen Störungen des Biotin-Stoffwechsels in Dosierungen von 1-40 mg/Tag verabreicht sowie der seborrhoischen Dermatitis bei Kleinkindern.

Psychische Störungen

Biotin-Mangel ruft psychische Störungen wie Depressionen und panikartige Zustände hervor. Bei psychischen Störungen sollte daher auch Biotin (zusammen mit Vitamin C, B_1, B_3 [Niacin], B_6, B_{12} und Folsäure) gegeben werden. Dies ist auch deshalb angezeigt, weil unter Gabe von Antiepileptika die Biotinspiegel absinken (intestinale Resorption vermindert oder Ausscheidung erhöht).

Haarausfall, brüchige Fingernägel

Die Gabe von Biotin kann Haarausfall vermindern sowie brüchige Fingernägel vermeiden.

Überdosis und Nebenwirkungen

Überdosierungen und Nebenwirkungen sind nicht bekannt. Sogar bei langdauernden Gaben von 40 mg/Tag wurden keine Nebenwirkungen beobachtet.

1.3 Fettlösliche Vitamine

Zu den fettlöslichen Vitaminen gehören Vitamin A (Retinol), Vitamin E (Tocopherol), Vitamin D (Calciferol) und Vitamin K (Phyllochinon). Im Gegensatz zu den wasserlöslichen Vitaminen, die der Organismus relativ schnell wieder über die Niere ausscheidet, können die fettlöslichen Vitamine im Fettgewebe des Körpers auch längerfristig gespeichert werden. Daher kann es unter sehr hoher Dosierung aufgrund dieser Gewebespeicherung bei den Vitaminen A und D (praktisch *nicht* bei Vitamin E und Vitamin K) zu Nebenwirkungen kommen.

1.3.1 Vitamin A (Retinol)

Einleitung

Vitamin A gehört zu einer Reihe chemisch ähnlicher Stoffe, die als Retinoide bezeichnet werden. Da die verschiedenen Retinoide eine verschieden hohe Vitamin-A-Aktivität besitzen können, werden die Mengen an Vitamin A meist in sog. „Internationalen Einheiten" = I.E. angegeben. Dabei entsprechen 0,3 mg Vitamin A (Retinol) 1000 Internationalen Einheiten. Als „Carotinoide" bezeichnet man dem Vitamin A ähnliche chemische Verwandte des Carotins. Einige dieser Carotinoide werden im Organismus in Vitamin A umgewandelt. Solche Carotinoide, wie z.B. das Beta-Carotin, bezeichnet man deshalb auch als Provitamin A.

Biochemische Funktionen

Vitamin A hat viele verschiedene biochemische Funktionen und daher kein einheitliches Wirkungsspektrum. Vitamin A ist beteiligt am Wachstum und der Zellteilung von Epithelgewebe (Zellverbände an inneren und äußeren Körperoberflächen). Wegen dieser Funktion wirkt Vitamin A eventuell präventiv auf die Entstehung einiger Krebsarten. Auch beim Sehvorgang sowie bei der Fortpflanzung spielt Vitamin A eine bedeutende Rolle.

Vorkommen

Vitamin A selbst kommt praktisch ausschließlich im *tierischen* Gewebe vor, insbesondere in Leber, Milch und Eiern.

Da jedoch auch Carotine, insbesondere Beta-Carotin, als Provitamine im menschlichen Organismus in Vitamin A zumindest teilweise umgewandelt werden, kann auch über pflanzliche Nahrung indirekt Vitamin A aufgenommen werden. Als wichtige Quellen sind Karotten, Spinat und Feldsalat anzusehen.

Bedarf und Zufuhrempfehlungen

Die Zufuhrempfehlungen an Vitamin A liegen bei ca. 0,6 mg-2,4 mg/Tag, entsprechend 2000-8000 Internationalen Einheiten (I.E.); der Mindestbedarf bei 0,4-0,6 mg/Tag (1200-2000 I.E.).

Dabei sollte ein Teil als Vitamin A selbst, ein Teil als Beta-Carotin (Provitamin A) aufgenommen werden. In Deutschland wird mit der Nahrung ein Verhältnis von 6:4 zugeführt.

Mangelerscheinungen

In den Industriestaaten sind klinisch sichtbare Mangelerscheinungen an Vitamin A relativ selten. Weltweit gesehen ist jedoch der Mangel an Vitamin A wahrscheinlich die wichtigste Vitaminmangel-Erkrankung. Mangel an Vitamin A führt zu schweren Schäden an der Sehkraft. Diese Schäden können bis zur Blindheit führen, vor allem bei Kindern in der dritten Welt. Daneben führt ein Mangel zu Wachstumsstörungen sowie zu einer erhöhten Anfälligkeit für Infektionen und zu Hautschäden.

Als Auswirkungen einer latenten leichteren Unterversorgung an Vitamin A werden die Erhöhung des Risikos für bestimmte Krebserkrankungen (Brust-, Gebärmutter-, Dickdarm-, Lungen- und Prostatakrebs), Herzerkrankungen und Schlaganfall diskutiert. Ausreichende Zufuhr von Vitamin A reduziert anscheinend das Risiko von senilen Katarakten (grauer Star oder Altersstar).

Anwendungsgebiete

Vitamin A spielt anscheinend in der Prävention verschiedener Krankheitszustände eine wichtige Rolle.

Krebs

Vor allem in der Verhütung von Krebs wurde Vitamin A eingesetzt. Dabei spielt Vitamin A wahrscheinlich eine Rolle in der Verminderung des Auftretens bestimmter Krebsarten, insbesondere der Brust, der Lunge, der Prostata und des Dickdarms. Eine zu geringe Aufnahme von Vitamin A erhöht bei Frauen das Brustkrebsrisiko. In einigen therapeutischen Studien wurde durch Gabe von Vitamin A in sehr hoher Dosierung (20facher bis 300facher Tagesbedarf) das Tumorwachstum gehemmt.

Herzerkrankungen (Arteriosklerose)

Es besteht ein Zusammenhang zwischen einem niedrigen Spiegel an Vitamin A und der Häufigkeit von Herzerkrankungen.

Schlaganfall

Höhere Blutspiegel an Vitamin A haben bei Schlaganfällen eine schützende Wirkung. Patienten mit hohen Werten an Vitamin A erholen sich nach einem Schlaganfall wesentlich schneller und besser als Patienten mit niedrigen Werten.

Senile Katarakte (grauer Star, Altersstar)

Ausreichende Blutspiegel an Vitamin A schützen, vor allem zusammen mit Beta-Carotin, Vitamin E, Vitamin C und Selen, vor der Entstehung der Augenerkrankung grauer Star, die vor allem im Alter auftritt (Altersstar).

Pankreaserkrankungen (Bauchspeicheldrüse) und Alkoholismus

Pankreaserkrankungen und Alkoholismus gehen häufig mit einem Vitamin-A-Mangel ein-

Tab. 15: Zufuhrempfehlungen Vitamin A

Deutschland (DGE)	USA	Pauling	Williams	Leibovitz	Allen
1 mg (3300 I.E.)	1 mg (3300 I.E.)	6 mg (20 000 I.E.)	5 mg (15 000 I.E.)	6 mg (20 000 I.E.)	5 mg (15 000 I.E.)

her. Bei Alkoholikern gibt es Hinweise, daß bei ihnen die Umwandlung von Beta-Carotin (Provitamin A) in Vitamin A beeinträchtigt ist.

Maldigestion und Malabsorption (Störungen der Verdauung und Aufnahme der Nahrung)

Bei Malabsorption und Maldigestion, besonders bei Morbus Crohn, Sprue oder ileo-jejunalem Bypass ist die Resorption (Aufnahme durch den Darm) von Vitamin A und von Provitamin A (Carotin) vermindert. Dies kann sogar zu Nachtblindheit und Linsentrübungen des Auges führen.

Überdosierung und Nebenwirkungen

Vitamin A kann bei zu hoher Dosierung zu Nebenwirkungen führen. Als Nebenwirkungen wurden beschrieben: Appetitverlust, Kopf- und Muskelschmerzen, Haarausfall, Abschälen der Haut, Nasenbluten, Schlafstörungen etc.

Allerdings können solche Nebenwirkungen nur auftreten, wenn *sehr hohe Dosen* an Vitamin A eingenommen werden. Gemessen an der Zahl von etwa 1 Million Menschen, die jährlich an einem Vitamin-A-Mangel erkranken und von denen 100000-250000 erblinden, erscheinen die pro Jahr weltweit beobachteten Fälle einer Überdosierung an Vitamin A von untergeordneter Bedeutung. Vitamin-A-Vergiftungen können evtl. auftreten, wenn dauerhaft eine Zufuhr von ca. 50000-100000 Internationalen Einheiten überschritten wird, das ist ca. das 10-30fache einer üblichen Tageszufuhr. Solche Dosen können nur durch hohe therapeutische Dosierungen erreicht werden. Bei zu hoher Zufuhr von Vitamin A wurden teratogene (kindliche Mißbildungen) Wirkungen bei Schwangeren festgestellt. Daher sollten Frauen mit Kinderwunsch und Schwangere als Sicherheitsmaßnahme ihre Zufuhr von Vitamin A auf 10000 Internationle Einheiten (ca. 3,5 mg/Tag) begrenzen. Dies bedeutet vor allem, daß Schwangere keine frische Leber essen sollten. (100 g Leber enthält bereits ca. 40000-100000 Internationale Einheiten).

1.3.2 Vitamin E (Tocopherol)

Einleitung

Vitamin E (Tocopherol) ist seit ca. 1930 als Nahrungsbestandteil bekannt. Man hat es zunächst nach Erfahrungen durch Tierversuche an Ratten als „Fortpflanzungsvitamin“ eingestuft. Aber es sollte noch bis 1968 dauern, bis Vitamin E beim Menschen als lebenswichtiger Nährstoff anerkannt wurde.* Das ist vorwiegend darauf zurückzuführen, daß beim erwachsenen Menschen ein klinisch deutlich erkennbarer Mangel an Vitamin E sehr selten ist. Vitamin E ist eines der wichtigsten antioxidativen Vitamine. Daher konzentriert sich heute die Forschung über Vitamin E vorwiegend auf die Rolle als Antioxidans. Dabei wurden inzwischen bedeutende Beziehungen zu wichtigen Krankheiten festgestellt. Vitamin E kommt in verschiedenen chemischen Formen vor, die als „Tocopherole“ bezeichnet werden. Das sog. „alpha-Tocopherol“ dient dabei als Standardeinheit für Vitamin E.

1 mg alpha-Tocopherol entspricht dabei 1,49 Internationalen Einheiten (I.E.) Vitamin E.

Biochemische Funktionen

Die Wirkungen von Vitamin E sind äußerst vielseitig und auch heute noch nicht vollständig geklärt. Wichtig ist vor allem seine Wirkung als Antioxidans (siehe Abschnitt Antioxidanzien) und Radikalfänger für Freie Radikale. Daneben sind direkte Wirkungen auf Zellmembranen, auf den Eiweißstoffwechsel, auf das Nervensystem, auf die Blutplättchenaggregation und die Immunabwehr bekannt.

Natürliche Vorkommen

Vitamin E kommt vor allem in Pflanzenölen und Fischölen vor. Es schützt die Öle vor dem Angriff des Sauerstoffs, d.h. es wirkt antioxidativ. Auch Nüsse, Eier und Innereien sind reich an Vitamin E.

Bedarf und Zufuhrempfehlungen

Die verschiedenen Behörden empfehlen eine tägliche Aufnahme von ca. 15-50 mg Vitamin E/Tag, wobei bei reichlichem Verzehr von ungesättigten Fettsäuren die Zufuhr höher sein sollte. Hinsichtlich des Bedarfs von Vitamin E herrscht zur Zeit eine lebhafte Diskussion, weil wegen seiner antioxidativen Wirkung viele Wissenschaftler inzwischen weitaus höhere Werte vorschlagen. Wahrscheinlich sind die „behördlichen Werte“ insbesondere im Hinblick auf die präventiven (schützenden) Wirkungen von Vitamin E viel zu niedrig.

* Bis dahin wurde Vitamin E abwartend als „ein Vitamin auf der Suche nach einer Mangelkrankheit“ bezeichnet.

Tab. 16: Zufuhrempfehlungen Vitamin E

Deutschland (DGE)	Pauling	Williams	Leibovitz	Allen
12 mg	500 mg	250 mg	200 mg	400 mg

Es gilt jedoch als sicher, daß der Vitamin-E-Bedarf beim normalen Erwachsenen um den Faktor 5 variieren kann.

Von verschiedenen Autoren wird inzwischen eine Zufuhr von 100-200 mg/Tag empfohlen, um oxidativen Zellschäden vorzubeugen, z.B. bei Rauchern, Schwerarbeitern, herzkranken Personen, Personen unter Strahlentherapie, Chemotherapie.

Mangelerscheinungen

Ein klinisch sichtbarer Mangel an Vitamin E ist sehr selten und nur bei Kindern häufiger. Mangelerscheinungen können bei Störung der Absorption (Aufnahme im Darm) bei Darmerkrankungen vorkommen. Ein Mangel führt zu Instabilität der Erythrozyten (Zersetzungserscheinungen der roten Blutkörperchen) sowie Muskelschwäche. Von großer Bedeutung sind jedoch latente Mangelerscheinungen, die mit zahlreichen Krankheiten in Beziehung gebracht werden, z.B. Arteriosklerose, Krebs, Infektionen, Alterungserscheinungen, Rheuma, Diabetes, Nervenerkrankungen, Katarakte (grauer Star, Altersstar), Schlaganfall.

Anwendungsgebiete

Vitamin E hat zahlreiche therapeutische und präventive (vorsorgende) Anwendungsgebiete. Sie beruhen vor allem auf der antioxidativen Funktion von Vitamin E zum Schutz vor Freien Radikalen. Neben Vitamin C ist Vitamin E (neben Beta-Carotin) dabei eines der wichtigsten Vitamine.

Arteriosklerose (Herzerkrankungen)

Zahlreiche Untersuchungen an verschiedenen Bevölkerungsgruppen zeigten, daß ein niedriger Blutspiegel an Vitamin E einer der wichtigsten Risikofaktoren für Herzerkrankungen ist, sicherlich bedeutsamer als ein hoher Cholesterinspiegel oder hoher Blutdruck. Wahrscheinlich besteht die schützende Wirkung von Vitamin E in seiner Fähigkeit, die Oxidation (Angriff von Sauerstoff und Freien Radikalen) der ungesättigten Fettsäuren verschiedener Cholesterin-Arten zu vermindern. Zudem vermindert Vitamin E die Aggregation (Verklumpung) der Blutplättchen, eine der Ursachen für das Auftreten von Herzinfarkten. Mehrere Langzeitstudien mit Vitamin E zur Verhinderung von Herzerkrankung wurden inzwischen begonnen.

Krebs

Niedrige Blutspiegel an Vitamin E bedingen ein erhöhtes Risiko für das Auftreten von Krebserkrankungen. Wie bei Herzerkrankungen wurden auch im Hinblick auf Krebserkrankungen inzwischen zahlreiche klinische Studien durchgeführt und neu begonnen. Zur Prophylaxe (Vorsorge) vor Krebserkrankungen ist Vitamin E inzwischen allgemein anerkannt.

Altern

Es ist wahrscheinlich, daß der allgemeine Prozeß des Alterns durch oxidative Schäden durch Sauerstoff und Freie Radikale beschleunigt wird. Vitamin E wirkt stark antioxidativ. Durch Gabe von Vitamin E läßt sich bei älteren Menschen die Konzentration der Freien Radikale stark senken sowie das Immunsystem stärken.

Diabetes

Vitamin E wirkt als natürlicher Radikalfänger günstig auf alle Komplikationen des Diabetes. Daneben wirkt Vitamin E auf die Aktivität der Blutplättchen und vermindert damit das bei Diabetes erhöhte Risiko von Thrombosen (Gefäßverschlüsse).

Rheuma

Vitamin E wird inzwischen in großem Umfang zur Behandlung rheumatischer Erkrankungen eingesetzt. Dabei werden gute klinische Ergebnisse erzielt. Die Wirkung von Vitamin E ist dabei mit derjenigen nicht-steroidaler Antirheumatika durchaus vergleichbar.

Überdosierung und Nebenwirkungen

Vitamin E ist außerordentlich sicher. Bis zu einer täglichen Dosierung von ca. 800 mg sind auch bei Daueranwendung keine Nebenwirkungen bekannt und auch nicht zu erwarten. Bei sehr hoher Dosierung von ca. 3000 mg = 3g/Tag wurden in Einzelfällen Verdauungsstörungen, Müdigkeit und Muskelschwäche beschrieben. Bei Absetzen oder Verminderung dieser Dosen verschwanden die Symptome.

1.3.3 Vitamin D (Calciferol)

Einleitung

Vitamin D ist ein Oberbegriff für eine Reihe chemischer Stoffe mit ähnlicher Wirkung. Alle diese Wirkstoffe werden als Calciferole bezeichnet. Vitamin D wird in aktiver Form direkt aus Lebensmitteln tierischer Herkunft aufgenommen. Auch aus Vorstufen des Vitamin D (Provitamin) kann unter Einwirkung von UV-Licht in der Haut die wirksame Form des Vitamins entstehen. Bereits 1645 wurde das Krankheitsbild der Rachitis beschrieben, welches sich später als Folge eines Vitamin-D-Mangels herausstellte. 1932 wurde die chemische Struktur der D-Vitamine geklärt. Da verschiedene Vitamin-D-Abkömmlinge unterschiedliche Aktivität aufweisen können, gibt man Vitamin-D-Mengen auch als Internationale Einheiten an:

1 μg Vitamin D_3 = 40 Internationale Einheiten (I.E.)

Biochemische Funktionen

Die physiologische Aufgabe des Vitamin D im Organismus ist die Regelung des Stoffwechsels von Calcium und Phosphat (Phosphor). Daher ist Vitamin D für den Knochenaufbau von großer Bedeutung.

Natürliche Vorkommen

Vitamin D ist in Lebensmitteln nur in sehr geringen Mengen enthalten, vor allem in tierischen Produkten wie Fisch, Leber, Butter, Milch, Eiern. Ein wesentlicher Teil des benötigten Vitamin D wird unter Einwirkung von Sonnenlicht (UV-Strahlung) aus Vorstufen in der Haut gebildet.

Bedarf und Zufuhrempfehlungen

Vitamin D nimmt innerhalb der lebenswichtigen Nährstoffe eine Sonderstellung ein, da es auch - zumindest unter Einwirkung von Sonnenlicht - im Organismus selbst produziert werden kann. Die Feststellung eines „Bedarfs" ist daher schwierig. Die wechselnden und möglicherweise auch progredienten UV-Strahlungsanteile des Sonnenlichtes im Alltag sind zur Zeit relativ schwer einzuschätzen. In Deutschland wird eine tägliche Zufuhr von 5 μg Vitamin D empfohlen, um das Risiko eines Vitamin-D-Mangels (Auftreten rachitischer Störungen) zu vermindern. Säuglingsnahrungen werden daher immer mit Vitamin D angereichert.

Im allgemeinen wird eine Zufuhr von Vitamin D in Mengen von 2,5 μg - 15 μg/Tag empfohlen.

Mangelerscheinungen

Vitamin-D-Mangel führt zu Störungen im Knochenaufbau und zum Abbau der Knochen. Früher spielte Vitamin-D-Mangel vor allem bei Säuglingen und Kindern in der Form des Auftretens der Rachitis eine bedeutende Rolle. Ein latenter Mangel an Vitamin D ist heute vor allem bei älteren Menschen von Bedeutung.

Anwendungsgebiete

Rachitis

Eindeutiges Anwendungsgebiet ist in erster Linie die Prophylaxe vor Rachitis bei Säuglingen und Kindern.

Nierenversagen, Dialyse (künstliche Niere)

Vitamin D und Vitamin-D-Derivate werden bei chronischen Nierenerkrankungen einge-

Tab. 17: Zufuhrempfehlungen Vitamin D

Deutschland (DGE)	USA	Pauling	Williams	Leibovitz
5 μg (200 I.E.)	10 μg (400 I.E.)	20 μg (800 I.E.)	10 μg (400 I.E.)	20 μg (800 I.E.)

setzt. (Der Grund hierfür ist, daß in der Niere Vitamin D erst „aktiviert" wird. Sind die Nieren schwer geschädigt, kann diese Aktivierung nicht mehr stattfinden.)

Osteoporose

Bei Frauen in der Menopause wurden zum Teil deutlich erniedrigte Vitamin-D-Spiegel nachgewiesen. Die Standardbehandlung der Osteoporose umfaßt auch die Gabe von Vitamin D als unterstützende Maßnahme.

Herzerkrankungen

Es gibt Hinweise, daß Vitamin D bei Herzerkrankungen eine Rolle spielt. Definitive Aussagen sind jedoch zur Zeit nicht möglich.

Überdosierung und Nebenwirkungen

Eine wesentlich zu hohe Dosierung von Vitamin D kann zu ernsten Nebenwirkungen führen. Alle diese Nebenwirkungen sind letztlich darauf zurückzuführen, daß eine zu hohe Zufuhr von Vitamin D zu einem erhöhten Blutspiegel von Kalzium (Hyperkalziämie) führt. Daraus entwickeln sich Appetitlosigkeit, Übelkeit, Erbrechen, gesteigerter Durst. Im Akutstadium treten Herzrhythmusstörungen auf. Die Kontrolle des Serum-Kalziums sollte bei *hoher therapeutischer Dosierung* von Vitamin D regelmäßig durchgeführt werden.

Bei Dauereinnahme sollte eine Dosis von 25 bis 50 μg (1000 Internationale Einheiten) nicht überschritten werden. Dies ist ca. das Fünffache des empfohlenen Tagesbedarfs.

Hinweis

Eine übermäßige Sonneneinwirkung (oder zu viel künstliche „Höhensonne") führt *nicht* zu einer Vitamin-D-Intoxikation (Vergiftung), da die Produktion von Vitamin D in der Haut physiologisch gesteuert wird und bei hoher Einstrahlung die Produktion gedrosselt bzw. eingestellt wird. Eine weitere Möglichkeit der Haut, sich vor einer übermäßigen Vitamin-D-Produktion durch Sonneneinwirkung zu schützen, besteht in der Bräunung der Haut.

1.3.4 Vitamin K (Phyllochinon)

Einleitung

Vitamin K ist eine Sammelbezeichnung für eine Gruppe von Substanzen (Phyllochinone), die zu starke Blutungen verhindern (antihämorrhagische Wirkung). Vitamin K wurde 1935 entdeckt, 1943 wurde für die Entdeckung der Nobelpreis verliehen.

Biochemische Funktionen

Vitamin K beeinflußt über Enzyme die Synthese der körpereigenen Gerinnungsfaktoren (Prothombin Faktor VII, IX, X) und damit die Blutgerinnung.

Besonders wichtig ist auch die Bedeutung von Vitamin K für den Aufbau der Knochen.

Natürliches Vorkommen

Vitamin K kommt vor allem in Milch, Innereien und grünem Gemüse vor. Eine weitere wichtige Quelle für Vitamin K ist die Bakterienflora des Dünndarms. Man nimmt an, daß diese Bakterien ungefähr die Hälfte des täglichen Bedarfs decken.

Bedarf und Zufuhrempfehlungen

Der Vitamin-K-Bedarf des Menschen ist nicht genau bekannt. Es gibt Schätzungen aufgrund von Erfahrungen bei Patienten, die längere Zeit künstlich ernährt wurden. Daher werden als Bedarf Mengen von 30-120 μg/Tag angegeben (Deutsche Gesellschaft für Ernährung: 60-80 μg/Tag).

Mangelerscheinungen

Vitamin-K-Mangel kann auftreten durch eine zu niedrige Zufuhr bzw. durch eine Störung der Resorption (Darmerkrankungen), aber auch durch die Gabe von Antibiotika, welche die Eigensynthese der Darmbakterien stören. Vor allem können Antikoagulantien wie Cumarine einen Vitamin-K-Mangel hervorrufen. Die Mangelerscheinung ist gekennzeichnet durch Blutungsneigung, d.h. einer Verlängerung der Gerinnungszeit des Blutes.

Anwendungsgebiete

Neugeborene und Kleinkinder

In dieser Altersgruppe tritt ein Vitamin-K-Mangel besonders häufig auf. Hier wird häufig Vitamin K intramuskulär (ist in jüngster Zeit sehr umstritten) oder bevorzugt oral gegeben.

Darmerkrankungen

Beim Erwachsenen kann vor allem bei schweren Darmstörungen (z.B. Zöliakie, Morbus Crohn) ein Vitamin-K-Mangel auftreten.

Arzneimitteltherapie

Bestimmte Arzneimittel sind Risikofaktoren, die einen Vitamin-K-Mangel begünstigen können, z.B. Antibiotika, Antikonvulsiva und Koagulanzien.

Krebs

Bei Vitamin K wird eine Rolle in der Prävention von Krebserkrankungen diskutiert. Vitamin K könnte aufgrund seiner chemischen Struktur antioxidativ wirken.

Knochen (Osteoporose)

Vitamin K ist über die körpereigenen Proteine Osteocalcin und MGP am Knochenaufbau beteiligt. Bei Osteoporose sollte daher auf ausreichend Vitamin K geachtet werden.

Überdosierung und Nebenwirkungen

Auch bei einer massiven Überdosierung wurden bisher keine Nebenwirkungen beobachtet.

Hinweis

Bei intravenöser (parenteraler) Anwendung von Vitamin-K-Ampullen kann es zu schockartigen Zwischenfällen kommen. Auch ein erhöhtes Auftreten von Krebs wird bei *intravenöser* Gabe diskutiert. Es ist sehr unwahrscheinlich, daß Vitamin K selbst diese Nebenwirkungen auslöst. Vielmehr dürften dafür pharmazeutische Hilfsstoffe (z.B. Phenol, Cremophor®) verantwortlich sein, die zur Überführung von Vitamin K in eine injizierbare Form benutzt werden. (Von Cremophor® ist bekannt, daß es bei Injektion einen Schock auslösen kann, Phenol wird zumindest als krebsverdächtig angesehen.)

Literatur

Die Literatur zu den Vitaminen ist sehr umfangreich, so daß im folgenden nur eine relativ kleine Auswahl der neuesten Publikationen angegeben wird.

Anonym: Eine Übersicht über die Wirksamkeit von Vitamin E beim Menschen. VERIS, Sonderheft 1993.

Bässler, K.: Vitaminmangelzustände: Nicht immer ist der Schlankheitswahn schuld. Therapiewoche **42,** 2182 (1992).

Bässler, K.: Vitaminbedarf unter besonderen physiologischen und pathologischen Bedingungen. VitaMinSpur **7,** 176 (1992).

Bässler, K. H., Grühn, E.: Vitamin-Lexikon für Ärzte, Apotheker und Ernährungswissenschaftler. Gustav-Fischer-Verlag, Stuttgart 1992.

Bayer, W., Schmidt, K.: Vitamine in Prävention und Therapie. Hippokrates Verlag, Stuttgart 1991.

Bendich, A., Butterworth, C. E.: Micronutrients in Health & Disease Prevention. Marcel Dekker Inc., New York 1991.

Biesalski, H. K.: Antioxidative Vitamine in der Atherosklerose-Prävention. Therapiewoche **42,** 2168 (1992).

Biesalski, H. K.: Vitamine schützen vor Lungenkrebs. Selecta 1992, 18, S. 18.

Block, G: Neue Erkenntnisse über Vitamine: Vorbeugung gegen Krebs, Herzkrankheiten, Osteoporose. Welt am Sonntag, 20.03.1992.

Block, G.: Vitamin C and Cancer Prevention; The epidemiological evidence. American Journ. Clinical Nutrition **53,** 270 (1991).

Chandra, R. K.: Effect of Vitamins and Trace elements supplementation on immune responses and infection in elderly subjects, Lancet **340,** 1124 (1992).

Clemetsen, C. A. B.: Vitamin C and Multifactorial Disease. Journ. Orthomolecular Medicine **6,** 161 (1991).

Cremer, H. D. et al.: Ernährungslehre und Diätik, Band 1. Georg-Thieme-Verlag, Stuttgart 1980.

Eaton, S. B. et al.: Paleolithic Nutrition: A Consideration of its Nature and Current Implications. New Engl. Journal Med. **312,** 283 (1985).

Esterbauer, H. et al.: Antioxidative Vitamine und degenerative Erkrankungen. Deutsches Ärzteblatt, **87,** A-3735 (1990).

Frei, B. et al: Ascorbate is an outstanding antioxidant in human blood. Proc. Nat. Acad. Science, USA, **86,** 6377 (1989).

Gaßmann, B.: Vitamine und Gesundheit – Bedeutung und Bedarf im Umbruch. Ernährungs-Umschau **39,** 300 (1992).

Gey, F.: Erhöhte Mortalität bei niedrigem Vitamin C. Ärzte-Zeitung vom 19.02.93.

Gey, F.: Erniedrigter Vitamin-E-Spiegel ist ein unabhängiger Risikofaktor für die koronare Herzerkrankung. Ärzte-Zeitung vom 04.04.1993.

Gey, K. F.: Inverse Relation of Vitamin E and Ischemic Heart Disease. In: *Walter, P.:* Elevated Dosages of Vitamins. H. Huber Publishers, Toronto (1992).

Gey, K. F. et al.: Poor Plasma Status of Carotene and Vitamin C in associated with higher mortality from ischemic Heart Disease and Stroke. Clinical Investigation **71,** 3 (1993).

Ginter, E: Vitamin-C-Deficiency, Cholesterol Metabolism and Atherosclerosis. Journal Orthomolecular Medicine **6,** 166 (1991).

Heckers, H.: Ernährungsrichtlinien für Patienten mit Nierensteinen sind reformbedürftig. Ärzte-Zeitung 06.04.1993.

Heckers, H. et al.: Zur diätetischen Therapie und Prävention von Calciumoxalat-Nierensteinen. Ernährungs-Umschau **40,** 416 (1993).

Holzgreve, W.: Durch die Zufuhr von Folsäure kindlichen Fehlbildungen vorbeugen. Ärzte-Zeitung vom 26.11.1992.

Holzgreve, W.: Regelmäßige Kontrazeptive-Einnahme erniedrigt den Folsäure-Spiegel im Blut. Ärzte-Zeitung 01.04.1993.

Kästner, W. et al.: Sicherheit bei Einnahme von Vitamin E. VERIS 2, Heft 1 (1990).

Kappus, H. et al.: Tolerance and Safety of Vitamin E. Free Radical Biology & Medicine **13,** 55 (1992).

Keyser, J. D. et al.: Serum Concentrations of Vitamins A and E and early outcome after ischemic stroke. The Lancet **339,** 1562 (1992).

Kohlmeier, L.: Antioxidanzien und Krebsverhütung. Bundesgesundheitsblatt **12,** 556 (1990).

Kohlarz, G. et al.: Hochdosiertes Vitamin E bei chronischer Polyarthritis. Aktuelle Rheumatologie **15,** 233 (1990).

Lang, K: Biochemie der Ernährung. Steinkopf-Verlag, Darmstadt 1986.

Pauling, Linus: Vitamin C and Cardiovascular Disease. Med. Science Research **19,** 398 (1991).

Penn, N. D. et al.: The Effect of Dietary Supplementation with Vitamins A, C and E on Immune Function in Elderly Patients: A randomized, controlled trial. Age Aging **20,** 169 (1991).

Pietrzik, K.: Gabe von Folsäure beugt Anomalien des Kindes vor. Ärzte-Zeitung vom 03.11.1992.

Prinz-Langenohl, R.: Folsäure-Mangel: Gefahr für das ungeborene Leben. Ernährungs-Umschau **40,** 26 (1993).

Rath, M, Pauling, L.: A Unified Theory of Human Cardiovascular Disease. Journ. Orthomolecular Medicine **7,** 1 (1992).

Rath, M., Pauling, L.: Hypothesis: Lipoprotein (a) is a surrogate for ascorbate, Proceedings. Nat. Academy of Science, USA, **87,** 6204 (1990).

Rath, M., Pauling, L.: Solution to the Puzzle of Human Cardiovascular Disease: Its Primary Cause is Ascorbate Deficiency leading to the Deposition of Lipoprotein (a) and Fibrinogen in the Vascular Wall. Journ. Orthomolecular Medicine **6,** 125 (1991).

Riemersma R. A. et al.: Risk of Angina pectoris and Plasma concentrations of Vitamins A, C, E and Carotene, The Lancet, **337,** 1 (1991).

Stähelein, H. B. et al.: Preventive Potential of Vitamins and Carotenoids on Cancer. In: *Walter, P. et al.*: Elevated Dosages of Vitamins. Hans Huber Publishers, Toronto (1989).

Taufexis, A.: The real Power of Vitamins; New Research shows how thex might help fight Cancer, Heart Disease and the ravages of Aging. Time Magazin, 06.04.1992.

Thiery, J.: Erstmals wird Nutzen von Vitamin E bei Bypass-Patienten geprüft. Ärzte-Zeitung vom 12.02.1992.

1.4 Vitaminähnliche Substanzen (Vitaminoide)

Als Vitaminoide bezeichnet man lebenswichtige Substanzen mit vitaminähnlichen Eigenschaften, die als Bestandteile der Nahrung aufgenommen werden, aber auch vom Körper selbst hergestellt werden können. Solange die körpereigene Herstellung gut funktioniert und/oder diese Stoffe mit der Nahrung ausreichend zugeführt werden, zeigen sich keine Mangelerscheinungen. Bei Verringerung der Eigensynthese, z.B. durch Krankheit und/oder Alter oder geringer Zufuhr kann es jedoch zu Mangelerscheinungen kommen. *Bei einigen Vitaminoiden ist auch nicht sicher, ob bei Gesunden die Eigensynthese allein ausreicht.* Dabei zeigen sich kaum akute Anzeichen für einen Mangel, es kann jedoch langfristig zu Schäden kommen.

1.4.1 Beta-Carotin (Provitamin A)*

Einleitung

Es sind ca. 500 unterschiedliche „Carotinoide" bekannt, die alle chemisch untereinander ähnlich sind. Ungefähr 10-15 (wahrscheinlich 12) von diesen Carotinoiden können zumindest teilweise im menschlichen Organismus in Vitamin A umgewandelt werden. Diese bezeichnet man auch als Provitamine A. Der bei weitem wichtigste Vertreter dieser Provitamine A ist das **Beta-Carotin**: Ob Beta-Carotin für den Menschen essentiell, das heißt lebenswichtig ist, ist bisher nicht eindeutig geklärt. Neuere Forschungsergebnisse weisen aber daraufhin, daß Beta-Carotin neben seiner Funktion als Provitamin A weitere eigenständige Aufgaben im menschlichen Organismus hat, vor allem als Antioxidans (Radikalfänger).

Biochemische Funktionen

Sogenannte „Freie Radikale" sind aggressive Stoffe, die z.B. in der Atemluft, in Chemikalien und im Körper selbst vorkommen. Empfindliche Substanzen wie körpereigenes Eiweiß, Fette oder die Erbsubstanz und „Steuersubstanz" des Organismus, die DNS (Desoxyribonucleinsäure), können durch „Freie Radikale" geschädigt werden. Diese Schädigung kann bis zur Zerstörung der Körperzellen und Krebs führen.

* Beta-Carotin ist nach strenger wissenschaftlicher Definition kein Vitaminoid, da im menschlichen Organismus *keine* Eigensynthese stattfindet. Aus didaktischen Gründen wurde es in diesem Buch unter Vitaminoiden eingeordnet.

Außerdem gibt es immer mehr Hinweise darauf, daß Freie Radikale an der Entstehung von Krankheiten wie Arteriosklerose (Arterienverkalkung, Herzinfarkt), Krebs, Rheuma und Arthritis sowie grauem Star beteiligt sind. Selbst das Altern an sich wird durch Freie Radikale mitverursacht. Die Natur hat jedoch gegen Zellschädigungen durch Freie Radikale Schutzmechanismen entwickelt. Einige Vitamine, wie z.B. Vitamin C und Vitamin E, aber auch vor allem Beta-Carotin können die aggressiven Freien Radikale neutralisieren. Neben seiner Aufgabe als Provitamin A hat daher Beta-Carotin eine wichtige eigenständige Aufgabe, nämlich die Neutralisation Freier Radikale. Dies nennt man auch seine „antioxidative Wirkung".

Natürliche Vorkommen

Beta-Carotin ist vor allem in frischen Früchten und Gemüse enthalten. Beste Quellen sind gelbe und orangene Früchte sowie dunkelgrüne Blattgemüse und Karotten. Manche Fruchtsaftgetränke sind mit Beta-Carotin angereichert.

Bedarf

Da Beta-Carotin kein echtes Vitamin ist, kann ein Mindestbedarf kaum festgestellt werden. Bei einer „normalen" Ernährung werden 1-2 mg/Tag Beta-Carotin aufgenommen. Eine Ernährung mit sehr viel frischen Früchten und Gemüsen (empfohlen auch vom Nationalen Krebs-Institut der USA) kann eine Zufuhr von ca. 5 mg/Tag gewährleisten.

Viele Wissenschaftler empfehlen dagegen ca. 15 mg/Tag. In den inzwischen zahlreichen wissenschaftlichen Studien zur Vorbeugung gegen Krebs bzw. Arteriosklerose (Herzinfarkt) werden meist 15-20 mg Beta-Carotin gegeben. Solche Mengen sind durch die Ernährung allein nicht erreichbar; sie sind nur durch die zusätzliche Gabe von Beta-Carotin als Nahrungsergänzung möglich. Mit Sicherheit ist der tägliche Bedarf an Beta-Carotin für eine wirkungsvolle Krankheitsvorbeugung weit höher als früher angenommen.

Anwendungsgebiete

Krebserkrankungen

Zahlreiche Untersuchungen zeigen, daß Krebserkrankungen seltener auftreten, wenn viel Gemüse und Früchte, die reich an Beta-Carotin sind, verzehrt werden.

Experimentelle Ergebnisse weisen auf die Möglichkeit hin, daß Beta-Carotin hemmend auf die Krebsentwicklung wirkt. Inzwischen sind zahlreiche langfristige Studien im Gange, um die Wirkung von Beta-Carotin auf die Prävention und das Wiederauftreten von Krebs zu untersuchen. Erste vorläufige Ergebnisse zeigen ermutigende Ergebnisse.

Arteriosklerose (Herzinfarkt, koronare Herzerkrankung)

Je höher der Blutspiegel an Beta-Carotin, desto geringer ist das Risiko, an einer Arteriosklerose zu erkranken.

Experimentelle Ergebnisse zeigen, daß Beta-Carotin vor einer schädlichen Oxidation, vor allem vor einer Oxidation des LDL-Cholesterins, schützt. Bei Herzerkrankungen (Arteriosklerose, Bypass-Patienten, koronare Herzerkrankungen) sind inzwischen zahlreiche langfristige Studien mit Beta-Carotin (plus zum Teil Vitamin C und E) im Gange.

Bei einigen Studien (z.B. der sog. „Physicians Health Study" in den USA) wurde durch die Gabe von Beta-Carotin das Auftreten von Herzerkrankungen vermindert.

Überdosierung und Nebenwirkungen

Auch bei Einnahme sehr hoher Mengen an Beta-Carotin (z.B. 200 mg/Tag) über einen längeren Zeitraum sind keine schädlichen Nebenwirkungen bekannt. Beta-Carotin wird teilweise zur Hautbräunung eingesetzt. Dazu werden Dosierungen von mindestens 30 mg/Tag benötigt. Eine - häufig erwünschte - Hautfärbung geht wieder zurück, sobald die Beta-Carotin-Zufuhr verringert oder unterbrochen wird. Diese Bräunung ist unschädlich.

Literatur zu Beta-Carotin

Bayer, W., Schmidt, K.: Vitamine in Prävention und Therapie. Hippokrates Verlag, Stuttgart 1991.

Biesalski, H. K.: Nahrungsmittel mit Beta-Carotin senken das Karzinom-Risiko. Ärzte-Zeitung vom 15.07.1992.

Biesalski, H. K.: Rauchen, Lungenkrebsrisiko und antioxidative Vitamine: Epidemiologische Befunde und wissenschaftliche Erkenntnisse. Aktuelle Ernährungsmedizin **16,** 269 (1991).

Biesalski, H. K.: Wirksamkeit von Beta-Carotin bei der Prävention von Krebs: Wunsch oder Wirklichkeit. VitaMinSpur **5,** Suppl. I, 3 (1990).

Block, G.: The Data support a Role for Anti-Oxidants in Reducing Cancer Risk. Nutrition Review **50,** 207 (1992).

Brubacher, G. et al.: Vitamine und Krebsprävention. VitaMinSpur **2,** 188 (1987).

Burton, G. W. et al.: Beta-Carotene: An Unusual Type of Lipid Antioxidant. Science **224,** 569 (1984).

Clemens, M. R.: Free Radicals in Chemical Carcinogenesis. Klinische Wochenzeitschrift **69,** 1123 (1991).

Esterbauer, H. et al.: Antioxidative Vitamine und degenerative Erkrankungen. Deutsches Ärzteblatt **87,** 3745 (1990).

Gey, K. F. et al.: Poor Plasma status of Carotene and Vitamin C is associated with higher Mortality from ischemic heart disease and stroke. Clinical Investigator **71,** 3 (1993).

Gey, K. F. et al.: Plasma levels of antioxidant Vitamins in relation to ischemic heart disease and cancer. Amer. Journ. Clinical Nutrition **45,** 1368 (1987).

Heseker, H.: Antioxidative Vitamine und Beta-Carotin in der Prävention von Erkrankungen. Ernährungsumschau **36,** 455 (1989).

Kohlmeier, L.: Antioxidantien und Krebsverhütung. Bundesgesundheitsblatt **10,** 556 (1990).

Rabast, U.: Ernährungseinflüsse in der Entstehung und Prävention von Tumorerkrankungen. Aktuelle Ernährungsmedizin **17,** 215 (1992).

Riemersma, R. A. et al.: Risk of Angina Pectoris and Plasma Concentrations of Vitamins A, C, and E and Beta-Carotene. Lancet **337,** 1 (1991).

Wolfram, I.: Wie das Risiko für Krebs gemindert werden kann. Ärzte-Zeitung vom 26.03.1993.

1.4.2 Carnitin *

Einleitung

Carnitin wurde 1905 erstmalig aus Fleischextrakt isoliert. Seine chemische Struktur weist Carnitin als einen den Aminosäuren ähnlichen Stoff aus. Beginnend ab 1960 wurde die entscheidende Bedeutung des körpereigenen Carnitins im Hinblick auf einen geregelten Fettstoffwechsel und die Verbrennung der körpereigenen Fette erkannt.

Biochemische Funktionen

Der menschliche Organismus kann Carnitin aus den Aminosäuren Lysin und Methionin selbst (endogen) herstellen. Diese Synthese findet im wesentlichen in Leber und Niere statt und benötigt neben den Aminosäuren noch Eisen, Vitamin C, Vitamin B_6 und Nicotinamid. Carnitin wird im menschlichen Organismus für den Abbau der Fette benötigt. Die langkettigen, geradzahligen Fettsäuren vieler Fette werden auf dem Stoffwechselweg der ß-Oxidation endomitochondrial zu Kohlendioxyd und Wasser abgebaut. Dadurch gewinnt der Organismus große Mengen an Energie. Die äußere Membran der Mitochondrien ist jedoch für die Fettsäuren unüberwindlich, wenn die Fettsäuren nicht vorher durch Carnitin in Acyl-Carnitin, die Transportform der Fettsäuren, umgewandelt werden. Ohne ausreichend Carnitin können daher die Fettsäuren das Innere der Mitochondrien, das Kraftwerk der Zelle, nicht erreichen. Der Brennstoff Fett kann dann, obwohl ausreichend vorhanden, nicht verbrannt werden. Die Wirkungen eines Carnitin-Mangels sind in biochemischer Hinsicht zweifach:

Freie Fettsäuren und Acyl-Coenzym A reichern sich an und produzieren toxische Effekte. Zudem entsteht ein Energiedefizit, weil die Fette nicht verbrannt werden können.

Carnitin ist daher von entscheidender Bedeutung im Energiestoffwechsel. Ein - allerdings sehr seltener - schwerer Carnitin-Mangel endet daher im Zusammenbruch der Fettverbrennung.

Verteilung im Organismus

Die Verteilung des körpereigenen Carnitins im Organismus spiegelt direkt seine zentrale Bedeutung für die Energiegewinnung aus der Fettverbrennung wider. Alle Gewebe, die ihren Energiebedarf vorwiegend aus Fetten decken müssen, sind reich an Carnitin. Der menschliche Organismus enthält ca. 20 g Carnitin. Dieser hohe Carnitinvorrat zeigt die Wichtigkeit des Carnitins. Zum Vergleich: Der Gesamtbestand an Vitamin C beträgt 1,5 g, selbst an Magnesium enthält der Organismus insgesamt nur 20 g. Auf Muskel, Herz, Leber und Niere, d.h. fettverbrennende Organe, entfallen 99,5 % des körpereigenen Carnitins. Die Carnitin-Konzentration im Herzmuskel, der auf die Fettverbrennung angewiesen ist, ist z. B. mehr als 100mal so hoch als im Blut.

*) Das natürliche Carnitin ist L-Carnitin.

Natürliches Vorkommen in Nahrungsmitteln

Carnitin ist vor allem in Milch und Fleisch enthalten. Pflanzliche Nahrung enthält sehr wenig Carnitin (evtl. besteht daher bei Vegetariern ein latenter Carnitin-Mangel).

Carnitin in Lebensmitteln (mg/100 g):
Milch 2,5 mg
Hühnerfleisch 7,5 mg
Rindfleisch 60 mg
Lamm, Schaf 80-250 mg

Bedarf

Wie bei allen „Vitaminoiden" kann kein täglicher Bedarf angegeben werden. Im allgemeinen beträgt die tägliche Aufnahme an Carnitin ca. 10-70 mg. Diese Menge muß mit Sicherheit durch eine funktionierende Eigensynthese des Organismus ergänzt werden. Bei einer - sehr seltenen - vollständig fehlenden Eigensynthese reicht die Zufuhr mit der Nahrung nicht aus. Ohne eine ergänzende Supplementierung mit mindestens 0,5-1 g Carnitin kommt es in solchen Fällen zu einem Zusammenbruch des Fettstoffwechsels, der in den meisten Fällen tödlich endet.

Mangelerscheinungen

Ein echter starker Carnitin-Mangel ist genetisch bedingt und wird hervorgerufen entweder durch eine fehlende Eigensynthese oder eine stark erhöhte Ausscheidung über den Urin. Dieser primäre Carnitin-Mangel hat eine Häufigkeit von ca. 1:10000. Die Erkrankung manifestiert sich im Säuglings- und Kleinkindalter bis zu zwei Jahren. Symptome sind Muskelschwäche, Fettanhäufungen in Organen (vor allem Herz und Leber), Acidosen (Übersäuerungen des Organismus) und Leberschäden. Dieser schwere Carnitin-Mangel verläuft unbehandelt tödlich, läßt sich jedoch durch (rechtzeitige) Carnitin-Gabe häufig gut und erfolgreich behandeln. Der unbehandelt tödlich verlaufende primäre Carnitin-Mangel zeigt die enorme Bedeutung von Carnitin im Stoffwechsel.

Anwendungsgebiete

Neben dem oben beschriebenen (seltenen) primären Carnitin-Mangel gibt es häufiger sekundäre Carnitin-Mangelzustände, die auf einer verminderten Synthese oder einem erhöhten Bedarf beruhen.

Myokardialer Carnitin-Mangel bei Herzerkrankungen

Der Energiestoffwechsel des Herzens ist abhängig von der Verbrennung der Fette. Voraussetzung für diese Verbrennung zur Energiegewinnung ist eine ausreichende Konzentration von Carnitin im Herzen. Schwerste Carnitin-Mangelzustände führen daher zu einer Kardiomyopathie (Herzmuskelerkrankung) mit Fettansammlung im Herzen. Bei koronaren Herzerkrankungen, Kardiomyopathien und Diabetes lassen sich fast immer erniedrigte Carnitinspiegel im Herzen nachweisen. Die Wiederherstellung ausreichender Carnitinspiegel und damit die Verbesserung der energetischen Verhältnisse im Herzen sind daher unter Umständen die Basis einer erfolgreichen Behandlung von ischämischen Herzerkrankungen. Zahlreiche erfolgreiche klinische Ergebnisse durch die adjuvante Gabe von Carnitin liegen dazu vor.

Bei jeder ischämisch bedingten Herzerkrankung sollte daher unbedingt die Gabe des körpereigenen Carnitins in Betracht gezogen werden. Dosierungen betragen meist 0,2-0,6 g/Tag bei Daueranwendung. Die früher vorgeschlagene Dosierung von 1 g/Tag ist wahrscheinlich bei einer Daueranwendung nicht notwendig, aber auch ohne Nebenwirkungen.

Diabetes

Er ist meist verbunden mit Störungen des Herzens und Problemen des Fettstoffwechsels. Diabetes geht häufig einher mit einem erniedrigten Carnitin-Spiegel im Herzen. Carnitin ist daher von besonderem Wert bei der flankierenden Behandlung des Diabetes. Auch Verbesserungen der Glukosetoleranz und Vermeidung von Glukosespitzen bei Diabetes sind beschrieben.

Ausdauersportarten

Sportler, die im Training und/oder Wettkampf hohe Ausdauerleistungen erbringen, sind dabei zur Bereitstellung der dazu nötigen Energie auf eine optimale Verbrennung der Fette angewiesen. Dies ist unter anderem nur mit einem ausreichenden Carnitin-Spiegel möglich. Häufig kommt es jedoch während Training und Wettkämpfen zur Verarmung an Carnitin, denn der Organismus des Ausdauersportlers verbraucht mehr Carnitin als durch die Eigensynthese hergestellt oder durch Nahrungsmittel aufgenommen wird. Daher wird Ausdauersportlern zur Erreichung der optimalen Leistung die zusätzliche Aufnahme von Carnitin empfohlen. In wissenschaftlichen Untersuchungen wurde die leistungssteigernde Wirkung von Carnitin immer wieder nachgewiesen. Die Gabe des natürlichen körpereigenen Carnitins ist selbstverständlich kein verbotenes Doping, da es sich bei Carnitin um eine natürliche, vitaminähnliche Substanz handelt. Besonders günstig ist es anscheinend, Carnitin bereits in der Trainingsphase regelmäßig einzunehmen. Als Dosierung sind ca. 0,2-0,6 g Carnitin/Tag sinnvoll.

Gedeihstörungen bei Kindern

Ein latenter Mangel an Carnitin ist insbesondere bei Kleinkindern relativ häufig. Der Carnitin-Mangel ist meist an dem niedrigen Carnitin-Spiegel im Blut zu erkennen. Klinische Anzeichen eines solchen Carnitin-Mangels sind Gedeihstörungen allgemeiner Art, häufige Infektionen, niedriger Blutdruck, hepatische Enzephalopathie (Bewußtseinsstörung), Kardiomyopathie (Fehlfunktion des Herzens mit unklarer Herkunft, Herzmuskelschwäche), Hypoglykämie (niedriger Blutzucker). Die Gabe von Carnitin führt meist zu dramatischen Besserungen.

Stärkung des Immunsystems und der Hirnleistung

Neueste Untersuchungen ergaben, daß bereits geringe Dosen von Carnitin das Immunsystem stärken sowie bei älteren Menschen mit neurologischen Störungen die Hirnleistungen verbessern.

Weitere Einsatzgebiete

Carnitin wird außerdem eingesetzt bei intravenöser (parenteraler) Ernährung; Therapie mit dem Antiepileptikum Valproinsäure, da dieses Arzneimittel einen Carnitin-Mangel hervorrufen kann; chronischen Nierenerkrankungen, insbesondere bei Dialyse-Patienten (Behandlung mit künstlicher Niere), da diese Patienten vermehrt Carnitin verlieren.

Ist Carnitin ein Schlankheitsmittel?

Carnitin wird gelegentlich in der Presse in sensationeller Weise als Schlankheitsmittel angeboten, das angeblich in kürzester Zeit „die Fettpolster abschmilzt". Dies ist mit Sicherheit in dieser Form nicht richtig. Aus der Tatsache, daß Carnitin in der Fettverbrennung eine entscheidende Rolle spielt, kann nicht geschlossen werden, die bloße Einnahme von Carnitin verbrenne überschüssiges Fett. Dafür gibt es keine Untersuchungen und auch keine Anhaltspunkte. Allerdings könnte es möglich sein, daß Carnitin unterstützend wirkt beim Abnehmen durch Diät, verbunden mit Sport und mehr Bewegung, da es bei einem solchen Vorgehen die Fettverbrennung unterstützt.

Überdosierung und Nebenwirkungen

Carnitin ist als körpereigene Substanz in beträchtlichen Mengen (ca. 20 g) im menschlichen Organismus vorhanden. Carnitin kann als atoxisch (ungiftig) angesehen werden. Nebenwirkungen wurden bisher auch bei Daueranwendung in hohen Dosierungen (ca. 5 g/Tag) nicht bekannt. Allerdings darf nur das körpereigene L-Carnitin verwendet werden.

Carnitin gibt es in zwei Formen, nämlich als D-Carnitin und als L-Carnitin. Das natürlich vorkommende Carnitin ist ausschließlich L-Carnitin. D-Carnitin oder das sog. D,L-Carnitin können die Aufnahme des natürlichen L-Carnitins in die Zelle hemmen und dadurch zu einer Verarmung des L-Carnitins im Herzen und in den Muskeln führen. D,L-Carnitin sollte daher, obwohl sehr preiswert, auf keinen Fall eingesetzt werden! Heutzutage ist D,L-Carnitin auch kaum mehr im Handel.

Literatur zu Carnitin

Beckmann, R. et. al.: Die Lipidspeicher-Myopathien. Monatsschrift für Kinderheilkunde **125,** 500 (1977).

Billigmann, P. W.: Wie wirkt sich Carnitin auf die physische Maximalbelastung aus. Therapiewoche **40,** 1866 (1990).

Böhles, H.: Carnitin — Biochemie und Klinik. Infusionstherapie **12,** 60 (1985).

Böhles, H. et al.: Die Wirkung präoperativer Carnitin-Verabreichnung auf den myocardialen Metabolismus während Koronar-Operationen. Curr. Ther. Res. **39,** 3 (1986).

Cherchi, A.: Carnitin wirksam gegen Angina pectoris. Praxis-Kurier Nr. 7 (1986).
Donato S. et al.: Systematic Carnitine Deficiency. Neurology **34,** 157 (1984).
Fricke, L. et al.: Substitutionsbehandlung mit Carnitin bei Dialysepatienten mit Kardiomyopathie. Nieren- und Hochdruckkrankheiten **17,** 114 (1988).
Kamikawa, T. et al.: Effects of L-Carnitine on Exercise Tolerance in Patients with stable Angina pectoris. Japan Heart Journal **25,** 587 (1984).
Khoss, A. E. et al.: L-Carnitin-Therapie und Myokardfunktion bei chronisch hämodialysierten Kindern. Wiener Klinische Wochenschrift **101,** 12 (1989).
Nieper, H. A.: Carnitin — Triumph und Skandal. Raum & Zeit **34,** 3 (1988).
Ohlenschläger, G. et. al.: L-Carnitin — eine körpereigene Substanz von interessanter vielfältiger therapeutischer Wirkung. Heilpraxis Magazin Nr. **4,** 24 (1990).
Regitz, V. et. al.: Carnitin-Mangel: Eine behandelbare Ursache kindlicher Kardiomyopathien. Klinische Wochenschrift **60,** 393 (1982).
Theisen, K.: Carnitin bei ischämischer Kardiomyopathie. Deutsche Medizinische Wochenschrift **112,** 1100 (1987).
Tripp, M. E. et al.: Plasma-Carnitine Concentration in Cardiomyopathy Patients. Biochem. Medicine **32,** 199 (1984).
Uhlenbruck, S. et al.: Immunologische Experimente mit L-Carnitin: Neue sportmedizinisch relevante Aspekte. Deutsche Zeitschrift für Sportmedizin **43,** 1 (1992).
Uhlenbruck, S.: L-Carnitin stärkt Abwehrsystem und Hirnleistung. Ärzte-Zeitung vom 16. 07. 1993.
Ziegler, R.: Die Carnitin-Story, Profil eines Biocarriers aus sportmedizinischer Sicht. Sport und Medizin **3,** 224 (1992).

1.4.3 Ubichinon (Coenzym Q_{10})

Einleitung

Als Ubichinone oder Coenzym Q bezeichnet man natürliche Substanzen, deren chemische Grundstruktur sog. „Chinone" sind. Da diese Substanzen überall in Tieren, Pflanzen und Mikroorganismen vorkommen, werden sie wegen ihres „ubiquitären" Vorkommens als „UBI"-Chinone bezeichnet. Eine weitere Bezeichnung ist Coenzym Q, da sie als Coenzyme wirken.

Neben der Chinon-Struktur besitzen Ubichinone eine Anzahl von sog. „Isopren"-Seitenketten (Isopren enthält fünf Kohlenstoffatome). Die Anzahl der Isopren-Seitenketten ist abhängig von der jeweiligen Tier- oder Pflanzenart. Je nach der Anzahl dieser Seitenketten gibt es daher verschiedene Ubichinone oder Coenzyme Q.

Die im menschlichen Organismus aktive Form ist das Ubichinon mit zehn Isopren-Seitenketten, nämlich Ubichinon-10 oder Coenzym Q_{10}.

Von der chemischen Struktur her ist Ubichinon ähnlich aufgebaut wie die Vitamine E und K. Wie diese Vitamine ist Ubichinon fettlöslich und wasserunlöslich. Ubichinon in reiner Form ist ein hellgelbes Pulver.

1957 wurde Ubichinon in reiner Form gewonnen und zwar aus dem (Rinder-)Herzen. Bereits diese erste Isolierung aus dem Herzmuskel weist auf die Bedeutung des Ubichinons für das Herz hin. Damals wurde auch seine biochemische Bedeutung in der Atmungskette bereits erkannt. 1965 wurde Ubichinon zum erstenmal in der Therapie von Herzerkrankungen eingesetzt.

Biochemische Funktionen

Ubichinon ist ein lebenswichtiger Bestandteil der Mitochondrien in den Zellen und spielt als Coenzym eine Schlüsselrolle in der Atmungskette für verschiedene Elektronen-Transportsysteme und in der Bildung des Hauptenergieträgers der Zelle, dem Adenosintriphospat (ATP). 95% unserer energieliefernden Prozesse im Organismus sind auf das Vorhandensein von Ubichinon angewiesen.

Eine weitere wichtige Aufgabe des Ubichinons ist seine Funktion als Antioxidans (Radikalfänger) im Fettgewebe. Hier unterstützt es die Wirkung von Vitamin E als Radikalfänger.

Der Gesamtbestand an Ubichinon im menschlichen Organismus beträgt ca. 0,5-1,5 g. Dies entspricht etwa dem Bestand an Vitamin C und zeigt indirekt die große Bedeutung von Ubichinon.

Besonders hoch sind die Konzentrationen im Herzen, in der Leber und Niere sowie im Pan-

Pflanze, Tier	*Anzahl der Isopren-Seitenketten*
Mikroorganismen	1-6
Hefen	6 bzw. 7
Bakterien	8-10
Pflanzen	9 bzw. 10
Mensch und Säugetiere	10

kreas (Bauchspeicheldrüse). In den Zellen selbst enthalten die Mitochondrien den überwiegenden Teil.

Natürliche Vorkommen

Ubichinone kommen in allen Lebewesen vor, da sie lebenswichtig zur Energiegewinnung aller Organismen sind.

Hauptquellen für Ubichinone sind Fleisch und Eier, aber auch pflanzliche Kost, vor allem Pflanzenöle, liefern Ubichinone. Da Ubichinone nicht völlig stabil sind, wird ein Teil der in Lebensmittel enthaltenen Ubichinone bei der Verarbeitung (z.B. Erhitzen, Konservierung) zerstört.

Besonders reich an Ubichinon sind Keimöle, wie z.B. Weizenkeimöl oder Maiskeimöl. Sie enthalten bis zu 20 mg (!) Ubichinon pro 100 g, während Fleisch z.B. nur ca. 2 mg/100 g (d.h. nur ein Zehntel davon!) enthält. Man kann annehmen, daß die günstige gesundheitliche Wirkung von Weizenkeimöl auch auf seinem hohen Gehalt an Ubichinon beruht.

Bedarf

Der tägliche Bedarf des Menschen ist nicht genau bekannt. Mit der Nahrung werden im Mittel ca. 10 mg/Tag aufgenommen, ca. 1% des Gesamtbestandes (ca. 1 g) an Ubichinon im menschlichen Organismus. Der Mensch kann außerdem für ihn „kurzkettige" Ubichinone mit weniger als 10 Isoprenseitenketten in das für den Menschen verwertbare Ubichinon umbauen.

Zudem kann Ubichinon im Organismus selbst hergestellt werden, allerdings sind dazu ausreichend z.B. die Vitamine B_{12}, B_6, Nicotinsäure, Folsäure, Pantothensäure sowie die Aminosäure Phenylalanin nötig. Anscheinend nimmt jedoch die körpereigene Biosynthese im Alter ab.

Mangelerscheinungen

Klinisch sich schnell manifestierende Mangelerscheinungen (wie z.B. Skorbut bei Mangel an Vitamin C) wurden bisher nicht beobachtet. Auffällig ist jedoch, daß sich die Konzentration von Ubichinon in allen Organen anscheinend im Laufe des Lebens stetig verringert.

Vor allem die relativ starke Abnahme der Konzentration im Herzen, die schon bei 40jährigen eintritt, ist auffallend, da Ubichinon für den Stoffwechsel des Herzens von besonderer Bedeutung ist.

Ursache eines Mangels könnte eine im zunehmenden Alter verringerte körpereigene Biosynthese sein.

Anwendungsgebiete

Herzerkrankungen

Die mit Abstand wichtigste Anwendung von Ubichinon ist bei Herzerkrankungen, vor allem bei chronischer Herzinsuffizienz, Kardiomyopathien (Erkrankungen des Herzmuskels) und Angina pectoris.

In Japan und Italien steht zu diesem Zweck Ubichinon seit Jahren als Arzneimittel zur Verfügung. Dazu gibt es umfangreiche klinische Studien insbesondere aus den USA, Japan, Dänemark und Italien.

Neben Carnitin ist Ubichinon in ausreichender Menge unerläßlich für einen geordneten Energiestoffwechsel des Herzens. Beide orthomolekularen Substanzen wirken in den Mitochondrien, den „Kraftwerken" der Herzzellen.

Nicht nur mit zunehmendem Alter nimmt die Konzentration von Ubichinon im Herzen ab, sondern vor allem bei Herzerkrankungen, insbesondere bei chronischer Herzinsuffizienz sowie bei Kardiomyopathien wurden neben erniedrigten Carnitin-Spiegeln auch stark ernied-

Tab. 18: Gehalt von Ubichinon beim Menschen in verschiedenen Organen mit zunehmendem Alter

	20 Jahre	*40 Jahre*	*79 Jahre*
Herz	100%	68%	42%
Lunge	100%	100%	52%
Leber	100%	95%	83%
Niere	100%	73%	66%
Bauchspeicheldrüse	100%	92%	53%

rigte Werte an Ubichinon im Herzen festgestellt. Auch die Blutspiegel sind stark erniedrigt.

Durch zusätzliche Verabreichung von Ubichinon kommt es zu einer starken Anhebung der Konzentration.

Mehr als 50 klinische Studien bei Angina pectoris, ischämischer Herzinsuffizienz und zum Teil schwersten Kardiomyopathien zeigten, daß bei 60%-75% der mit Ubichinon behandelten Patienten deutliche, teilweise sogar dramatische Besserungen vor allem in der Leistungsfähigkeit eintraten. Diese Besserung tritt meist nach einer Behandlungsdauer von 4 - 8 Wochen ein. Die üblichen Dosierungen an Ubichinon betragen dabei meist 30-90 mg/Tag. Je höher die Dosierung, desto schneller trat ein Erfolg ein. Für die anschließende Dauertherapie sind dann auch niedrigere Dosierungen möglich, im Bereich ab 10 mg pro Tag.

Wie schon oben ausgeführt, zeigt bei 30-40 % der Patienten die Behandlung mit Ubichinon keine oder eine nur sehr schwache Wirkung. Evtl. besteht bei diesen Patienten kein Mangel an Ubichinon, oder es bestehen zusätzlich Stoffwechselprobleme, die nichts mit Ubichinon zu tun haben.

Zusammenfassend läßt sich feststellen, daß Ubichinon in der Behandlung der chronischen Herzinsuffizienz (z.B. ischämische Herzerkrankungen, Angina pectoris, Kardiomyopathien) von großer klinischer Bedeutung sein kann.

Bei den guten klinischen Erfolgen mit Ubichinon bei Herzerkrankungen stellt sich die Frage, warum Ubichinon nicht als **Arzneimittel** in Deutschland erhältlich ist. Dazu wäre in Deutschland notwendig, daß ein pharmazeutisches Unternehmen beim Bundesgesundheitsamt einen entsprechenden Antrag stellt und dann dafür auch die Genehmigung erhält. Dazu sind allerdings umfangreichste Untersuchungen nötig und damit ein hoher finanzieller Aufwand. Nach einer evtl. Genehmigung muß das Arzneimittel bei den Ärzten bekanntgemacht werden. Dies ist wiederum mit hohen Kosten verbunden.

Ubichinon ist nicht durch Patente geschützt. Dies bedeutet, *jedes* Unternehmen könnte Ubichinon als Arzneimittel (nach einer entsprechenden Genehmigung) vermarkten. Ist jedoch einmal ein Arzneimittel, z.B. Ubichinon, genehmigt, ist es für Nachahmer äußerst preiswert, es ebenfalls genehmigt zu bekommen, da das Bundesgesundheitsamt für Nachahmer bei einer weiteren Genehmigung keine Untersuchungen mehr verlangt, man sich vielmehr kostenlos auf die Untersuchungen des ersten Anmelders berufen kann. Der Nachahmer kann das Mittel daher wesentlich preiswerter anbieten. Die Krankenkassen verlangen jedoch, das billigste Präparat einzusetzen. Der Erstanmelder, der die hohen Kosten hatte, verliert den Markt.

Folge: Für Naturprodukte wie z.B. Ubichinon, die nicht durch Patente geschützt sind, findet sich aus Kostengründen kein Unternehmen, welches die hohen Kosten für eine Genehmigung eingeht, weil nachher wahrscheinlich nur die Nachahmer den Nutzen haben.

Bluthochdruck

Seit 1972 wurden auch hinsichtlich der Beeinflussung des Bluthochdruckes mit Ubichinon Untersuchungen durchgeführt. Einige Studien ergaben positive Ergebnisse, in anderen ergab sich keine Änderung des Blutdrucks. Anscheinend profitieren nur Patienten mit erniedrigtem Ubichinon-Spiegel durch die Gabe von Ubichinon.

Weitere Studien müßten noch durchgeführt werden, bevor genauere Empfehlungen hinsichtlich einer Behandlung von Bluthochdruck gegeben werden können.

Schutzfunktion bei älteren Menschen

Wie schon oben beschrieben, nimmt der Gehalt an Ubichinon sowohl im Blut wie in wichtigen Organen im Laufe des Lebens ständig ab. Um latenten Mangelerscheinungen, die über längere Zeiträume schließlich zu Erkrankungen führen könnten, vorzubeugen, wird empfohlen, zur Vorbeugung täglich ca. 5-15 mg Ubichinon zusätzlich als Nahrungsergänzung einzunehmen.

Sport

Ähnlich wie Carnitin wirkt Ubichinon im Sport leistungssteigernd, insbesondere bei Ausdauerleistungen.

Herzwunder Q_{10}

Wie Carnitin wurde auch Ubichinon (Coenzym Q_{10}) in der Presse (unter Mitwirkung von Firmen) als „Sensationsmittel", nämlich als „Herzwunder Q_{10}" angeboten. Solche Anpreisungen sind *maßlos übertrieben* und verhindern letztlich die *seriöse* Verwendung einer guten wirkungsvollen Substanz wie Coenzym Q_{10}. „Wundermittel" gibt es im allgemeinen nicht.

Überdosierung und Nebenwirkungen

Von Ubichinon sind keine Überdosierungen und Nebenwirkungen bekannt.

Kritische Anmerkung zu Coenzym Q_{10}

Es ist, zumindest aufgrund seiner chemischen Struktur, möglich, daß Q_{10} ähnliche Funktionen und Wirkungen wie Vitamin E ausübt und seine Aufgaben weitgehend auch von Vitamin E übernommen werden können. Evtl. bestand bei den klinischen Untersuchungen mit Q_{10} bei den Patienten ein Vitamin-E-Defizit, das durch Q_{10} beseitigt wurde. Trifft dies zu, ist Q_{10} nur eine teure Variante von Vitamin E.

Literatur zu Ubichinon

Bliznaknow, E. G. et al.: The miracle nutrient Coenzym Q_{10}. Thorsons Publishing, 1987. In Deutsch: Herzwunder Q_{10}. Lebensbaum-Verlag, Bielefeld 1992.

Bresolin, N. et al.: Clinical and biochemical Correlations in mitochondrial myopathies treated with Coenzym Q_{10}. Neurology **38,** 892 (1988).

Folkers, K. et al.: Critic of Coenzyme Q_{10} in Biochemical and Biomedical Research and ten years of Clinical Research in Cardiovascular Disease. Journal of Molecular Medicine **2,** 431 (1977).

Folkers, K. et al.: Evidence for a Deficiency of Coenzyme Q_{10} in Human Heart Disease. Intern. J. Vitamin Research **40,** 380 (1970).

Folkers, K.: Survey on the Vitamin Aspects of Coenzyme Q_{10}. Int. J. Vitamin Research **39,** 364 (1969).

Folkers, K. et al.: Biochemical Rational and myocardial Tissue data on the effective therapy of Cardiomyopathy with Coenzyme Q_{10}, Proceedings National Academy of Science, USA **82,** 901 (1985).

Folkers, K. et al.: The Biomedical and Clinical Aspects of Coenzym Q_{10}. Clinical Investigator **71,** (Suppl.), S. 51-S.178 (1993). Es handelt sich um insgesamt 22 Veröffentlichungen zum Thema Coenzym Q_{10} (Ubichinon).

Fujioka, T. et al.: Antiarrhythmic Action of Coenzyme Q_{10} in Diabetics. Tohokan J. exp. Med. **114,** Suppl., 453 (1983).

Goda, S. et al.: Clinical improvement after administration of Conenzyme Q_{10} in a patient with mitochondrial encephalopathy. Journ. Neurology **234,** 62 (1987).

Greenberg, S. et al.: Coenzyme Q_{10}: A new drug for Cardiovascular Disease. Journal Clinical Pharmacology **30,** 596 (1990).

Greenberg, S. et al.: Coenzyme Q_{10}: A new drug for Myocardial Ischemia. Med. Clin. North America **72,** 243 (1988).

Kamikawa, T. et al.: Effects of Coenzyme Q_{10} on Excercise Tolerance in Chronic Stable Angina pectoris. American Journ. Cardiology **56,** 247 (1985).

Lansgjoen, P. H. et al.: Long-Term Efficacy and Safety of Coenzyme Q_{10} Therapy for Idiopathic Dilated Cadiomyopathy. American Journ. Cardiology **65,** 521 (1990).

Lansgjoen, P. H. et al.: A six-year Clinical Study of Therapy of Cardiomyopathy with Coenzyme Q_{10}. Int. Journ. Tiss. React. **XII,** 169 (1990).

Lansgjoen, P. H. et al.: Pronounced Increase of Survival of Patients with Cardiomyopathy when treated with Coenzyme Q_{10} and conventional therapy. Int. Journ. Tiss React. **XII,** 163 (1990).

Lansgjoen, P. H. et al.: Effective and safe therapy with Coenzyme Q_{10} for Cardiomyopathy. Klin. Wochenschrift **66,** 583 (1988).

Lansgjoen, P. H. et al.: Response of patients in classes III and VI of Cardiomyopathy to therapy in a blind and crossover trial with Coenzyme Q_{10}, Proceedings. National Academy Science USA **82,** 4240 (1985).

Manzoli, U. et al.: Coenzym Q_{10} in dilated Cardiomyopathy. Int. Journ. Tiss. React. **XII,** 173 (1990).

Mortensen, S. A. et al.: Long-Term Coenzyme Q_{10} Therapy: A major advance in the management of myocardial failure. Drugs Exptl. Clin. Res. **XI,** 581 (1985).

Mortensen, S. A. et al.: Coenzym Q_{10}: Clinical effects with biochemical correlates suggesting a scientific breakthrough in the management of chronic Heart Failure. Int. J. Tiss. Reaction **XII,** 155 (1990).

Oda, T.: Effect of Coenzyme Q_{10} on stress induced cardiac dysfunction. Drugs Exptl. Clin. Res. **XI,** 557 (1985).

Sunamori, M. et al.: Clinical Experience of Coenzyme Q_{10} to enhance myocardial protection in Coronary Artery Revascularisation. Cardiovas. Drugs & Therapy **5,** 297 (1991).

Theisen, K.: Ubidecarenon (Coenzym Q_{10}) bei ischämischer Herzkrankheit? Deutsche med. Wochenschrift **112,** 1236 (1989).

1.4.4 Alpha-Liponsäure (Thioctsäure)

Einleitung

Alpha-Liponsäure, auch Thioctsäure genannt, ist eine schwefelhaltige Fettsäure. Möglicherweise ist Alpha-Liponsäure eine für den Menschen essentielle Substanz mit vitaminähnlicher Wirkung. Sie wurde 1952 erstmals aus Lebergewebe rein isoliert und die Struktur aufgeklärt. Charakteristisch für die Struktur der Alpha-Liponsäure ist der Gehalt von zwei Schwefelatomen in einem Ringsystem. Dadurch kann Alpha-Liponsäure ein sog. intramolekulares Redoxsystem bilden, das mit zahlreichen Oxidantien reagieren kann.

Biochemische Funktionen

Als Coenzym ist Alpha-Liponsäure notwendig beim Aufbau von Carbonsäuren und hat in diesem Stoffwechselzyklus enge Beziehungen zu Vitamin B_1.

Alpha-Liponsäure besitzt anscheinend auch antioxidative Eigenschaften. Daher wird zunehmend auch seine eventuelle Bedeutung als Antioxidans (siehe auch Abschnitt Antioxidanzien) diskutiert.

Natürliche Vorkommen

Alpha-Liponsäure kommt in den meisten Nahrungsmitteln in geringen Mengen vor. Relativ höhere Konzentrationen sind in Fleisch enthalten, nämlich ca. 4-10 mg Alpha-Liponsäure/100 g Fleisch. Besonders hoch sind die Konzentrationen im Herzen und in der Leber. Dies weist auf eine evtl. besondere Bedeutung für den Stoffwechsel von Herz und Leber hin.

Bedarf

Zur Biosynthese der Alpha-Liponsäure sind vor allem Bakterien und Pflanzen, aber auch höhere Organismen in der Lage.

Nach Meinung einiger Wissenschaftler ist eine Zufuhr mit der Nahrung nicht lebensnotwendig, da ausreichende Mengen im Organismus selbst hergestellt werden. Andere wiederum stellen fest, daß bis heute keineswegs zweifelsfrei geklärt ist, ob der Mensch Alpha-Liponsäure selbst synthetisieren kann. Daher ist auch die Frage, ob Alpha-Liponsäure für den Menschen ein lebenswichtiger Nährstoff ist, offen.

Es ist außerdem möglich, daß Alpha-Liponsäure durch Bakterien im menschlichen Darm (ähnlich wie z.B. Vitamin K) synthetisiert wird.

Wegen dieser ungeklärten Fragen kann ein „Bedarf" an Alpha-Liponsäure zur Zeit nicht definiert werden.

Mangelerscheinungen

Unabhängig davon, wie hoch der „Bedarf" ist und wie der menschliche Organismus seinen Bedarf an Alpha-Liponsäure deckt, sind beim Menschen bisher keine Mangelerscheinungen bekannt geworden, die eindeutig auf einen Mangel an Alpha-Liponsäure zurückzuführen sind. Allerdings sind gelegentlich Krankheitsbilder beschrieben, bei denen ein erniedrigter Blutspiegel an Alpha-Liponsäure (Normalwerte 9-23 μg/l) festgestellt wurde.

Anwendungsgebiete

Alpha-Liponsäure ist in Deutschland als Arzneimittel zur Behandlung von „Mißempfindungen" bei diabetischer Polyneuropathie im Verkehr. Aber auch für andere Zwecke wird Alpha-Liponsäure eingesetzt.

Diabetes mellitus

Zur Behandlung der diabetischen Polyneuropathie. Grundlage für die therapeutische Wirksamkeit bei diesem Leiden ist die Erkenntnis, daß bei Diabetes mellitus Alpha-Liponsäure-abhängige Stoffwechselwege in ihrer Aktivität eingeschränkt sind. Diese metabolischen Veränderungen können zu Funktionsausfällen von Nerven, d.h. Taubheitsgefühlen (z.B. diabetischer Fuß) und Reflexausfällen führen.

Durch die erhöhte Zufuhr von Alpha-Liponsäure werden die bestehenden Enzymblockierungen aufgehoben bzw. verringert und der Energiestoffwechsel aktiviert. Beim Patienten kommt es zu einer Verbesserung der Nervenleitfähigkeit.

Meist wird dabei zunächst Alpha-Liponsäure hoch dosiert (ca. 300-600 mg/Tag) intravenös verabreicht (ca. 2 Wochen lang), anschließend erfolgt eine orale Verabreichung von ca. 200-400 mg/Tag.

Lebererkrankungen

Alpha-Liponsäure hat eine „leberschützende" Wirkung. Dabei wurde eine Senkung von pathologisch erhöhten Leberwerten sowie eine Steigerung der Leberdurchblutung nachgewiesen. Die Dosierung beträgt bei oraler Gabe ca. 100-300 mg/Tag.

Antiarteriosklerotische Wirkungen

Bei tierexperimentellen Untersuchungen wurden Schutzwirkungen gegen eine bei Tieren experimentell ausgelöste Arteriosklerose festgestellt. Es wird angenommen, daß diese Effekte aufgrund der Antioxidans-Eigenschaften (siehe Abschnitt Antioxidantien) der Alpha-Liponsäure auftreten. Untersuchungen am Menschen liegen jedoch noch nicht vor.

Schwermetallvergiftungen

Alpha-Liponsäure wird bei Schwermetallvergiftungen eingesetzt. Die Aufnahme von Schwermetallen in die Organe läßt sich dabei verringern. Insbesondere kann die Kupferausscheidung beim Morbus Wilson gesteigert werden.

Überdosierung und Nebenwirkungen

Nach oraler Zufuhr auch in sehr hoher Dosierung sind keine Nebenwirkungen bekannt.

Literatur zur Alpha-Liponsäure (Thioctsäure)

Bayer, W., Schmidt, K.: Vitamine in Prävention und Therapie. Hippokrates Verlag, Stuttgart 1991.

Borbe, H. O. B., Ulrich, H.: Thioctsäure. pmi Verlag, Frankfurt 1989.
Busse, E. et al.: Influence of alpha-Lipoic Acid on Intracellular Glutathione in vitro and in vivo. Arzneimittel-Forschung **42,** 829 (1992).
Gandhi, V. M. et al.: Lipoic acid and Diabetes. Journ Bioscience **9,** 117 (1985).
Schmidt, K. et al.: Thioctsäure: Die Rolle des Redox-Systems Alpha-Liponsäure/Dihydroliponsäure in organspezifischen Modellen einer gestörten Sauerstoff-Versorgung. pmi Verlag, Frankfurt 1991.
Wagh, S. S. et al.: Mode of action of lipoic acid in diabetes. Journ. Bioscience **11,** 59 (1987).

1.4.5 Orotsäure

Orotsäure wurde 1905 in der Molke entdeckt. Hauptsächlich ist Orotsäure in Milch und Milchprodukten enthalten. Der Mensch nimmt Orotsäure mit der Nahrung auf, kann sie jedoch auch selbst herstellen. Orotsäure übt vielfältige Wirkungen auf den Pyrimidin-Stoffwechsel (Pyrimidine sind Teile der Erbsubstanz) aus, da es ein Zwischenprodukt der Pyrimidin-Synthese ist.

Orotsäure werden vor allem günstige Wirkungen auf Herz bzw. Leber zugeschrieben.

1.4.6 Myo-Inosit

Inosite kommen in der Natur in verschiedenen Formen vor. Nur eine Form, Myo-Inosit, spielt im Stoffwechsel des Menschen eine Rolle. Bei einigen Tierarten sind unter Myo-Inosit-freier Ernährung Mangelerscheinungen, wie z.B. Wachstumsstörungen, beschrieben worden. Bei Ratten kann eine unzureichende Inosit-Zufuhr zu Leberverfettung führen.

Der Mensch nimmt mit der Nahrung täglich ca. 1 g Myo-Inosit auf. Der menschliche Organismus vermag aus Glukose Myo-Inosit selbst zu synthetisieren.

In den Organen des Menschen ist der Gehalt an Myo-Inosit relativ hoch, nämlich zwischen 5 mg und 16 mg/kg. Die hohe Konzentration in den Organen und die Ergebnisse der Tierversuche lassen vermuten, daß Myo-Inosit auch für den Menschen Vitamin-Charakter haben könnte. Allerdings sind beim Menschen Inosit-Mangelerscheinungen bisher nicht beobachtet worden, so daß es keine überzeugenden Hinweise darauf gibt, daß eine Zufuhr von Myo-Inosit für den Menschen essentiell ist.

1.4.7 Cholin

Einleitung

Cholin ist eine fettähnliche Substanz und ein Bestandteil des Lezithins (Phosphatidylcholin). Es wird in allen Zellen gebildet und ist ein Bestandteil von Zellmembranen. Seine Bedeutung für die Ernährung wurde erstmals 1943 erkannt, als sich zeigte, daß bei der Ernährung von Hunden ohne Cholin Leberverfettungen entstehen.

Biochemische Funktionen

Cholin kann im Organismus synthetisiert werden. Voraussetzung hierfür ist allerdings, daß die Aminosäure Methionin in ausreichendem Maße zur Verfügung steht. Bei eiweißarmer Diät ist dies nicht immer der Fall.

Cholin ist notwendig zum Aufbau von Lezithin und Phospholipiden, die zur Stabilisierung der Zellmembranen dienen.

Natürliche Vorkommen

Cholin ist reichlich enthalten in Eiern, Hefe, Leber, Fleisch, Fisch, Weizenkeimen.

Bedarf

Bei einer ausreichenden Zufuhr der Aminosäure Methionin kann der Bedarf durch Eigensynthese gedeckt werden. Bei eiweißarmer Ernährung sowie methioninarmer Ernährung findet evtl. keine ausreichende Eigensynthese statt. Bei Versuchstieren führt eine cholinfreie Ernährung zu Leberverfettung. Ähnliche Symptome wurden auch beim Menschen unter cholinfreier intravenöser Ernährung beobachtet.

Mit der üblichen Ernährung nimmt der Mensch ca. 1,4-4,0 g Cholin/Tag auf. Nimmt man für den Menschen einen ähnlichen Bedarf wie für Versuchstiere an, ergäbe sich ein täglicher Bedarf von ca. 1,5-3 g. Nach neueren Untersuchungen beträgt der Mindestbedarf ca. 0,8 g/Tag.

Mangelerscheinungen

Versuchstiere, die cholinfrei und gleichzeitig methioninarm ernährt werden, entwickeln eine Leberverfettung und gleichzeitig Nierenveränderungen.

Nach ca. 4 Wochen tritt der Tod ein. Beim Menschen ist bisher ein reiner Cholinmangel noch nicht beobachtet worden. Dies dürfte jedoch daran liegen, daß eine cholinfreie Ernährung kaum möglich ist.

Bei cholinfreier intravenöser Ernährung des Menschen kommt es, obwohl ausreichend Methionin zugeführt wird, ebenfalls wie bei Versuchstieren zu einem Abfall von Cholin im Blut und zu Leberverfettung. Bei Zufuhr von Cholin ist diese Leberverfettung rückgängig zu machen.

Aus diesen – unfreiwilligen – Versuchen wird ein Mindestbedarf beim Menschen von ca. 0,8-1 g/Tag angenommen.

Anwendungsgebiete

Fettleber

Cholin wird bei der sog. Fettleber (Fettablagerung in den Leberzellen) eingesetzt. Eine Fettleber ist die Vorstufe der Leberzirrhose.

Arteriosklerose

Bei Tieren führt eine cholinfreie Diät unter anderem zu einer Erhöhung der Blutfette, vor allem der Triglyceride, und zu Veränderungen am Herzen. Daher wurde Cholin auch zur zusätzlichen Behandlung der Arteriosklerose empfohlen.

Literatur zu Orotsäure, Myo-Inosit, Cholin

Bässler, K.H. et al.: Vitamin-Lexikon. Gustav Fischer Verlag, Stuttgart 1992.

Burt, M. E. et al.: Choline deficiency associated with total parenteral nutrition. Lancet II, 683 (1980).

Chan, M. M. et al.: Substances without Vitamin Status. In: *Machlin, L. J.:* Handbook of Vitamins, 2. Auflage. Marcel Dekker, New York 1991.

Cremer, H. D. et al.: Ernährungslehre und Diätetik. Georg-Thieme-Verlag, Stuttgart 1980.

Lang, K.: Biochemie der Ernährung. Steinkopf Verlag, Stuttgart 1984.

Matthies, H.: Die Bedeutung von Orotsäure. Georg-Thieme-Verlag, Stuttgart 1991.

2. Antioxidanzien und Freie Radikale

2.1 Freie Radikale und oxidativer Streß

2.1.1 Entstehung Freier Radikale

Für alle Lebewesen mit aerobem (= sauerstoffverbrauchendem) Stoffwechsel, z.B. bei allen Tieren und dem Menschen, bringt die lebenswichtige Atmung mit Sauerstoff entscheidende Vorteile, aber auch erhebliche Risiken.

Der Vorteil der Sauerstoffatmung ist darin begründet, daß die Verbrennung (= Oxidation) von Sauerstoff (lateinisch: Oxigenium) bei der Atmung große Mengen an Energie liefert. Dadurch entfaltet der betreffende Organismus eine hohe Stoffwechselaktivität und ermöglicht damit erst das äußerst aktive Leben von Mensch und Tier. (Pflanzen, die keinen Sauerstoff verbrennen, können daher z.B. wegen „Energiemangels" nicht laufen oder Gehirne entwickeln.)

Dieser Vorteil beinhaltet jedoch gleichzeitig ein bedeutendes Risiko. Sauerstoff kann nämlich entweder selbst (als „Singulett-Sauerstoff" oder Ozon) oder durch Reaktion mit anderen Stoffen „Freie Radikale" bilden.

„Freie Radikale" sind hochaktive schädliche Stoffwechsel-Zwischenprodukte, welche die körpereigenen Proteine (Eiweiße), Lipide (Fette) sowie die Erbsubstanz DNS (Desoxyribonucleinsäure) angreifen und schädigen können. Daneben gibt es in unserer Umwelt (z.B. im Zigarettenrauch, Smog, Stickoxide, Chemikalien) weitere, vor allem sauerstoffhaltige Chemikalien, die als „Freie Radikale" wirken.

Da die „Freien Radikale" auf viele grundlegende Substanzen des Organismus einwirken, spielen sie wegen ihrer Toxizität und pathogenetischen (krankheitsverursachenden) Bedeutung eine besondere Rolle in der Entstehung zahlreicher chronischer Erkrankungen und im normalen Alterungsprozeß.

Die wichtigsten „Freien Radikale" (= Sauerstoff-Radikale), die als schädliche Nebenprodukte des normalen Stoffwechsels entstehen, sind Singulett-Sauerstoff, Superoxidanion, Folgeprodukte von Wasserstoffperoxid, Hydroxylradikale, Peroxidradikale (z.B. Lipidradikale, die durch die Oxidation von Lipiden [Fetten] im Organismus entstehen). Freie Radikale enthalten im Molekül immer ein oder mehrere ungepaarte „freie" Elektronen. Radikale sind daher in der Lage, einzelne Elektronen von anderen Molekülen abzuspalten und so eine Kettenreaktion mit Bildung neuer Freier Radikale zu starten.

Entzündliche Prozesse oder hohe körperliche bzw. geistige Belastungen – das heißt Vorgänge, die zu einem erhöhten Verbrauch von Sauerstoff führen – bedingen eine stärkere Stoffwechselaktivität und damit bilden sich auch vermehrt Freie Radikale.

Aber auch zahlreiche äußere Einflüsse („exogene" Ursachen) können zu einer Belastung mit reaktiven Sauerstoffstufen und Freien Radikalen führen. Dazu gehören beispielsweise ultraviolette (UV) Strahlen (häufiges Sonnenbaden!), radioaktive und besonders energiereiche

Tab. 19: Ursachen für die Bildung Freier Radikale (=oxidativer Streß)

Endogene (=innere, im Stoffwechsel entstehende) Ursachen	**Exogene (= „äußere") Ursachen**
Atmungsvorgänge	Zigarettenrauch
Oxidative Enzyme	Strahlenbelastung (z. B. ultraviolette Strahlung bei Sonnenbaden, Strahlentherapie, Höhenstrahlung)
Entzündliche Prozesse	Luftverunreinigungen (z. B. Autoabgase, Stickoxide, Ozon, Smog)
Erhöhte körperliche bzw. geistige Belastung	Chemikalien (z. B. Pflanzenschutzmittel, Rückstände in Lebensmitteln, Chlorverbindungen)
	Arzneimittel

Strahlen (Strahlentherapie, Höhenstrahlung), Umweltgifte, wie z.B. Smog (Autoabgase, Stickoxide, Ozon), schädliche Chemikalien (z.B. Pflanzenschutzmittel, Chlorverbindungen), vor allem aber auch **Zigarettenrauch** und **manche Arzneimittel.**

Alle diese Ursachen für die Bildung Freier Radikale bezeichnet man auch als „oxidativen Streß".

2.1.2 Wirkungen Freier Radikale

Freie Radikale – ganz gleich welcher Herkunft – greifen im Organismus in erster Linie Proteine (Eiweiß), Lipide (Fette) und die Erbsubstanz DNS im Zellkern an und verändern in schädlicher Weise die Struktur dieser lebenswichtigen körpereigenen Stoffe.

Freie Radikale sind hochreaktiv und greifen organische Substanzen weitgehend ungezielt und wahllos an; das heißt, es ist – im Gegensatz zu den meisten streng geregelten Reaktionen im Organismus – kaum vorhersehbar, welche körpereigenen Stoffe verändert werden.

Proteine werden durch Quervernetzung teilweise denaturiert und damit funktionsunfähig gemacht. Besonders nachteilig kann sich das vor allem dann auswirken, wenn Funktionsproteine, wie z.B. Enzyme, angegriffen werden.

Die **DNS** des Zellkerns kann vor allem durch einen Angriff auf die Basen (Pyrimidine und Purine) der DNS verändert werden (= Veränderung des genetischen Codes!). Dies kann – zusätzlich zu den natürlich vorkommenden Kanzerogenen der Umwelt – auslösender Faktor von Krebs sein.

Die **Lipide** (Fette) werden durch die sog. „Lipidperoxidation" der ungesättigten Fettsäuren angegriffen. Erst einmal in Gang gekommen, verläuft sie als „Kettenreaktion" immer weiter, falls sie nicht durch „Antioxidanzien" gestoppt wird. Die Lipidperoxidation führt vor allem zur Zerstörung der Zellmembranen bis zum Zelltod. Die „Lipidperoxidation" wird zunehmend im Zusammenhang mit der Entstehung der Arteriosklerose gesehen.

Die Wirkung Freier Radikale ist daher äußerst vielschichtig und wahrscheinlich ein wichtiger Faktor für die Entstehung vieler, vor allem chronischer Erkrankungen und für den Alterungsprozeß an sich. Sie ist Gegenstand intensiver Forschung. Ein Zusammenhang mit der Wirkung Freier Radikale wird heute gesehen beim allgemeinen Alterungsprozeß, bei der Entstehung von Arteriosklerose sowie Krebs, bei Störungen des Immunsystems, bei neurogeriatrischen Erkrankungen, der Entstehung von Katarakten (grauer Star oder Altersstar), bei rheumatischen Erkrankungen etc.

Immer häufiger werden inzwischen in der Wissenschaft solche Erkrankungen als „Radikalerkrankungen" bezeichnet.

Erkrankungen, die durch Freie Radikale mitverursacht oder beeinflußt werden (Radikalerkrankungen)

- Allgemeiner Alterungsprozeß
- Arteriosklerose (ischämische Herzerkrankungen)
- Krebs
- Störung des Immunsystems und der Immunabwehr
- Neurogeriatrische Erkrankungen (z.B. Schlaganfall, senile Demenz, Morbus Parkinson)
- Diabetes mellitus – Folgeerkrankungen
- Rheumatische Erkrankungen
- Katarakte (grauer Star)

2.2 Natürliche antioxidative Systeme (Antioxidanzien oder Radikalfänger)

Da Freie Radikale aggressive und schädliche Substanzen sind, könnte Leben, wie wir es kennen, auf Dauer nicht existieren, hätten sich im Laufe der Evolution nicht Abwehrsysteme gegen Freie Radikale und oxidativen Streß entwickelt, nämlich natürliche antioxidative Stoffe (Radikalfänger), welche Freie Radikale zum großen Teil unschädlich machen. Dazu hat der Organismus wesentliche Schutzfaktoren entwickelt, nämlich **antioxidative Enzyme** sowie **Antioxidanzien (nichtenzymatische Schutzfaktoren).**

2.2.1 Antioxidative Enzyme

Die wichtigsten bisher bekannten antioxidativen Enzyme sind:

- Glutathion-Peroxidasen (Enzyme mit dem Spurenelement **Selen**)
- Katalasen (Enzyme mit dem Spurenelement **Eisen**)
- Superoxid-Dismutasen (Enzyme mit den Spurenelementen **Zink, Mangan** und **Kupfer**).

Wegen ihrer zentralen Bedeutung kommen diese Enzyme praktisch in allen Zellen von Säugetieren und Menschen vor. Sie zersetzen die

Freien Radikale und machen sie dadurch unschädlich. Nach ihrer Reaktion mit den Freien Radikalen können diese Enzyme wieder im Organismus neu gebildet werden, d.h. sie werden kaum verbraucht. Daher sind solche Enzyme im Organismus meist ausreichend vorhanden. Entscheidende Voraussetzung hierfür ist jedoch, daß die zu ihrer körpereigenen Synthese notwendigen Grundsubstanzen in genügender Menge vorhanden sind, z. B.die Spurenelemente Selen, Eisen, Zink, Mangan, Kupfer.

Daher ist immer auf eine ausreichende Zufuhr von Spurenelementen zu achten.

Vor kurzem wurde zum ersten Mal eine *reine* „Radikalerkrankung" erkannt, die „Amyotrophische Lateralsklerose" (AMS), bei der die motorischen Nervenzellen zerstört werden. (An dieser Erkrankung ist der Astrophysiker Stephen Hawking erkrankt.) Bei der AMS ist der körpereigene Aufbau des Enzyms Superoxid-Dismutase gestört. Dadurch häufen sich Freie Radikale in den Zellen an und zerstören die Nervenzellen.

2.2.2 Antioxidanzien (nichtenzymatische Schutzsysteme)

Der Schutz durch die Enzyme allein ist nicht ausreichend. Daher besitzt der Organismus zusätzlich sog. Antioxidanzien, die direkt mit den Freien Radikalen reagieren und diese dadurch unschädlich machen.

Die *wichtigsten* Antioxidanzien sind die sog. antioxidativen Vitamine A, C und E sowie Beta-Carotin (Provitamin A). Häufig wird auch noch das Spurenelement **Selen** als wesentlicher Bestandteil des antioxidativen Enzyms Glutathion-Peroxidase zu den Antioxidanzien gerechnet.

Wahrscheinlich gibt es noch weitere Antioxidanzien, deren Bedeutung allerdings wahrscheinlich geringer ist, z.B. Alpha-Liponsäure, Ubichinon (Coenzym Q_{10}), Glutathion, Vitamin K etc. Sicherlich wird man bald noch weitere Antioxidanzien entdecken, da dies zur Zeit Mittelpunkt zahlreicher Forschungsprogramme ist.

Die wichtigsten dieser Substanzen müssen dem Organismus weitgehend regelmäßig mit der Nahrung zugeführt werden. Sie sind **essentielle Nährstoffe** (außer Beta-Carotin).

Bei der Reaktion mit Freien Radikalen werden diese Antioxidanzien – im Gegensatz zu den zum größten Teil wieder regenerierbaren Enzymen – verbraucht. Stärkerer oxidativer Streß bedeutet ein vermehrtes Auftreten Freier Radikale und damit einen vermehrten Bedarf an Antioxidanzien, d.h. vor allem an den sog. „antioxidativen" Vitaminen A, C, E und Beta-Carotin.

Der Organismus besteht aus einem wäßrigen Milieu (z.B. Blut) und einem Fett- (= Lipid)-Milieu (z.B. Fettzellen). In beiden Milieus kommen Freie Radikale vor und dementsprechend gibt es **wasserlösliche** und **fettlösliche Antioxidanzien.**

Das wichtigste wasserlösliche Antioxidans ist Vitamin C. Die wichtigsten fettlöslichen Antioxidanzien sind Vitamin A, Vitamin E und Beta-Carotin. Selen ist ein unverzichtbarer Bestandteil des antioxidativen Enzyms Glutathion-Peroxidase, das ebenfalls Freie Radikale zerstört. Da der Organismus auf eine ausreichende Zufuhr von Selen angewiesen ist, wird auch Selen häufig als Antioxidans angesehen.

Während es schwierig ist, die Konzentration der körpereigenen Enzyme zu erhöhen, ist es einfach, die Zufuhr der antioxidativen Vitamine A, C, E und Beta-Carotin zu steigern bzw. ausreichend Selen zuzuführen und damit Freie Radikale und oxidativen Streß wirksam zu bekämpfen. Darin begründet liegt die Bedeutung der Antioxidanzien: in der Prävention und Behandlung von zahlreichen chronischen Erkrankungen.

Vitamin C
(siehe auch den entsprechenden Abschnitt unter Vitaminen, S. 47)

Tab. 20: Die wichtigsten Antioxidanzien

Wäßriges Milieu		**Fett (Lipid-)Milieu**
Vitamin C		Vitamin A
α-Liponsäure		Vitamin E
	Selen	
	Beta-Carotin	

ist das wichtigste und entscheidende Antioxidans im wäßrigen System unseres Körpers. Vitamin C reagiert vor allem mit toxischen Sauerstoffradikalen (Superoxidanion, Hydroxylradikale, Peroxidradikale). Vitamin C fängt diese Radikale ab und verhindert ihr Eindringen in das Lipidsystem. Freie Radikale, die dieser Unschädlichmachung durch Vitamin C entkommen, können in die Lipid-Phase vordringen und dort durch Oxidation der Lipide (= Lipidperoxidation) Schäden verursachen. Je höher die Konzentration von Vitamin C ist, desto mehr Freie Radikale werden abgefangen. Nach neuesten wissenschaftlichen Erkenntnissen sollte zur Bekämpfung von oxidativem Streß weit mehr Vitamin C, als bisher empfohlen, zugeführt werden. Außerdem unterstützt Vitamin C die antioxidative Wirkung von Vitamin E in idealer Weise. Von allen Antioxidanzien wirkt Vitamin C am stärksten.

Vitamin E

ist das wichtigste fettlösliche Antioxidans. Vor allem verhindert Vitamin E die Oxidation der ungesättigten Fettsäuren (Lipidperoxidation). Durch Vitamin C kann Vitamin E teilweise im Organismus wieder regeneriert werden. Für eine optimale Wirkung von Vitamin E ist daher auch das Vorhandensein von Vitamin C wichtig. Für seine Wirkung als Antioxidans werden bei Vitamin E inzwischen Dosierungen von mehr als dem Zehnfachen des bisher empfohlenen „Tagesbedarfs“ vorgeschlagen. Vitamin E als Antioxidans ist besonders wichtig für das Immunsystem, Arteriosklerose, Krebs und Rheuma.

Beta-Carotin

nimmt in der Bekämpfung Freier Radikale wegen seiner speziellen chemischen Struktur eine Sonderstellung ein. Es ist insbesondere wirksam gegen den sog. Singulett-Sauerstoff, einem hochaktiven Auslöser von Radikal-Kettenreaktionen. Daneben reagiert es direkt mit Freien Radikalen. Beta-Carotin steht inzwischen im Mittelpunkt zahlreicher klinischer Forschungsvorhaben, insbesondere in der Prävention von Arteriosklerose, Krebs und Augenerkrankungen.

Selen

ist der zentrale Bestandteil des antioxidativen Enzyms Glutathion-Peroxidase. Dieses Enzym wird – im Gegensatz zu den antioxidativen Vitaminen A, C, E und Beta-Carotin – nach der Reaktion mit Freien Radikalen wieder regeneriert. Aber der Organismus hat nur dann ausreichende Mengen dieses Enzyms zur Verfügung, falls genügend Selen mit der Nahrung zugeführt wird. Dies ist vor allem in Deutschland keineswegs immer der Fall, da hier die Böden und damit auch die Nahrungsmittel arm an Selen sind. Ein relativer Mangel an Selen wird zunehmend im Zusammenhang mit Arteriosklerose und Krebs gesehen.

Weitere Antioxidanzien

Auch andere Nährstoffe können antioxidativ wirken, sind allerdings im Hinblick darauf noch nicht so eingehend untersucht wie Vitamin A, E, C, Beta-Carotin und Selen, nämlich z.B. pflanzliche Polyphenole (in Rotwein!), Flavonoide.

Alpha-Liponsäure (Thioctsäure)

kann antioxidativ wirken und damit die Zellen schützen. Dabei steht Alpha-Liponsäure in Wechselwirkung mit Vitamin E und dem Glutathion, einem wichtigen Bestandteil der selenhaltigen Glutathion-Peroxidase. Der antioxidativ wirksame Teil ist die SH-Gruppe, die auch in anderen natürlichen Antioxidanzien vorkommt, z.B. Cystein und Glutathion.

Unter Umständen sind die antioxidativen Eigenschaften von Alpha-Liponsäure sogar der tiefere Grund für seine therapeutischen Wirkungen, z.B. bei der Behandlung der diabetischen Polyneuropathie.

Ubichinon (Coenzym Q_{10})

Hat neben seiner entscheidenden Bedeutung für den Elektronentransport in der Atmungskette (= physiologische Grundlage für seinen Einsatz bei Herzerkrankungen) wegen seiner dem Vitamin E ähnlichen chemischen Struktur auch antioxidative Eigenschaften.

2.3 Vorbeugung (Prävention) und ergänzende (adjuvante) Behandlung von Radikalerkrankungen durch Antioxidanzien

Zahlreiche wissenschaftliche Studien zeigen einen Zusammenhang zwischen wichtigen, vor allem chronischen Erkrankungen, die insbesondere mit zunehmendem Alter auftreten, und Freien Radikalen. Neben den im Stoffwechsel erzeugten Freien Radikalen führt vor allem Rauchen zu einer starken Belastung. Dadurch haben z.B. Raucher meist auch sehr niedrige Blutspiegel an antioxidativen Vitaminen. Wahrscheinlich ist die starke Belastung mit Freien Radikalen die wichtigste Ursache für die Schädlichkeit des Rauchens (Arteriosklerose, Krebs).

Im folgenden sind die wichtigsten Radikalerkrankungen noch einmal zusammengefaßt:

- Alterungsprozesse allgemeiner Art
- Arteriosklerose
- Krebs
- Chronische Entzündungen
- Neurologische Erkrankungen (Schlaganfall, senile Demenz, Morbus Parkinson)
- Diabetes-mellitus-Folgeerscheinungen, z.B. Neuropathien
- Rheumatische Erkrankungen
- Katarakt (grauer Star = Altersstar).

2.3.1 Alterungsprozesse

Der Alterungsprozeß geht anscheinend mit einer erhöhten Konzentration Freier Radikale einher. Bei Senioren wurde eine wesentlich höhere Konzentration von Freien Radikalen festgestellt als bei Jüngeren. Gerade von Älteren werden jedoch häufig mit der Nahrung aufgrund einseitiger Ernährung weniger Antioxidanzien aufgenommen. Durch zusätzliche Aufnahme antioxidativer Vitamine wird die Radikalbelastung verhindert. Es ist klar, daß durch die dadurch mögliche Prävention von Arteriosklerose, Krebs, entzündlichen und neurodegenerativen Erkrankungen der Alterungsprozeß verzögert und der Mensch älter werden kann.

Noch denkbarer ist es, daß ein Überschuß Freier Radikale direkt mit Alterungsvorgängen zu tun hat. Tierexperimentelle Untersuchungen weisen darauf hin, daß Antioxidanzien den Alterungsprozeß um Jahre hinausschieben können.

2.3.2 Arteriosklerose (koronare Herzerkrankungen), Diabetes

Kardiovaskuläre Erkrankungen sind in den westlichen Industrieländern die häufigste Todesursache. Zahlreiche tierexperimentelle Studien und epidemiologische Daten (= Untersuchungen verschiedener Bevölkerungsgruppen) weisen darauf hin, daß ein erniedrigter Blutspiegel an Antioxidanzien das Risiko, an Arteriosklerose zu erkranken, stark erhöht.

Eine gesteigerte Aufnahme antioxidativer Nährstoffe könnte daher eine wichtige Rolle bei der Prävention koronarer Herzerkrankungen spielen. Immer stärker werden die Beweise, daß der Beginn einer Arteriosklerose eingeleitet wird durch die Oxidation der Fette (=Lipidperoxidation) durch freie Sauerstoffradikale und die Arteriosklerose entscheidend mitverursacht wird durch die Lipidperoxidation in den Cholesterin-Fraktionen, z.B. LDL-Cholesterin.

Durch diese oxidative Veränderung des LDL-Cholesterins kommt es zur Bildung sog. „Schaumzellen", einer frühen Phase in der Pathogenese der Arteriosklerose. Ein charakteristisches Merkmal des atherosklerotischen Prozesses ist eine Ansammlung von Oxidationsprodukten im Blut und in den Arterienwänden. Durch die Gabe von Vitamin C, E und Beta-Carotin kann sowohl tierexperimentell wie auch beim Menschen die Oxidation des LDL-Cholesterins drastisch gesenkt werden.

Zahlreiche epidemiologische Studien zeigen, daß niedrige Spiegel an Vitamin A, C, E und Beta-Carotin mit einer erhöhten Sterblichkeit an koronaren Herzerkrankungen einhergehen. Diese Beziehungen sind weitaus stärker als die Korrelationen mit den üblichen Risikofaktoren Cholesterin und Blutdruck. In einer Studie bei Angina-pectoris-Patienten in Schottland wurde festgestellt, daß niedrige Blutspiegel an Vitamin E, Vitamin C und Beta-Carotin das Risiko des Auftretens einer Herzerkrankung verdreifachten.

Erste Interventionsstudien z.B. mit Beta-Carotin (als Einzelsubstanz) brachten bereits positive Ergebnisse. So zeigten z.B. erste Ergebnisse der „Physicians Health Study" (PHS) in den USA, daß die Gabe von Beta-Carotin zu einer Halbierung der Anfallhäufigkeit von Angina-pectoris-Patienten führte. Weitere Studien mit Kombinationen z.B. von Vitamin C, E und Beta-Carotin sind im Gange. Besonders wichtig ist es wahrscheinlich, alle Antioxidanzien gleichzeitig zu nehmen, da sie sich in ihrer Wirkung gegenseitig verstärken.

Nach den Ergebnissen von epidemiologischen Untersuchungen an sehr großen Bevölkerungsgruppen in den USA (ca. 12000 Personen in Kalifornien, ca. 125000 (!) Personen im Osten der USA) führte eine *hohe* Zufuhr an Vitamin C (mehr als 300 mg/Tag) und Vitamin E (mehr als 85 mg/Tag) zu einer dramatischen Verringerung von Herzerkrankungen um ca. 40%! Neben den Vitaminen C und E wurden auch noch weitere Vitamine gegeben.

Besondere Bedeutung kommt der Prävention durch Antioxidanzien auch bei Diabetes zu, da anscheinend bei Diabetikern die Fähigkeit, oxidativem Streß entgegenzutreten, eingeschränkt ist. Das antioxidative Potential ist verringert und die Substanz „Malondialdehyd", ein Indikator für oxidativen Streß, im Blut erhöht.

2.3.3 Krebs

Oxidativer Streß und Freie Radikale spielen eine Rolle bei der Entstehung von Krebs. Eine Anzahl von prospektiven und epidemiologischen Studien zeigte eine deutliche Beziehung zwischen niedrigen Blutspiegeln von Beta-Carotin, aber auch Vitamin A, C und E und dem Auftreten von Krebs in den folgenden 5 bis 12 Jahren.

Wegen dieser bereits vorliegenden Ergebnisse werden zur Zeit mehr als 30 sog. Interventionsstudien bei Bevölkerungsgruppen mit hohem Krebsrisiko (z.B. Rauchern) durchgeführt, fast alle Studien durch das „National Cancer Institut" der USA. Dabei werden die langfristigen Auswirkungen einer Ergänzung der Nahrung durch Gabe von Beta-Carotin und/oder Vitamin A, Vitamin C, Vitamin E und Selen auf das Auftreten von Krebserkrankungen überprüft. Insbesondere die in Linxian (China) durchgeführte Studie an 29584 Personen zeigte, daß die Supplementation von Vitamin E, Beta-Carotin und Selen bereits innerhalb von 5 Jahren zu einer um 13% verringerten Sterblichkeit an Krebs führte.

Erste Ergebnisse mit Beta-Carotin bei sog. Präkanzerosen der Speiseröhre und des Mundes ergaben bereits sehr ermutigende Ergebnisse.

Tab. 21: Niedrige Blutspiegel an Antioxidanzien korrelieren mit erhöhter Krebshäufigkeit: Präventive Wirkung von Antioxidanzien

Antioxidans	**Krebsart**
Beta-Carotin	alle Krebsarten (bei Männern) Lungenkrebs Krebs des Gastrointestinaltraktes
Vitamin A	alle Krebsarten (bei Männern) Lungenkrebs Krebs des Gastrointestinaltraktes
Vitamin C	alle Krebsarten (Männer und Frauen) Krebs des Gastrointestinaltraktes
Vitamin E	alle Krebsarten (bei Männern und Frauen) Blutkrebs Krebs des Gastrointestinaltraktes
Selen	oberer Gastrointestinaltrakt Lungenkrebs Magenkrebs Leberkrebs Brustkrebs Dickdarmkrebs

2.3.4 Chronische Entzündungen, Immunsystem

Die Verabreichung von Antioxidanzien stärkt generell das Immunsystem und wirkt sich günstig auf chronisch entzündliche Erkrankungen aus. So kann beispielsweise bei erhöhter Aktivität der inflammatorischen Zellen der Lunge (z.B. Asthma bronchiale) das Gleichgewicht zwischen oxidativer und antioxidativer Kapazität in der Lunge zugunsten oxidativer Prozesse verschoben sein. Die Vitamine C und E in höherer Dosierung zeigten bei Asthma positive Ergebnisse. Die schützende Wirkung wird durch Beta-Carotin vermutlich sinnvoll ergänzt.

2.3.5 Neurogeriatrische Erkrankungen

Die antioxidativen Vitamine und Selen spielen bei neurogeriatrischen Erkrankungen eine wichtige Rolle. Die Verminderung des Risikos für das Auftreten eines Schlaganfalls ist zwar wahrscheinlich, aber noch nicht endgültig nachgewiesen. Nach detaillierten Untersuchungen wirken jedoch Antioxidanzien bei einem bereits eingetretenen Schlaganfall neuroprotektiv. Bei hohen Blutspiegeln, insbesondere von Vitamin A, ist die Mortalität (Sterblichkeit) von Patienten mit Schlaganfall vermindert, die Patienten erholen sich schneller und es bleiben geringere Nachwirkungen.

2.3.6 Rheumatische Erkrankungen

Rheuma ist eine chronisch entzündliche Erkrankung, bei der die Freien Radikale stark erhöht sind. Neben Omega-3-Fettsäuren (Fischölen, siehe Kapitel „Fette und Fettsäuren, S. 119) sind daher Antioxidanzien besonders geeignet zur Behandlung von rheumatischen Erkrankungen.

2.3.7 Katarakte (grauer Star, Altersstar)

Bei älteren Menschen wird eine Verschlechterung der Sehkraft oder eine Erblindung meist durch den „grauen Star" (Katarakt), einer Trübung der Augenlinse oder ihrer Kapsel, verursacht. Die häufigste Form des Leidens ist die des Alterskataraktes (Altersstar). Alterskatarakte sind sehr häufig, in den USA haben beispielsweise 18% der Bevölkerung im Alter zwischen 65 und 75 Jahren einen Alterskatarakt. Oxidative Prozesse an den Linsenproteinen sind eine wichtige Ursache für seine Entstehung. Die Augenlinse verfügt über ein kompliziertes System zur Abwehr von oxidativem Streß. Besonders daran beteiligt sind dabei neben antioxidativen Enzymen Vitamin A, C, E und Beta-Carotin. Mehrere Studien zeigten, daß Personen mit einem hohen Blutspiegel an Antioxidanzien eine sehr niedrige Anfälligkeit für Alterskatarakte haben.

In der Linxian-Studie ergab die Gabe von Antioxidanzien ein drastisch vermindertes Auftreten des grauen Stars, nämlich einen Rückgang dieser Augenerkrankung von ca. 40% nach 5 Jahren.

In einer weiteren Studie mit älteren Menschen, die zusätzlich Vitamin E und C einnahmen, wurde das Risiko des Auftretens eines Alterskatarakts um 70% gesenkt. Zudem gibt es inzwischen erste Hinweise darauf, daß die Gabe von Antioxidanzien das Fortschreiten eines bereits vorhandenen Alterskataraktes verlangsamt, bzw. tcilweise sogar diesen wieder bessert.

2.4 Interventionsstudien

Wissenschaftliche Grundlagenforschung, epidemiologische Untersuchungen (= Studien an verschiedenen Bevölkerungsgruppen) und prospektive Studien (im voraus darauf angelegte Untersuchungen) zeigen einen starken Zusammenhang zwischen der Höhe der Zufuhr an Antioxidanzien und zahlreichen Erkrankungen.

Ein wissenschaftlich völlig eindeutiger Nachweis ist letztlich jedoch nur durch großangelegte, langfristige „Interventionsstudien" zu erreichen, in denen Antioxidanzien bestimmten Bevölkerungsgruppen über Jahre (und Jahrzehnte) gegeben werden.

Solche Interventionsstudien wurden inzwischen insbesondere im Hinblick auf Herz- und Krebserkrankungen begonnen. Es dürfte allerdings viele Jahre dauern, bis völlig eindeutige Ergebnisse solcher Studien vorliegen. Da jedoch die meisten bisher gewonnenen Erkenntnisse auf eine eindeutige und stark schützende Wirkung hinweisen und Antioxidanzien praktisch völlig sicher in der Anwendung sind, sollten diese zum Teil revolutionären Erkenntnisse schon jetzt praktisch genutzt werden.

2.5 Antioxidative Ernährung

Die heute gelegentlich schon empfohlene „antioxidative" Ernährung unterscheidet sich nicht von den seit Jahrzehnten empfohlenen Ernährungsregeln der **Orthomolekularen Medizin,** nämlich mehr frisches Obst und Gemüse und etwas weniger Fleisch. Da auch durch eine solche Ernährung die zum Schutz vor Erkrankungen nötigen Mengen an antioxidativen Vitaminen nicht erreicht werden, sollten *zusätzlich* verabreicht werden:

Vitamin C: *mindestens* 300-500 mg/Tag
Vitamin E: 100-200 mg/Tag
Beta-Carotin: ca. 15 mg/Tag
Selen: ca. 50-100 μg

Daß die für eine effektive antioxidative Ernährung notwendigen Mengen auch bei einer abwechslungsreichen, viel Obst und Gemüse verzehrenden Nahrung *nicht* erreicht werden können, zeigt die unten stehende Tabelle.

Anhand dieser Tabelle zeigt sich, daß bei Aufnahme einer gemischten Kost zwar die Zufuhr von Vitamin C evtl. gedeckt wird, jedoch die Aufnahme höherer Mengen an Vitamin E und Beta-Carotin äußerst schwierig, wenn nicht gar unmöglich ist.

2.6 Wissenschaftliche Stellungnahmen und Deklarationen zu Antioxidanzien und Freien Radikalen von namhaften Wissenschaftlern

2.6.1 Deklaration von Saas-Fee über Antioxidanzien (15. Juni 1992)

Anläßlich eines wissenschaftlichen Forums diskutierten am 15. Juni 1992 weltbekannte Wissenschaftler über den Einsatz von Antioxidanzien in der Präventivmedizin, darunter die Professoren Charles Henekens (Harvard, USA), Julie Buring (Havard, USA), Anthony Diplock (London), Lester Packer (Berkeley, USA), Mulchand Patel (Cleveland, USA), Mathilde Maiorino (Padua, Italien), Karlheinz Schmidt (Tübingen, Deutschland).

Tab. 22: Wieviel muß man essen, um 200 mg Vitamin C, 100 mg Vitamin E und 15 mg Carotin zu erreichen?

Lebensmittel	**Vitamin C 200 mg**	**Vitamin E 100 mg**	**Beta-Carotin 15 mg**
Obst und Früchte			
Orangen	ca. 250 g		
Äpfel	ca. 3 kg		
Banane	ca. 3 kg		
Aprikose	ca. 500 g		ca. 800 g
Gemüse			
Kartoffel	ca. 1 kg		ca. 5 kg
Kopfsalat	ca. 1 kg		ca. 1,5 kg
Broccoli	ca. 250 g		ca. 800 g
Möhre (Karotte)	ca. 500 g		ca. 250 g
Spargel	ca. 1 kg		ca. 1,5 kg
Tomate	ca. 1 kg		ca. 1,8 kg
Öle, Nüsse			
Erdnuß		1 kg	
Walnüsse		1,5 kg	
Sonnenblumenöl		150 g	
Olivenöl		150 g	

Sie verabschiedeten dabei die Deklaration von Saas-Fee vom 15. Juni 1992:

Über die Bedeutung von Antioxidanzien in der Präventivmedizin:

1. Intensive weltweite Forschungsarbeiten der letzten 15 Jahre zum Thema „Freie Radikale" erlauben jetzt im Jahre 1992 die Feststellung, daß antioxidativen Mikronährstoffen in der Prävention einer Reihe von Krankheiten erhebliche Bedeutung zukommen dürfte. Unter diesen Krankheiten sind so schwere Leiden wie Herz-Kreislauf-Erkrankungen, zerebrovaskuläre Störungen, verschiedene Arten von Krebs sowie andere, in höherem Alter auftretende Erkrankungen.
2. Es besteht heute generelle Übereinstimmung über die Notwendigkeit weiterer Forschungsarbeiten sowohl auf der Ebene der Grundlagenforschung als auch großangelegter Studien. Es ist zu erwarten, daß dann noch umfassendere Informationen verfügbar werden.
3. Das wesentliche Ziel dieser Bemühungen ist die Prävention von Krankheiten. Dieses Ziel ist durch die Anwendung von Antioxidanzien erreichbar, die in der Natur vorkommen. Leitlinie des präventivmedizinischen Vorgehens sollte es sein, eine optimale Versorgung mit diesen Antioxidanzien sicherzustellen.
4. Es ist eindeutig, daß in der Umwelt viele Quellen für Freie Radikale vorkommen, z. B. Ozon, Sonnenlicht und andere Strahlungsquellen, Smog, Stäube und andere Luftschadstoffe. Eine optimale Versorgung mit Antioxidanzien leistet einen wichtigen Beitrag zum vorbeugenden Schutz vor diesen Schadstoffen.
5. Der präventive Nutzen einer Einnahme von Antioxidanzien muß der Öffentlichkeit besser bekannt werden. Für die Anwendungssicherheit von Antioxidanzien wie Vitamin E, Vitamin C, Carotin, Alpha-Liponsäure und anderen liegen überwältigende Beweise vor, auch bei sehr hoch dosierter Zufuhr.
6. Darüber hinaus besteht jetzt tiefgreifende Übereinstimmung, daß Regierungsstellen, Angehörige der Gesundheitsberufe und die Medien bei der Verbreitung von Präventionskonzepten in der breiten Öffentlichkeit aktiv mitwirken sollten, speziell vor dem Hintergrund des hohen gesundheitlichen Nutzens und der Kostensteigerung im Gesundheitswesen.

Saas-Fee, 15. Juni 1992

2.6.2 Antioxidative Nährstoffe zur Prävention von Erkrankungen

Ein Positionspapier von Prof. Dr. A. Diplock (London), Juni 1992:

Die antioxidativen Nährstoffe Vitamin E, Vitamin C und die Carotine haben eine große Bedeutung in der Prävention verschiedener Erkrankungen, insbesondere von Herz-Kreislauf-Erkrankungen, zerebrovaskulären Erkrankungen und verschiedenen Arten von Krebserkrankungen. Gegenwärtig gibt es viele theoretische Beweise für eine wichtige Rolle aktivierter Chemikalien, die als „Freie Radikale" bezeichnet werden, in der Ätiologie (Entstehung) dieser Erkrankungen. Eine intensive Forschung ist weltweit auf die Aufklärung der Mechanismen dieser Krankheiten gerichtet. Zahlreiche epidemiologische Nachweise zeigen, daß Bevölkerungsgruppen, die große Mengen dieser Nährstoffe aufnehmen, ein statistisch signifikant geringeres Risiko haben, an diesen Krankheiten zu erkranken. Diese Nachweise sind noch nicht vollständig und müssen durch weitere bereits laufende Studien ergänzt werden. Bereits 25 weitere Studien untersuchen die Gabe dieser antioxidativen Nährstoffe im Hinblick auf das Auftreten späterer Erkrankungen.

Im Zusammenhang mit der Gabe dieser Nährstoffe muß ausdrücklich festgestellt werden, daß umfangreiche Untersuchungen eindeutig zeigen, daß die Aufnahme dieser Nährstoffe in weit höheren Mengen als in diesen Studien völlig unschädlich ist.

Obwohl noch weitere Studien notwendig sind, sind die bisher vorliegenden Beweise so überzeugend, daß es dringend notwendig ist, die bisherigen Zufuhrempfehlungen neu zu beurteilen. Die Analyse der Blutspiegel in den weltweit durchgeführten Untersuchungen zeigt, daß in den Gruppen mit dem größten Risiko die „empfohlenen Zufuhrmengen" nicht ausreichen, den Bedarf zu decken. Eine vollständige Neubewertung der empfohlenen Zufuhrmengen ist daher notwendig.

Obwohl die Daten noch nicht vollständig sind, werden zur Zeit folgende Zufuhrmengen empfohlen:

- Für Vitamin E werden 50-80 mg/Tag empfohlen, insbesondere für Personen mit einer hohen Zufuhr ungesättigter Fettsäuren sind höhere Mengen notwendig.
- Für Vitamin C werden Mengen um 100-150 mg/Tag empfohlen.
- Für Beta-Carotin werden Mengen von 15-25 mg/Tag empfohlen.

A. Diplock, 19. Juni 1992

Eigene Anmerkung:

Inzwischen liegen Ergebnisse aus Studien in den USA vor, nach denen die hier vorgeschlagenen Dosierungen für Vitamin C und E immer noch zu niedrig sind. Nach diesen Untersuchungen sollten bei Vitamin C zusätzlich zumindest 300 mg/Tag (=vierfacher Tagesbedarf) und bei Vitamin E mindestens 100 mg/Tag (=achtfacher Tagesbedarf) gegeben werden.

Literatur zu Antioxidanzien

Adam, O.: Fischöl und Anti-Oxidantien ergänzen die Therapie der chronischen Polyarthritis. Ärztezeitung Nr. 154 (1992).

Adam, O.: Mit einer „Rheuma-Diät" lassen sich Gelenkbeschwerden deutlich bessern. Ärztezeitung vom 13. 04. 1993.

Bäßler, K. H.: Vitaminbedarf unter besonderen physiologischen und pathologischen Bedingungen. Vitaminspur **7**, 176-180 (1992).

Bäßler, K. H.: Vitaminmangelzustände – nicht immer ist der Schlankheitswahn schuld. Therapiewoche **42**, 2182-2140 (1992).

Block, G.: The Data Support a Role for antioxidants in Reducing Cancer Risk. Nutrition Reviews **50**, 207-213 (1992).

Blot, W. J. et al.: Nutrition Intervention Trials in Linxian, China. Journal National Cancer Institute **85**, 1483 (1993).

Biesalski, H. K.: Vitamine schützen vor Lungenkrebs. Selecta Nr. 18, 28 (1992).

Biesalski, H. K.: Rauchen, Lungenkrebsrisiko und antioxidative Vitamine - epidemiologische Befunde und wissenschaftliche Erkenntnisse. Aktuelle Ernährungsmedizin **16,** 269-279 (1991).
Biesalski, H. K.: Wirksamkeit von Beta-Carotin bei der Prävention von Krebs. Wunsch oder Wirklichkeit? Vitaminspur **5,** Suppl. I, 3-32 (1990).
Böhles, H.: Radikalerkrankungen - Die Bedeutung von Sauerstoffradikalen für die klinische Medizin. Zeitschrift für Geriatrie **4,** 358-372 (1991).
Brubacher, G. et al.: Vitamine und Krebsprävention. Vitaminspur **2,** 188-192 (1987).
Burton, G. W. et al.: Beta-Carotine: An Unusual Type of Lipid Antioxidant. Science **224,** 569-573 (1984).
Clemens, M. R.: Free Radicals in Chemical Carcinogenesis. Klin. Wochenschrift **69,** 1123-1134 (1991).
Diplock, A. T.: Dietary Supplementation with Antioxidants. Is there a case for exceeding the recommended dietary allowances. Free Radicals Biology Medicine **3,** 199-201 (1987).
Duthie, G. D. et al.: Antioxidant Status of Smokers and Non-Smokers. Anuals New York Academy Science **570,** 435-438 (1989).
Enstrom, J. E. et al.: Vitamin C Intake and Mortality among a Sample of the United States Population. Epidemiology **3,** 194 (1992).
Esterbauer, H. et al.: Antioxidative Vitamine und degenerative Erkrankungen. Deutsches Ärzteblatt **87,** B 2620 (1990).
Fache, W. A.: Vitamin C and Cardiovascular Disease: Medicine or Politics. Int. Conference in Free Radicals, Vienna, February 1993.
Frei, B. et al.: Antioxidative Wirkung des Vitamin C-Antikanzerogene Wirkung. Neue Ärztliche vom 10. 01.1989.
Garewal, H. S.: Beta-Carotene and Vitamin E in oral cancer Prevention. Journ. Cell. Biochem., Suppl. **17F,** 262 (1993).
Gaßmann, B.: Prophylaktisch Vitamine – Sinn oder Unsinn. Selecta Nr. **22,** 18-20 (1992).
Gey, K. F. : Erhöhte kardiale Mortalität bei niedrigem Vitamin C. Ärztezeitung vom 19. 02. 1993.
Gey, K. F. et al.: Plasma levels of antioxidant Vitamins in relation to ischemic heart disease and cancer. American Journal Clinical Nutrition **45,** 1368-1377 (1987).
Gey, K. F.: Lipids, Lipoproteins and Antioxidants in Cardiovascular Disfunction. Biochemical Society Transactions **18,** 1041-1045 (1990).
Gey, K. F. et al.: Inverse relation between plasma vitamin E and mortality from ischemic heart disease in cross cultural epidemiologiy. American Journal Clinical Nutrition **53,** 3265-3345 (1991).
Haakinson, E. et al.: Zusammenhang zwischen Ernährung und grauem Star. Therapiewoche **43,** 172 (1993).
Hennekens, M. et al.: Vitamin A, Carotenoids and Retinoids. Cancer **58,** 1832-1845 (1986).
Hecker, H.: Antioxidative Vitamine und Beta-Carotin in der Prävention von Erkrankungen. Ernährungsumschau **36,** 455-458 (1989).
Keyser, J. et al.: Serum Concentrations of Vitamin A and E and early outcome after ischemic stroke. Lancet **334,** 1562-1565 (1992).
Knekt, P. et al.: Vitamin-Spiegel gibt Auskunft über Katarakt-Risiko. Ärztezeitung vom 10. 12. 1992.
Knekt, P.: Serum Vitamin E Level and Risk of Female Breast Cancers. International Journal of Epidemiology **17,** 281-288 (1988).
Kohlmeier, L.: Antioxidantien und Krebsverhütung. Bundesgesundheitsblatt **12,** 556-559 (1990).
Levine, S. A.: Antioxidant Adaption, A Unified Disease Theory. Journal Orthomolekular Psychiatry **14,** 19-38 (1985).
Menkes, M. S. et al.: Serum Beta-Carotine, Vitamin A and E, Selenium and the Risk of Lung Cancer. New England Journal of Medicine **58,** 1250-1254 (1986).
Mirvish, S. S.: Effects of vitamins C and E on N-Nitroso Compound Formation, Carcinogenesis and Cancer. Cancer **58,** 1842-1850 (1986).
Ohlenschläger, G.: Biochemie und Pathobiochemie aktivierter Sauerstoff-Stufen. III. Internat. Symposium für Umweltmedizin vom 25.-27. 09. 1987 in Emstal. In: Sonderband Kongreßvorträge Institut für Umweltkrankh. S. 46. Hrsg. K.-D. Runow, Emstal 1988.
Ohlenschläger, G.: Das Glutathionsystem. Verlag für Medizin Dr. E. Fischer, Heidelberg 1991.
Ohlenschläger, G.; Berger, I.: Die Selen-abhängigen Glutathion-Peroxidasen. ngm **4** (1991) 258.
Ohlenschläger, G.; Berger, I.: Wie frei sind „Freie" Radikale in lebenden Systemen? Erfahrungsheilk. **2** (1988) S. 55.
Ohlenschläger, G.; Römer, E.: Die biologische Oxidation und die aktivierten Sauerstoff-Stufen – Ambivalente Seinsprinzipien. HP-Fachz. Naturheilverf. **7,** 83 (1985).
Pietrzik, K.: Über Vitamine und angewandte Vitaminforschung: Wir brauchen neue Bedarfszahlen. Vitaminspur **7,** 107 (1992).
Rabast, U.: Ernährungseinflüsse in der Entstehung und Prävention von Tumorerkrankungen. Aktuelle Ernährungs-Medizin **17,** 215-222 (1992).
Reejnström, J. et al.: Lipidoxidation fördert Atherogenese. Selecta Nr. 7, 13 (1993).
Reuter, H.-D.: Symposium über den Einsatz von Vitaminen in der Prävention. Natura-med **6,** 379-383 (1991).
Riemersma, R. A. et al.: Risk of Angina Pectoris and Plasma Concentrations of Vitamins A, C and E and Carotene. Lancet **337,** 1-5 (1991).
Rimm, E. B. et al.: Vitamin-E-Consumption and the risk of Coronary Heart Disease in men. New England Journ. Medicine **328,** 1450 (1993).
Schmidt, K. et al.: Mikronährstoffe in ihrer Beziehung zu Tumorentstehung und antimikrobieller Abwehr. Vitaminspur **2,** 3-4 (1987).
Schmidt, V. et al.: Vitamin E – aktueller wissenschaftlicher Entwicklungsstand. Vitaminspur **5,** 49-60 (1990).
Sies, H.: Natürliche und synthetische Antioxidanzien. Atemwege-Lungenkrankheiten **17,** Suppl 1, S. 16-23 (1991).
Southern, P. A.: Free Radikal Involvement in Human Disease. Mayo Clinic Proceedings **63,** 390-408 (1988).
Stampfer, M. J. et al.: Vitamin E Consumption and the Risk of Coronary Disease in Women and Men. New England Journal Medicine **322,** 1444 (1993).
Tolonen, M.: Antioxidanzien bei Tumorerkrankungen, Herz-Kreislauf-Erkrankungen und vorzeitigem Altern. Vitaminspur **4,** 171-179 (1989).
Zänker, K. S.: Kanzerogenese und Ernährung. Aktuelle Ernährungsmedizin **15,** 113-118 (1990).

3. Mineralstoffe

3.1 Allgemeiner Überblick

3.1.1 Einleitung

Mineralstoffe sind wie Vitamine unerläßliche Bestandteile des lebenden Organismus. Zu den Mineralstoffen, auch Mineralien oder Elektrolyte genannt, gehören im weiteren Sinne auch die sog. „Spurenelemente“. Da diese Mineralstoffe im Organismus jedoch nur in geringen Mengen vorkommen, hat es sich eingebürgert, sie als „Spurenelemente“ oder „Spurenmineralien“ zu bezeichnen.

Als Mineralstoffe im engeren Sinne bezeichnet man daher Mineralien, die in größeren Mengen *im* Körper vorkommen sowie außerdem täglich in Mengen von mehr als 100 mg (= 0,1 g) aufgenommen werden müssen.

Mineralstoffe sind:

Natrium	(chemisches Kürzel: Na)
Kalium	(chemisches Kürzel: K)
Magnesium	(chemisches Kürzel: Mg)
Kalzium	(chemisches Kürzel: Ca)
Chlorid	(chemisches Kürzel: Cl)
Phosphor	(Phosphat) (chemisches Kürzel: P, (PO_4)

Alle diese Mineralien sind essentielle (lebensnotwendige) Nährstoffe.

3.1.2 Bedarf

Der „Bedarf“ an Mineralstoffen ist prinzipiell verschieden von dem der meisten Vitamine. Während der „Vitaminbedarf“, wie schon ausgeführt, kaum genau festlegbar ist, weil Vitamine neben der Verhinderung von Mangelerscheinungen bei *höherer* Zufuhr auch krankheitsverhütend und leistungssteigernd wirken, ist dies bei den Mineralstoffen nicht der Fall.

Ist bei den Mineralien der üblicherweise angegebene Bedarf einmal gedeckt, gibt es – im Gegensatz zu den Vitaminen – *keine zusätzlichen* günstigen Wirkungen. Es ist daher sinnlos (und meist sogar langfristig ungünstig), Mineralien in hohen Mengen aufzunehmen. Anhand der folgenden Abbildung ist dieser Sachverhalt dargestellt.

Für Mineralstoffe lassen sich Bereiche zwischen den unbedingt nötigen täglichen Mindestmengen und sinnvollen Höchstmengen angeben. Dabei sollten die täglichen Mindestmengen auf keinen Fall dauerhaft unterschritten werden. Mehr als die Höchstmengen sollten vermieden werden, außer bei einer gezielten Therapie durch den Arzt unter genauer Kontrolle. Die hier angegebenen und im folgenden angegebenen Mengenbereiche gelten nur bei **intakter Nierenfunktion.**

Die Niere ist das entscheidende Regelorgan für den Mineralstoffwechsel. Bei Niereninsuffizienz (Funktionseinschränkung der Nieren) herrschen völlig andere Vorausset-

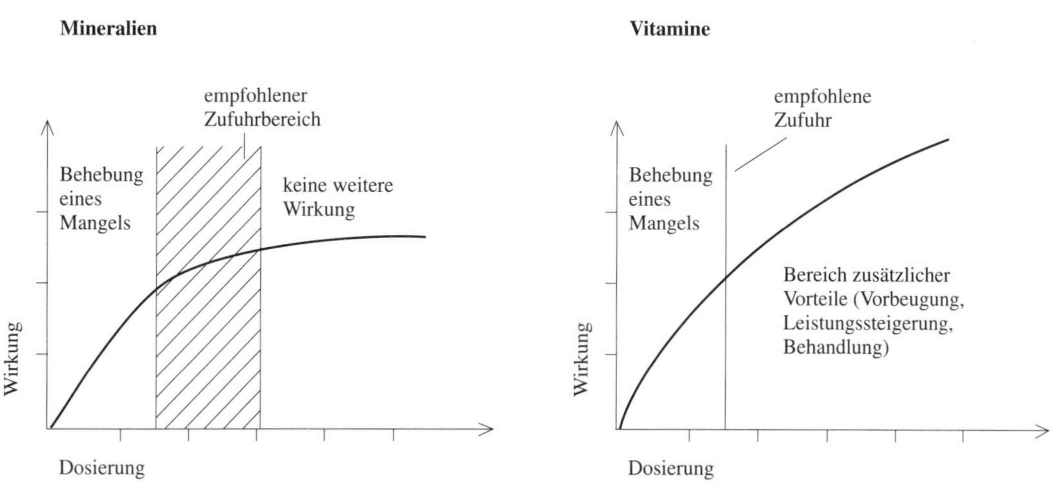

Abb. 4: Theoretischer Vergleich der Dosis-Wirkungsbeziehungen bei Mineralien und Vitaminen

Tab. 23: Mineralstoffe – Empfohlene Mindest- bzw. Höchstaufnahmen pro Tag und Gesamtkörperbestand (bei Erwachsenen) *)

	Mindestaufnahme (empfohlen)	Höchstaufnahme (empfohlen)	Gesamtbestand im Körper (ca.)
Natrium	900 mg	3300 mg	100 g
Kalium	1500 mg	6000 mg	150 g
Magnesium	180 mg	540 mg	25 g
Kalzium	600 mg	1800 mg	1000 g (1 kg)
Chlorid	1400 mg	6000 mg	100 g
Phosphor	300 mg	1200 mg	700 g (0,7 kg)

*) nach Diätverordnung

zungen für den Stoffwechsel der Mineralien. Daher muß bei dieser Erkrankung unbedingt ein darauf spezialisierter Arzt eingeschaltet werden.

3.1.3 Bedarfsdeckung

Die Deckung des Bedarfs an Mineralstoffen ist mit der üblichen Ernährung ungleich besser gewährleistet als bei den Vitaminen. Dies liegt darin begründet, daß im allgemeinen die Menge an Mineralien in den Lebensmitteln durch die heutigen Anbau- und Verarbeitungsmethoden nicht so entscheidend verändert wird wie bei den Vitaminen. Mineralstoffe werden - im Gegensatz zu den Vitaminen - bei der Verarbeitung nicht zerstört.

Einige industrielle sowie auch küchentechnische Verfahren verringern allerdings den Gehalt an Mineralien (und insbesondere von Spurenelementen) infolge Ausmahlens und Auslaugens.

Industrielle Verfahren
Ausmahlen von Getreide zu Weißmehl
Stärkeherstellung
Schälen von Reis
Walzentrocknung von Milchpulver
Trinkwasserenthärtung

Küchentechnische Verfahren
Kochen von Gemüse und Kartoffeln in Wasser
Schälen von Früchten

Da jedoch Lebensmitteln teilweise Mineralien (z.B. Natrium und Chlorid in Form von Kochsalz, Phosphate) zugesetzt werden, kann dabei gelegentlich auf Dauer auch eine zu hohe Aufnahme an einzelnen Mineralien, z.B. Natrium, Chlorid und Phosphor, erfolgen.

Vor allem bei den Mineralien Magnesium und Kalzium besteht die Gefahr einer zu niedrigen Zufuhr.

Dies zeigt auch die folgende Tabelle 24, in der die empfohlene tägliche Zufuhr mit der durchschnittlichen Aufnahme durch die Bevölkerung verglichen wird.

Ein Vergleich der empfohlenen mit der tatsächlichen Zufuhr zeigt:

- Bei Natrium, Chlorid und Phosphor ist die Aufnahme wahrscheinlich etwas zu hoch.
- Kalium stellt kaum ein Problem dar bei Gesunden. (Achtung: Bei Einnahme von Diuretika = entwässernde Medikamente, die Kalium „ausschwemmen", kann ein Mangel auftreten!)
- Bei Kalzium und Magnesium ist die mittlere Zufuhr an der empfohlenen Untergrenze. Relative Mangelerscheinungen, insbesondere von Magnesium (z.B. bei Herzerkrankungen) und Kalzium bei Frauen (Gefahr der Osteoporose) können auftreten.

Tab. 24: Mineralstoffe – Empfohlener Zufuhrbereich und tatsächliche, durchschnittliche Zufuhr in Deutschland

	Empfohlene Zufuhr pro Tag*	Tatsächliche Zufuhr pro Tag (Vera-Studie 1992)
Natrium	2-3 g	1,1-5,4 g (tendenziell zu hoch)
Kalium	2-3 g	1,5-5,0 g
Magnesium	0,3-0,4 g	0,15-0,55 g (tendenziell zu niedrig)
Kalzium	0,8-1,2 g	0,3-1,5 g (tendenziell zu niedrig)
Chlorid	2-3 g	1,8-8,0 g (tendenziell zu hoch)
Phosphor	ca. 1 g	0,6-2,2 g (tendenziell zu hoch)

*) nach Bäßler

Die folgende Tabelle faßt dies noch einmal zusammen.

Tab. 25: Mineralstoffe – Tendenzen zu niedriger bzw. zu hoher Zufuhr

Natrium	a)	Häufig zu hohe Zufuhr infolge von hohem Verbrauch an Kochsalz bzw. industriellem Zusatz von Kochsalz zu Lebensmitteln
	b)	Bei älteren Menschen gelegentlich Unterversorgung
Kalium		Meist reichliche Zufuhr Möglicher Mangel bei Gebrauch von Diuretika (entwässernde Arzneimittel)
Magnesium		Tendenz zu unzureichender Aufnahme – **Häufigster Mineralstoffmangel,** vor allem bei **Herzerkrankungen.** Zu hohe Aufnahme mit Nahrungsmitteln kaum möglich.
Kalzium		Tendenz zu unzureichender Zufuhr, vor allem bei Frauen (Osteoporose-Gefahr). Zu hohe Aufnahme mit Nahrungsmitteln kaum möglich.
Chlorid		Tendenz zu einer zu hohen Zufuhr infolge Kochsalz-Gebrauchs, praktisch kaum Mangel.
Phosphor		Tendenz zu einer zu hohen Zufuhr, vor allem im Verhältnis zur Kalziumaufnahme (Grund: einigen Lebensmitteln, z.B. Wurst und Cola-Getränken, wird sehr viel Phosphat zugesetzt).

Vorsicht:

Bei Niereninsuffienz (= ungenügende Funktion der Niere) herrschen völlig andere Verhältnisse. Es muß *immer* der Arzt befragt werden.

3.1.4 Allgemeine Aufgaben der Mineralstoffe

Die wichtigsten Aufgaben der Mineralstoffe im allgemeinen – Einzelheiten siehe unter den einzelnen Mineralien – sind:

- Aufrechterhaltung des Säure-Basen-Gleichgewichts
- Aufrechterhaltung des osmotischen Druckes (= „innerer" Druck von Körperflüssigkeiten und Zellen)
- Erhöhung der Löslichkeit anderer Substanzen
- Voraussetzung für die Funktion von Nervenreizen
- Beeinflussung von Stoffwechselvorgängen durch Förderung oder Hemmung von Enzymen
- Bausteine für Knochen und Zähne (vor allem Kalzium und Phosphat).

Wegen der außerordentlichen Bedeutung der Mineralien für den Stoffwechsel gibt es zahlreiche Mechanismen, die den Mineralbestand des Körpers möglichst konstant halten. Diese Mechanismen können nur durch extreme Verhältnisse durchbrochen werden.

Entscheidend für einen geregelten Mineralstoffwechsel ist eine ausreichende Nierenfunktion.

Bei Niereninsuffizienz (mangelnde Funktionsfähigkeit der Niere) gerät der Mineralstoffwechsel in Unordnung, weil über die Ausscheidungsfunktion der Niere dieser Stoffwechsel gesteuert wird.

Hinweis:

Bei weitem *nicht* jede Nierenerkrankung ist eine Niereninsuffizienz! Nierensteine sind z.B. keine Niereninsuffizienz.

3.1.5 Mineralstoffgehalt in der Körperflüssigkeit (z.B. Blutserum) und in den Zellen; Steuerung durch die Nieren

Die Konzentrationen der verschiedenen Mineralien sind *in* der Zelle (= intrazellulär) und *außerhalb* der Zelle (extrazellulär), d.h. in den Körperflüssigkeiten (z.B. Blutserum), völlig unterschiedlich. Dies ist eine der wichtigsten Voraussetzungen für einen funktionierenden Mineralstoffwechsel.

Tab. 26: Mineralstoff-Konzentrationen in der Körperflüssigkeit (extrazellulär) und in den Zellen (intrazellulär)

	Extrazellulär in g	Intrazellulär in g	Verhältnis extrazellulär intrazellulär
Natrium	3,2 g	0,23 g	14 : 1
Kalium	0,16 g	6,2 g	1 : 40
Magnesium	0,024 g	0,3 g	1 : 13
Kalzium	0,10 g	0,4 g	2,5 : 1
Chlorid	3,6 g	0,1 g	30 : 1
Phosphat	0,19 g	10 g	1 : 50

In der folgenden Tabelle wird ein kurzer Überblick über die Mineralstoffe gegeben. Genauere Einzelheiten sind unter den jeweiligen Mineralstoffen beschrieben.

Tab. 27: Zusammenfassender Überblick über Mineralstoffe

Mineral	**Natrium (Na)**	**Kalium (K)**	**Magnesium (Mg)**	**Kalzium (Ca)**	**Phosphat (PO_4)**
Hauptsächliches Vorkommen in der Natur	a) als Kochsalz (Na Cl) Zusatz in Würsten, Brot, Gemüsekonserven, b) „natürliches" Na in Innereien, Milch, Gemüse	Obst und Gemüse, Kakao und Schokolade, Fruchtsäfte, Fleisch, Fisch	Milch, Getreide-, Vollkorn-Produkte, Hülsenfrüchte, Kakao und Schokolade	Milch und Käse	a) als Phosphatzusatz in Würsten und Cola-Getränken b) „natürlich" in Milch, Käse, Eigelb
Empfohlene Zufuhr pro Tag	2-3 g	2-3 g	0,3-0,4 g bei höherer Eiweißzufuhr = höherer Bedarf, bei hoher Kalziumzufuhr höherer Bedarf	800-1200 mg (0,8-1,2 g)	ca. 1 g
Normalwerte im Blutserum (mmol/l)	132-155	3,6-5,5	0,7-1,1	2,1-2,8	0,8-1,45
Gesamtmenge im Körper (Erwachsener)	100 g	150 g	25 g	1000 g (1 kg)	700 g (0,7 kg)
Bedeutung im Stoffwechsel	wichtigstes Mineral extrazellulär	wichtigstes Mineral in der Zelle (intrazellulär), wichtig für viele Enzyme sowie für normale Funktion von Herz und Muskeln	wichtigstes Mineral *in* der Zelle, bedeutend für normale Herz- und Muskelfunktionen	zu 99% in Knochen und Zähnen, wichtig für normale Nerven- und Muskelfunktionen sowie Blutgerinnung	Ca und PO_4 kommen gemeinsam vor (Knochen) Bestandteil energiereicher Substanzen
Anmerkungen	gesunde Niere scheidet Überschuß mit dem Urin aus, in Deutschland meist hohe Zufuhr durch Kochsalz (4-7 g Na/Tag)	Kaliumüberschuß mit Urin ausgeschieden, vermehrte Ausscheidung bei Durchfall und Erbrechen, verminderte Ausscheidung bei Niereninsuffizienz Achtung: Zuviel (z. B. Niereninsuffizienz) oder zu wenig (z. B. Erbrechen, Durchfall) Kalium im Blut kann lebensbedrohlich sein!	Bedarf zum Teil nur knapp gedeckt, vorwiegend über Niere ausgeschieden	wird im Urin, aber auch im Stuhl(!) ausgeschieden; Verhältnis Kalzium zu Phosphataufnahme sollte ca. 1:1 sein, ausreichend Vitamin D fördert Aufnahme (Verbesserung der Resorption)	vorwiegend über Urin ausgeschieden, wegen Zusatz zu Lebensmitteln (Wurst, Fleisch) meist im Verhältnis zu Kalzium zu hohe Aufnahme

Anmerkung: Einzelheiten zu Chlorid s. S. 101

Fast das gesamte Natrium und Chlorid befinden sich außerhalb der Zelle, während sich der weitaus überwiegende Teil des Kaliums und des Magnesiums in der Zelle befindet, ebenso wie Phosphat.

Da das Blut (im Serum) die Konzentration der Mineralstoffe, auch bei einem bereits bestehenden Mangel, möglichst lange konstant hält, ergeben sich daraus auch praktische Konsequenzen. Man kann nämlich noch einen „normalen“ Blutspiegel an Kalium oder Magnesium haben, auch wenn in der Zelle bereits ein Mangel an diesen Mineralien herrscht, die ja *in* der Zelle konzentriert sind.

Hinweis:

Die sog. Normalwerte der Mineralien im Blutserum betragen:

Natrium:	132-155 mmol/l
Kalium:	3,6-5,5 mmol/l
Magnesium:	0,7-1,1 mmol/l
Kalzium:	2,1-2,8 mmol/l
Chlorid:	97-107 mmol/l
Phosphat:	0,8-1,45 mmol/l

Bei Über- bzw. Unterschreitung dieser Grenzen ist **höchste Aufmerksamkeit** geboten. Es kann eine schwerwiegende Erkrankung, z.B. Niereninsuffizienz, vorliegen. Es kann sich, insbesondere bei **Kalium,** aber auch bei Magnesium und Kalzium in kürzester Zeit (Stunden, evtl. noch schneller) ein lebensbedrohlicher Zustand entwickeln.

3.1.6 Zusammenfassender Überblick

Zusammenfassend lassen sich hinsichtlich der Funktionen der Mineralien im Stoffwechsel einige charakteristische Merkmale erkennen:

- Verknüpfung mehrerer Aufgaben, die sich oft gegenseitig beeinflussen.
- Gegenseitige Beeinflussung der verschiedenen Mineralstoffe.
- Eine ausgeprägte Abhängigkeit der Wirkung von der **Konzentration** im Organismus. Dies geht sogar so weit, daß in vielen Fällen die **Änderung der Konzentration die Wirkung ist.**

3.2 Säure-Basen-Haushalt

3.2.1 Einleitung

Die Konstanthaltung des Säuren- und Basengehalts der Körperflüssigkeiten ist für den Organismus von überragender Bedeutung, da davon das Funktionieren aller elementar wichtigen Stoffwechselvorgänge abhängt.

Der Säure- bzw. Basengehalt wird durch den sog. pH-Wert angegeben. Dabei bedeutet pH 7 Neutralität, jeder höhere Wert (z.B. 8) einen Überschuß an Basen, jeder niedrigere Wert (z.B. 6) einen Säureüberschuß.

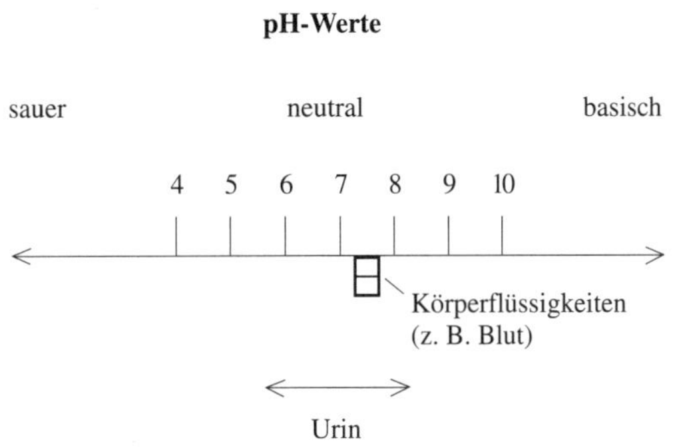

Abb. 5: pH-Werte

Die Körperflüssigkeiten (z.B. Blut) haben einen extrem engen pH-Wert-Bereich von 7,38 bis 7,42, d.h. der Wert ist ganz leicht basisch (=alkalisch). Wegen der enormen Bedeutung des pH-Wertes für alle Stoffwechselvorgänge wird der Wert in ganz engen Grenzen gehalten.

Der normale pH-Bereich des Urins (Harns) ist im Gegensatz dazu sehr viel größer, da die Nieren den pH-Wert des Körpers regeln und dazu Säuren ausscheiden müssen (siehe dazu auch Abschnitt „Nierensteine“, S. 92).

3.2.2 Konstanthaltung des pH-Wertes

An der Aufrechterhaltung eines konstanten pH-Wertes ist neben der Lunge (über die Atmung) und den sog. Puffersystemen des Blutes (Bicarbonat bzw. Phosphat und Hämoglobin) vor allem die Niere beteiligt.

Die Niere ist das Organ, über welches am besten überschüssige Säure (=Wasserstoffionen) ausgeschieden werden kann, aber auch durch eine zusätzliche Basenbereitstellung gegenreguliert werden kann.

Unsere Nahrung besitzt gewöhnlich einen Überschuß an Säure, die durch die Niere über den Urin aus dem Körper entfernt wird. Daher ist der Urin normalerweise leicht sauer, der pH-Wert liegt zwischen 4,8 und 7,5.

3.2.3 Säure- und Basengehalt der Nahrung

Die meisten Lebensmittel besitzen entweder einen Überschuß an Säuren oder an Basen, einige wenige sind neutral.

Säure-überschüssig sind:	Fleisch, Fisch, Getreideprodukte, Eier
Basen-überschüssig sind:	Obst und Gemüse
Neutral sind:	Milch und Milchprodukte

Unsere normale gemischte Kost besitzt gewöhnlich einen Säureüberschuß von ca. 50 mval/Tag (mval = Millival = Meßgröße für Säuren oder Basen). Dieser Überschuß von Säure wird über die Niere durch den Urin ausgeschieden, daher ist dieser gewöhnlich leicht sauer.

Bei sehr einseitiger Ernährung kann ein Säure- bzw. Basenüberschuß bis zu 150 mval/Tag auftreten. Da die Niere jedoch bis zu 1000 mval/Tag an Säure ausscheiden bzw. bis zu 400 mval/Tag an Basen einsparen kann, liegen auch extreme Ernährungsformen zumindest hinsichtlich des Säure-Basen-Haushaltes in einem Bereich, den eine gesunde Niere regeln kann. Selbstverständlich ändert sich dabei jedoch der pH-Wert des Urins, dies ist von Bedeutung für die Entstehung von Nierensteinen.

Hinweis:
Die säuernde oder alkalisierende (= basische) Wirkung von Lebensmitteln ergibt sich nicht ohne weiteres aus ihrer Zusammensetzung. So wirken Säuren in Lebensmitteln (z.B. Zitronensäure, Äpfelsäure, Weinsäure, Essig, aber auch Ascorbinsäure) im Organismus als Basen. Salze, z.B. in Mineralwässern, hingegen wirken meist säuernd *oder* alkalisierend (auf entsprechende Bezeichnung bei Mineralwässern achten!).

3.2.4 Störungen des Säure-Basen-Haushaltes

Nur in Extremfällen kann es zu – dann allerdings gefährlichen – Störungen des Säure-Basen-Gleichgewichts kommen.

Niereninsuffizienz (Nierenversagen, Funktionseinschränkung der Niere) führt unbehandelt zu einer Übersäuerung (Azidose) des Organismus, da die Niere nicht mehr genug Säure ausscheidet. Zur Behandlung (nur durch den Arzt, möglichst einen Nierenspezialisten) werden dabei „natürliche" (= orthomolekulare) Salze wie Natriumhydrogencarbonat oder Salze der Zitronensäure (= Citrate) gegeben.

Hinweis: Das Vorliegen von Nierensteinen, Nierenentzündungen etc. ist keine Niereninsuffizienz!

Bei schwerem, lang andauerndem Erbrechen (= Verlust von Magensäure) oder durch schwersten Kaliummangel kann es zu einer Alkalisierung (Basenanhäufung) des Organismus kommen. Auch diese „Alkalose" muß unbedingt möglichst schnell durch den Arzt behandelt werden.

3.2.5 Säure-Basen-Gleichgewicht und seine Beziehung zu Nierensteinen

Wie bereits dargestellt, wird ein Säureüberschuß durch die Niere ausgeschieden. Der Urin ist daher meist leicht sauer. Je mehr Säure entfernt werden muß, desto sauerer wird der Harn.

Nierensteine entstehen dadurch, daß bestimmte Stoffe aus dem sich noch im Nierenbereich befindlichen Harn auskristallisieren. Diese Tendenz zum Auskristallisieren hängt von den folgenden Faktoren ab:

- Art der Substanz im Harn
- Konzentration der Substanzen
- pH-Wert des Harns, d.h. wie sauer der Harn ist.

Nach der Zusammensetzung (= Substanz) des Nierensteins unterscheidet man folgende Steinarten:

Kalzium-Oxalat-Steine	ca. 60%-90% aller Nierensteine, mit Abstand häufigste Steinart
Harnsäure-Steine	bis zu ca. 15% der Steine
Kalzium-Phosphat-Steine	bis zu ca. 20% der Steine
Zystin-Steine	sehr selten (1%), angeborene Stoffwechselstörung

Kalzium-Oxalat- und Harnsäure-Steine

Eine hochkalorische Kost verbunden mit einer hohen Zufuhr von Fleisch, wie sie häufig in Industriestaaten aufgenommen wird, führt zu einer Säurebelastung. Die Niere wird zwar problemlos mit dieser Säure fertig, indem sie diese über den Harn ausscheidet. Wie vorher ausgeführt, wird dabei jedoch der Harn evtl. stark sauer.

Damit vergrößert sich die Gefahr, daß Substanzen, wie z.B. Kalziumoxalat oder Harnsäure ausfallen und sich Nierensteine bilden.

Behandlungsprinzip:

- Verminderung der Konzentration dieser Substanzen erfolgt durch eine reichliche Flüssigkeitszufuhr. Es sollten über den Tag verteilt mehr als 2 l Flüssigkeit getrunken werden.
- Anhebung des pH-Wertes des Harns vom stark sauren zum schwach sauren oder leicht basischen Bereich durch Zufuhr von alkalisierenden Salzen, z.B. Natriumhydrogencarbonat oder Salzen der natürlichen Zitronensäure (Citrate).

Diese therapeutische Erhöhung des pH-Wertes kann durch eine entsprechende Ernährung unterstützt werden, nämlich Verringerung der Fleischaufnahme (=weniger Säure) und Erhöhung des Verzehrs von Obst und Gemüse (= mehr Base) und Magnesium.

Bei **Kalzium-Oxalat**-Steinen sollte die Zufuhr von Oxalsäure vermindert werden. **Oxalsäure** ist vor allem in Kakao und Schokolade, aber auch in schwarzem Tee vorhanden. Diese Nahrungsmittel müssen daher gemieden werden.

Nicht notwendig ist es, wie früher oft empfohlen, kalziumhaltige Lebensmittel zu meiden. Neueste Forschungsergebnisse zeigen sogar, daß eine hohe Kalziumzufuhr sogar das Risiko für Nierensteine vermindert! (Grund: Kalzium bindet überschüssige Oxalsäure!)

Kalzium-Phosphat-Steine

Sie entstehen, im Gegensatz zu Kalzium-Oxalat- und Harnsäure-Steinen, nicht durch eine übermäßige Säurezufuhr, sondern meist durch einen Harnwegsinfekt. Dabei kann es zu einer Alkalisierung des Harns kommen, wodurch Kalziumphosphat auskristallisieren kann.

Daher muß hier - neben der Behandlung des Infekts - der Urin angesäuert werden. Dies geschieht durch „orthomolekulare“ Behandlung durch die Gabe der Aminosäure Methionin, die den Harn ansäuert.

Zystin-Steine

Diese sind sehr selten. Um die Ablagerung von Zystin zu vermeiden, muß der Harn alkalisiert werden (wie bei Kalzium-Oxalat-Steinen). Zudem sollte die Zufuhr der Aminosäuren Zystin und Methionin, die vor allem in Fleisch, Milch und Käse enthalten sind, vermindert werden.

Die Tabelle auf der nächsten Seite gibt einen knappen Überblick über die „konservative“ Behandlung und Prophylaxe (Vorbeugung) von Nierensteinen, die auch im heutigen Zeitalter der extrakorporalen Stoßwellen-Lithotriptie (= Nierenstein-Zertrümmerung) noch von Bedeutung ist, zumindest um ein Wiederauftreten (Rezidivprophylaxe) der Steine zu vermeiden.

3.3 Natrium (chemisches Kürzel = Na)

3.3.1 Aufgaben und Funktionen

Die Hauptmenge des Natriums (Körperbestand ca. 100 g) befindet sich außerhalb der Zellen in den Körperflüssigkeiten. Die Hauptaufgabe des Natriums ist es, zusammen mit dem Chlorid (Cl) den osmotischen Druck („innerer“ Druck der Körperflüssigkeit) aufrechtzuerhalten.

Die Erhaltung dieses Drucks (=Isotonie) ist wichtiger als die Konstanthaltung des Gesamtbestandes an Wasser im Organismus. Die Konzentration von Natrium in den Körperflüssigkeiten (z.B. Blut) ist ca. 14fach höher als in der Zelle.

Im Knochen ist eine begrenzte Reserve an Natrium vorhanden.

Die Niere regelt den Natriumhaushalt. Überschüsse (durch zu hohe Zufuhr bedingt) werden schnell über den Urin ausgeschieden. Bei verminderter Zufuhr und starkem Schwitzen wird die Natriumausscheidung dagegen rasch fast vollkommen eingestellt. Dadurch ergibt sich ein ausgezeichneter Schutz gegen Natriummangel.

Tab. 28: Ernährung* und Behandlung von Nierensteinen (Nephro-Lithiasis)

Steinart	Trinkmenge	Art	Behandlung	Ernährung
Kalzium-Oxalat	mindestens 2 l	alkalisierende, magnesiumhaltige Mineralwässer	Citrate	*Verboten:* Kakao, Schokolade, schwarzer Tee, Spinat (enthalten Oxalsäure) *Empfohlen:* weniger Fleisch, mehr Obst und Gemüse (= alkalisierende Kost)
*Harnsäure***	mindestens 2 l	alkalisierende Mineralwässer	Citrate	*Vermeiden:* Innereien *Weniger:* Fleisch und Wurst sowie Alkohol *Empfohlen:* mehr Obst und Gemüse
Kalzium-Phosphat	mehr als 2 l	säuernde Mineralwässer	Methionin	*Empfohlen:* phosphatarme Lebensmittel *Möglichst vermeiden:* Eier, Milch und Käse, Kakao und Schokolade, Wurst
Zystin	mehr als 2 l	alkalisierende Mineralwässer	Citrate	weniger Fleisch

*) Die Ernährungsprinzipien entsprechen im wesentlichen den allgemeinen Richtlinien der orthomolekularen Medizin: weniger Fleisch, mehr Obst und Gemüse.

**) Harnsäuresteine setzen erhöhte Harnsäurewerte im Blut (Plasma, Serum) voraus. Diese erhöhten Werte sollen diätetisch (weniger Fleisch, keine Innereien, mehr Obst und Gemüse) und/oder medikamentös (z.B. Allopurinol, Benzbromaron) gesenkt werden.

Hinweis: Eine höhere Zufuhr von Vitamin C führte nicht zu Nierensteinen. Die früher immer wieder geäußerte Meinung, Vitamin C führe zu einer erhöhten Oxalatausscheidung, ist unrichtig!

3.3.2 Vorkommen

Natrium ist fast in allen pflanzlichen und tierischen Lebensmitteln enthalten. Das Hauptvorkommen von Natrium ist als „Zusatz-Lebensmittel" das Kochsalz (Natriumchlorid).

3.3.3 Bedarf und Bedarfsdeckung

Unsere Vorfahren (=Urmenschen) nahmen weit weniger Natrium auf als wir heute, nämlich nur ca. 0,7 g/Tag (heute in Deutschland ca: 2-5 g/Tag). Der tägliche Mindestbedarf dürfte bei ca. 0,5 g (500 mg)/Tag liegen.

Die Zufuhr mit der Nahrung ist, insbesondere bei rein vegetarischer Ernährung, nicht immer ausreichend. Trotzdem kommt es kaum zu einem Mangel, da fast immer Kochsalz zusätzlich aufgenommen wird.

Der Würzeffekt von Kochsalz führt dazu, daß heute Kochsalz in Mengen aufgenommen wird, die häufig weit über dem physiologischen (stoffwechselbedingten) Bedarf liegen.

In den Industrieländern spielt das natürlicherweise in den Lebensmitteln enthaltene Natrium für die Bedarfsdeckung kaum mehr eine Rolle; der größte Anteil des Natriums entstammt dem bei der Lebensmittelverarbeitung und im Haushalt zugesetzten Kochsalz.

Kochsalz aus Salzstöcken und aus Meerwasser war schon früh für den Menschen eine wichtige zusätzliche Natriumquelle. Kochsalz war zunächst wegen seines Würzeffekts begehrt. Seine große Bedeutung als Handelsartikel gewann Kochsalz jedoch wegen seiner konservierenden Eigenschaft für Lebensmittel, da die Konservierung mit Kochsalz früher die wichtigste Möglichkeit war, Lebensmittel länger haltbar zu machen.

3.3.4 Mangelerscheinungen

Ein Natriummangel ist selten, kann jedoch auftreten, wenn eine geringe Natriumzufuhr mit einer erhöhten Natriumausscheidung durch Schwitzen oder anhaltende Durchfälle (und Erbrechen) zusammentrifft.

Natriummangel kann daher auftreten bei:

- Starkem Schwitzen (z.B. Bergsteigen, Ausdauersportarten, Arbeiten an Hochöfen etc.),
- anhaltenden Durchfällen und Erbrechen (z.B. Durchfall bei Fernreisen, Cholera).

Zur Behandlung werden spezielle, Natrium (und andere Mineralien) enthaltende Getränke verabreicht. (Einzelheiten siehe auf S. 104, Erbrechen, Durchfall und Mineralgetränke.)

Auswirkungen eines Mangels sind erniedrigter Blutdruck (Hypotonie), Herzjagen (Tachykardie), Muskelkrämpfe und Apathie.

Ältere Menschen leiden gelegentlich unter Natriummangel, wenn sie – aufgrund einer *falschen* Empfehlung zu einer Salzrestriktion – zuwenig Kochsalz aufnehmen.

3.3.5 Anwendungen

Natrium, meist in Form von Kochsalz (Natriumchlorid) wird eingesetzt in Verbindung mit weiteren Mineralstoffen zum Ausgleich von Verlusten infolge starken Schwitzens oder eines anhaltenden Durchfalls.

3.3.6 Nebenwirkungen einer zu hohen Zufuhr

Jahrzehntelang wurde behauptet, eine hohe Natriumaufnahme begünstige einen hohen Blutdruck. Dies ist in dieser **absoluten Form** *nicht* richtig. Es muß dabei unterschieden werden zwischen der Aufnahme von Natrium und Kochsalz (Natriumchlorid), die unterschiedliche Wirkungen haben kann. Zudem sind keineswegs alle Menschen „salzempfindlich". Richtig ist allerdings, daß eine Zufuhr *übermäßig* großer Mengen an **Kochsalz** vermieden werden sollte.

Ausführlich wird diese Problematik diskutiert auf S. 102: Natrium, Kochsalz und Blutdruck.

3.4 Kalium (chemisches Kürzel: K)

3.4.1 Aufgaben und Funktionen

Kalium befindet sich – im Gegensatz zu Natrium – vorwiegend in den Zellen (intrazellulär) in sehr hoher Konzentration, während im Blut die Konzentration niedrig ist! *In* den Zellen (intrazellulär) ist der Kaliumgehalt ca. 30fach höher als außerhalb der Zellen. Der Gesamtbestand an Kalium beträgt ca. 150 g. Kalium nimmt dementsprechend eine zentrale Stellung im Stoffwechsel der Zelle ein, insbesondere beim Aufbau von energieliefernden Phosphorverbindungen und bei der Funktion von Muskel- und Nervenzellen. Wie bei Natrium wird auch der Kaliumhaushalt durch die Niere geregelt. Überschüssiges Kalium wird von einer *gesunden* Niere (*nicht* bei Niereninsuffizienz) problemlos über den Urin ausgeschieden. Beim Vorliegen einer *gesunden* Niere kann es daher praktisch nicht zu einer Überladung mit Kalium kommen. Im Gegensatz zu Natrium kann jedoch bei einer unzureichenden Zufuhr die Niere das Kalium nur unvollständig zurückhalten.

Daher scheidet der Mensch auch bei schwerem Kaliummangel noch immer beträchtliche Mengen an Kalium aus! Eine vollständige Anpassung an einen Kaliummangel ist daher nicht möglich.

Tab. 29: Natriumbedarf und Bedarfsdeckung in Gramm (g)/Tag

Mindestbedarf	Urmensch	Empfohlene Zufuhr	Tatsächliche mittlere Zufuhr (VERA-Studie)
ca. 0,5 g	ca. 0,7-1 g	2-3 g	1,1-5,4 g

3.4.2 Vorkommen in Nahrungsmitteln

Die wichtigsten Kaliumquellen in der Nahrung sind Obst und Gemüse sowie Fruchtsäfte (Bananen und Aprikosen haben den höchsten Gehalt an Kalium). Aber auch fast alle anderen Lebensmittel enthalten Kalium.

Hinweis:
Beim Kochen von Gemüse geht ein wesentlicher Teil des enthaltenen Kaliums in das Kochwasser über. Bei Durchführung einer „kaliumreichen" Ernährung sollte entweder das Kochwasser mitverwendet oder das Gemüse nur gedünstet werden.

3.4.3 Bedarf und Bedarfsdeckung

Die Nahrung des Urmenschen war relativ reich an Kalium. Der heutige tägliche Mindestbedarf an Kalium dürfte bei ca. 0,5 g (500 mg)/ Tag liegen.

Eine günstige Zufuhrmenge ist ca. 2-3 g/Tag. Diese Menge wird gewöhnlich ohne Probleme erreicht.

Mit einer normalen Kost wird der tägliche Kaliumbedarf problemlos gedeckt, falls keine besonderen Umstände (siehe Mangelerscheinungen) vorliegen.

3.4.4 Mangelerscheinungen

Ein Kaliummangel kann vor allem auftreten bei:

- Übermäßigem Schwitzen ohne Aufnahme von Kalium (z.B. Ausdauersportler, Bergsteiger).
  Achtung: Gleichzeitige Natriumverluste.
- Länger andauerndem Durchfall. Dabei wird Kalium über den Stuhl verloren.
  Achtung: Gleichzeitige Natriumverluste.
- Häufigem Erbrechen (Verlust von Kalium durch Magensaft) bei gleichzeitiger geringer Zufuhr.

Achtung: Gleichzeitige Natriumverluste.

- Mißbrauch von Abführmitteln. Dies ist einer der häufigsten Gründe von chronischem Kaliummangel.

Achtung: Evtl. gleichzeitige Natriumverluste.

- Diuretika (wasserausschwemmende Arzneimittel).

In allen oben genannten Fällen muß an die Möglichkeit des Auftretens eines Kaliummangels gedacht werden.

Wegen seiner zentralen Stellung im Stoffwechsel der Muskel- und Nervenzellen äußert sich ein Mangel neben allgemeiner Apathie und Erschöpfung in Form von Muskelkrämpfen und Muskelschwäche, vor allem aber am Herzen in Form von Rhythmusstörungen und EKG-Veränderungen.

Bei einem erniedrigten Serum-Kalium-Spiegel (von unter 3,6 mval/l) liegt auf jeden Fall ein Kaliummangel vor.

3.4.5 Anwendungen

Patienten mit **Bluthochdruck** profitieren von einer höheren Kaliumzufuhr. Eine höhere Kaliumzufuhr senkt einen erhöhten Blutdruck. Daher sollten Hypertoniker sich auf jeden Fall kaliumreich ernähren, entsprechend den „Ernährungsregeln" (mehr Obst und Gemüse) der orthomolekularen Medizin (siehe dazu auch S. 102: Natrium, Kochsalz und Bluthochdruck).

Bei Erbrechen und/oder Durchfällen kommt es neben dem Kaliumverlust auch zu Verlusten weiterer Mineralien, insbesondere Natrium. Zum Ersatz solcher Verluste werden spezielle Mineralgetränke verabreicht (Einzelheiten siehe S. 104: Erbrechen, Durchfall und Mineralgetränke.)

Tab. 30: Kaliumbedarf und Bedarfsdeckung in Gramm (g) Tag

Mindestbedarf	Urmensch	Empfohlene Zufuhr	Tatsächliche mittlere Zufuhr (VERA-Studie)
ca. 0,5 g	mehr als 5 g	mind. 1,5 g	1,1-5,0 g

3.4.6 Nebenwirkungen einer zu hohen Zufuhr

Bei einer *gesunden* Niere kann es praktisch nicht zu einer zu hohen Zufuhr kommen, da die Niere das überschüssige Kalium problemlos über den Urin ausscheiden kann. Bei Niereninsuffizienz (Funktionseinschränkung der Nieren) ist dies jedoch nicht mehr der Fall. Es kommt leicht zu einem evtl. *gefährlichem* hohem Kaliumspiegel im Blut. Hier sollte immer der möglichst spezialisierte Arzt (Nephrologe) eingeschaltet werden.

3.5 Magnesium (chemisches Kürzel: Mg)

3.5.1 Aufgaben und Funktionen

Aus der Sicht der orthomolekularen Medizin ist Magnesium der wichtigste Mineralstoff. Der Grund dafür ist, daß bei Magnesium von allen Mineralien am leichtesten eine zumindest relative Unterversorgung auftritt und daher die Ergänzung der Ernährung mit Magnesium häufig günstige Auswirkungen hat, insbesondere bei Herzerkrankungen, aber auch bei Muskelschmerzen sowie Nervosität und Depressionen. Neben Kalium ist Magnesium der häufigste Mineralstoff *in* der Zelle. Es ist für die Aktivierung von ca. 300 Enzymen wichtig. Es ist maßgeblich am Aufbau der körpereigenen Eiweiße und auch an der Zellteilung beteiligt. Besonders wichtig ist Magnesium auch für die Funktion der Muskeln und Nervenzellen. Davon rührt letztlich seine Bedeutung für das Herz, die Muskeln und das Nervensystem (Nervosität, Depressionen) her.

Der Gesamtbestand des Körpers an Magnesium beträgt nur ca. 25 g, also weit weniger als der Bestand an den sonstigen Mineralien.

Ca. 60% des Magnesiums befindet sich dabei im Knochen. Daraus kann es jedoch sehr schnell freigesetzt werden, so daß bei einem normalen Gehalt an Magnesium im Knochen bei einem Mangel an Magnesium in Zelle oder Blut sehr schnell Magnesium mobilisiert wird. Die restlichen 40% des Magnesiums befinden sich vor allem in den Herz- und Skelettmuskeln sowie in der Leber. Nur ca. 1% ist in den Körperflüssigkeiten (z.B. Blut) gelöst.

Die Konzentration von Magnesium *in* den Zellen ist ca. 13fach höher als z.B. im Blutplasma.

Wie der Kalium- wird auch der Magnesiumhaushalt vorwiegend durch die Niere reguliert. Bei einem Magnesiummangel vermindert die Niere die Ausscheidung von Magnesium, allerdings nicht bis auf Null.

3.5.2 Vorkommen in Nahrungsmitteln

Magnesiumreiche Nahrungsmittel sind vor allem Hülsenfrüchte, Vollkornbrot, Salat und Gemüse, Nüsse und Milch. Da durch die starke Düngung mit Kalium viele Böden an Magnesium verarmt sind, enthalten viele pflanzliche Lebensmittel inzwischen auch weniger Magnesium.

Zudem geht beim Kochen von Lebensmitteln Magnesium in das Kochwasser verloren.

3.5.3 Bedarf und Bedarfsdeckung

Nach den Empfehlungen verschiedener Ernährungsgesellschaften beträgt der tägliche Bedarf an Magnesium ca. 300-400 mg (0,3 g-0,4 g), wobei als *Mindest*zufuhr 200 mg angesehen werden. Bei diesen Empfehlungen wird jedoch ein eventueller Mehrbedarf, z.B. infolge von Arzneimitteln, Erkrankungen, Stoffwechselstö-

Tab. 31: Magnesiumverteilung im Organismus

	Knochen	Herz, Muskeln, Leber, Zellen	Körperflüssigkeiten (z.B. Blut)
in Gramm	15 g	10 g	0,25 g
in % (ca.)	60%	40%	1%

rungen und Streß, nicht berücksichtigt. Daher werden teilweise Magnesiumgaben bis zu 700 mg/Tag empfohlen.

Die tatsächliche Zufuhr beträgt in Deutschland im *Mittel* ca. 300 mg und schwankt zwischen 150 und 550 mg. Daraus ergibt sich, daß Millionen Menschen nur knapp oder sogar mangelhaft mit Magnesium versorgt sind.

Als „normale“ Magnesiumspiegel im Blut (-Serum) werden 0,8-1,1 mmol/l angesehen.

Bei einer Routineuntersuchung an 1033 Patienten (kein Verdacht auf Magnesiummangel!) wurde festgestellt, daß ca. 45% (!!) nach dieser Definition einen zu niedrigen Magnesiumspiegel hatten.

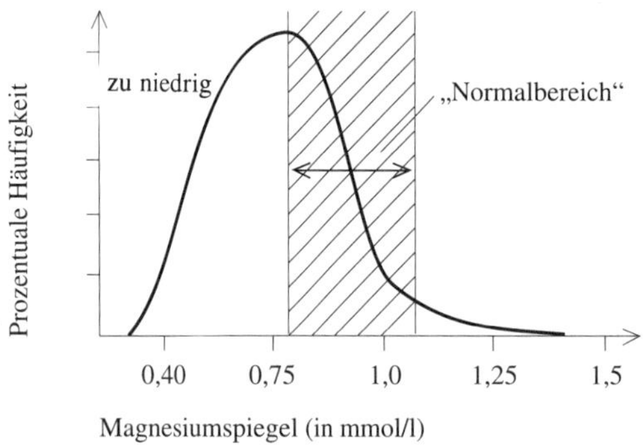

Abb. 6: Magnesiumverteilung der Magnesiumwerte bei 1033 Personen

Die Abbildung zeigt einen sehr deutlichen Trend zu niedrigen Magnesiumwerten. Auch diese Ergebnisse verdeutlichen, daß mit einem relativ häufigen Magnesiummangel zu rechnen ist.

3.5.4 Mangelerscheinungen

Bei schwerem Magnesiummangel kommt es zu Muskelkrämpfen bis zur Tetanie (Übererregbarkeit der Muskeln).

Schwere Mangelzustände können z.B. auftreten bei chronischem Durchfall und Erbrechen. Besonders gefährdet sind dabei Alkoholiker, da Alkohol die Magnesiumausscheidung fördert.

Bei Verwendung von Diuretika (harnsteigernde Arzneimittel) muß auch an einen dadurch ausgelösten Magnesiummangel (neben Kaliummangel) gedacht werden.

Weit häufiger ist jedoch latenter (verborgener, nicht gleich sichtbarer) Magnesiummangel. Ein solcher Mangel spielt eine wichtige Rolle vor allem bei Herzerkrankungen, Bluthochdruck, Muskelschwäche, Leistungsminderung, Nervosität und Depressionen. Dies wird unter „Anwendungen“ diskutiert.

3.5.5 Anwendungen

Herzerkrankungen

Die zusätzliche Gabe von Magnesium bei Herzerkrankungen - vor 20 Jahren häufig noch als „unsinnig“ abgelehnt - ist heute eine Standardbehandlung der Schulmedizin. Magnesium besitzt eine Schlüsselrolle für die normale Funktion von Herz und Kreislauf. Das Herz weist unter allen Organen den höchsten Gehalt an Magnesium auf. Daraus wird verständlich, welche schädlichen Auswirkungen ein Magnesiummangel für das Herz-Kreislauf-System haben kann.

Bei praktisch allen chronischen Herzerkrankungen (Herzinsuffizienz, koronare Herzerkrankungen, Arteriosklerose, Angina pectoris nach Herzinfarkt) ist es sinnvoll, zusätzlich Magnesium zu verabreichen. Dadurch kann ein normaler Blutspiegel an Magnesium sichergestellt werden. Dabei wirkt Magnesium als *natürlicher* Kalziumantagonist.

Besonders wichtig ist Magnesium bei der Behandlung von **Herzrhythmusstörungen.**

Tab. 32: Magnesiumbedarf — Empfehlungen und übliche Zufuhr

Mindestbedarf	Empfohlene Zufuhr	Empfehlung bei „Belastungen“	Tatsächliche mittlere Zufuhr
180-200 mg	300-400 mg	430-700 mg	330 mg (Frauen) 400 mg (Männer)

Wichtig ist generell eine ausreichend hohe Dosierung und eine ausreichend lange Behandlungsdauer, um die Magnesiumspeicher optimal aufzufüllen. Bei bestehenden Herzerkrankungen werden optimale therapeutische Wirkungen meist mit Dosierungen von ca. 200-400 mg Magnesium/Tag erreicht.

Die zusätzliche Gabe von Magnesium führt außerdem in vielen Fällen zu einer Wirkungsverbesserung von anderen „Herzmedikamenten", da mit der Beseitigung eines Magnesiummangels die Wirkung des Arzneimittels erst voll in Erscheinung tritt.

Bluthochdruck (Hypertonie)

Hypertoniker weisen häufig erniedrigte Magnesiumspiegel auf. Die Gabe von Magnesium (Dosierung meist 100-200 mg/Tag) senkt den Blutdruck. Magnesium sollte daher - zumindest zusätzlich - bei der Behandlung von Hochdruck eingesetzt werden. Auch hier ist eine Langzeitbehandlung wichtig.

Muskelkrämpfe

Bei Auftreten von Muskelkrämpfen (häufig auch nachts in den Wadenmuskeln) muß immer an die Möglichkeit eines Magnesiummangels (neben dem Mangel an Kalium bzw. Kalzium) gedacht werden.

Vor allem starkes Schwitzen (z.B. beim Sport) kann zu Magnesiummangel führen.

Psychische Störungen (Nervosität, Depressionen)

Magnesium gilt allgemein als *das* Streß-Mineral. Hoher Streß führt zu einem erhöhten Magnesiumbedarf, der häufig über die Ernährung nicht ausreichend gedeckt werden kann. Dieser Mangel kann zu nervösen Erscheinungen bis zu Depressionen führen.

Auch in solchen Fällen sollte zusätzlich Magnesium gegeben werden.

3.5.6 Nebenwirkungen einer zu hohen Zufuhr

Wie bei Kalium kann es auch bei Magnesium beim Vorliegen einer *gesunden* Niere praktisch *nicht* zu einer zu hohen Zufuhr kommen, da die Niere überschüssiges Magnesium über den Urin ausscheidet. Bei schweren **Nierenfunktionsstörungen (Niereninsuffizienz)** kann es zu überhöhten Magnesiumspiegeln kommen. (Bei Niereninsuffizienz *immer* Arzt einschalten.)

Bei höheren Dosierungen können weiche Stühle auftreten. Sie sind unbedenklich. Beim Auftreten störender Durchfälle kann man die Dosis vermindern.

Starke Müdigkeitserscheinungen weisen unter Umständen darauf hin, daß ein überhöhter Magnesiumspiegel vorliegen kann.

3.6 Kalzium (chemisches Kürzel: Ca)

3.6.1 Aufgaben und Funktionen

Nach Magnesium ist Kalzium für die orthomolekulare Medizin der wichtigste Mineralstoff. Kalzium gehört zu den 10 häufigsten Mineralien der Erdrinde. Auch der menschliche Organismus enthält viel Kalzium, nämlich ca. 1 kg. Davon befinden sich 99% in den Knochen (und Zähnen), zusammen vor allem mit Phosphat als Baustein des Skeletts, während sich relativ wenig Kalzium in den Zellen und Körperflüssigkeiten befindet. Trotzdem entfaltet auch hier Kalzium lebenswichtige Funktionen. Es regelt die Erregbarkeit der Nerven und Muskeln und ist von Bedeutung für die Blutgerinnung sowie für die Funktion der im Zellinneren befindlichen Mitochondrien.

Der Kalziumstoffwechsel steht zudem in einem engen Zusammenhang und Gleichgewicht mit dem Stoffwechsel von Magnesium und Phosphat.

Ein Kalziummangel wirkt sich daher nicht nur in einer Entkalkung des Knochens aus, sondern kann auch zu Muskelkrämpfen, Müdigkeit und Herzrhythmusstörungen führen.

Im Gegensatz zu den anderen Mineralien wird Kalzium nicht nur über die Niere, sondern zu einem wesentlichen Teil auch über den Stuhl und den Schweiß ausgeschieden.

3.6.2 Vorkommen in Lebensmitteln

Kalziumreiche Lebensmittel sind vor allem Milch und Milchprodukte. Aber auch viele andere Lebensmittel, z.B. Obst und Gemüse, Getreideprodukte, Nüsse, Fisch, enthalten Kalzium.

3.6.3 Bedarf und Bedarfsdeckung

Von allen Mineralstoffen ist der Bedarf von Kalzium am ungenauesten bekannt.

Dies liegt daran, daß 99% des Kalziumbestandes im Skelett gebunden sind und daraus auch Kalzium freigesetzt werden kann. Dies macht die Deutung von „Bilanzversuchen" fragwürdig. Dazu kommt noch, daß Kalzium sowohl über die Niere, den Stuhl also auch über den Schweiß ausgeschieden wird, und die Höhe der Resorption (tatsächliche Aufnahme über den Darm in den Körper) von zahlreichen Faktoren abhängt, z.B. von Vitamin D (fördert Resorption), Art der Kalziumverbindungen, Zitronensäure (fördert Resorption) und Oxalsäure und Phytinsäure, welche die Resorption hemmen.

Als absolut unterste Zufuhrgrenze, bei der gerade noch eine ausgeglichene Bilanz möglich ist, wurden ca. 0,3-0,4 g Kalzium/Tag bestimmt. Der „Minimalbedarf" wird daher meist mit 0,4-0,5 g/Tag angegeben (in Deutschland).

Die verschiedenen Ernährungsgesellschaften schlagen als wünschenswerte Zufuhr 0,8-1,2 g Kalzium/Tag vor. Unsere Vorfahren nahmen täglich ca. 1,5 g Kalzium auf.

Der tatsächliche Zufuhrbereich in Deutschland beträgt ca. 0,3-1,5 g pro Tag. Dies bedeutet, daß ein beträchtlicher Teil der Bevölkerung weit weniger Kalzium als der Durchschnitt und damit zu wenig aufnimmt. Viele Menschen nehmen nach einer kürzlich durchgeführten Untersuchung nur ca. 0,5 g Kalzium pro Tag zu sich (Vera-Studie). Die durchschnittliche Zufuhr beträgt in Deutschland nur 0,7 g/Tag.

3.6.4 Mangelerscheinungen

Die klassische Kalziummangelkrankheit ist die früher bei Kindern häufige **Rachitis.** Sie wird verursacht durch einen Mangel an Vitamin D. Dieser Vitaminmangel führt zu einer verminderten Resorption von Kalzium in den Organismus sowie zu einer Störung des Kalziumstoffwechsels.

Bei schwerem Kalziummangel kann es zu Herzrhythmusstörungen kommen, leichtere Mangelerscheinungen führen zu Muskelkrämpfen. (Dies ist bei Ausdauersportlern der Fall, die zuviel Kalzium über den Schweiß verlieren und dieses so ausgeschiedene Kalzium nicht durch eine erhöhte Zufuhr ersetzen.)

Die heute mit Abstand wichtigste Kalziummangelerkrankung ist jedoch die **Osteoporose** (Entkalkung oder Erweichung der Knochen). Vor allem Frauen über 55 Jahren (aber auch Männer!) können davon betroffen werden.

Die Entwicklung einer Osteoporose ist in den Anfangsstadien nur schwierig und mit Hilfe der Densimetrie zu erkennen. Dies ist ein beträchtliches Problem, da eine Prophylaxe (Vorsorge) der Osteoporose weitaus einfacher und erfolgversprechender ist als die Behandlung der bereits bestehenden Erkrankung.

3.6.5 Anwendungsgebiete

Osteoporose

Das weitaus wichtigste Anwendungsgebiet der Nahrungsergänzung mit Kalzium ist die Prophylaxe und Behandlung der Osteoporose, insbesondere bei Frauen.

Bei Frauen kann vor allem, beginnend in den ersten Jahren nach der Menopause, ein Knochenschwund durch Östrogenmangel (weibliches Geschlechtshormon) eintreten. Neben einer Substitution von Östrogenen wirkt sich eine zusätzliche Zufuhr von Kalzium, möglichst verbunden mit einer zusätzlichen Gabe von Vitamin D, vorsorglich günstig aus.

Tab. 33: Kalziumbedarf und Bedarfsdeckung in Gramm/Tag

Urmensch	Mindestbedarf	Empfohlene Zufuhr	Tatsächliche durchschnittliche Zufuhr (VERA-Studie)
1,5 g	0,4-0,5 g	0,8-1,2 g (evtl. noch zu niedrig)	0,7 g (Bereich: 0,3-1,5 g)

Auch bei bereits bestehender Osteoporose sollte auf die zusätzliche Gabe von Kalzium plus Vitamin D nicht verzichtet werden.

Muskelkrämpfe

Eine weitere Anwendung von Kalzium ist die Verhinderung und Behandlung von Muskelkrämpfen. Vor allem bei Ausdauersportlern, die über den Schweiß relativ viel Kalzium verlieren, können durch die dadurch bedingte erhöhte Ausscheidung Muskelkrämpfe auftreten.

3.6.6 Nebenwirkungen

Bei **Niereninsuffizienz** (schwere Störung der Nierenfunktion) kann leicht ein erhöhter Kalziumspiegel im Blut auftreten. Jeder niereninsuffiziente Patient muß daher durch den **Arzt** den Kalziumwert im Blut genau überwachen lassen.

Die frühere Auffassung, daß eine hohe Kalziumzufuhr zu Nierensteinen führen kann, hat sich als falsch erwiesen. Es zeigte sich im Gegenteil, daß eine hohe Kalziumaufnahme die Häufigkeit des Auftretens von Nierensteinen sogar verringert.

So wurde in einer Studie festgestellt, daß eine hohe Zufuhr von Kalzium (1,3 g/Tag) das Risiko, Nierensteine zu bekommen, um ca. 50% vermindert im Vergleich zu einer niedrigeren Zufuhr (0,5 g/Tag).

Auch die gelegentlich geäußerte Angst vor einem gesteigerten Arterioskleroserisiko durch höhere Kalziumaufnahme ist unbegründet. („Adernverkalkung" hat nichts mit zuviel Kalzium zu tun, eher mit zu wenig Magnesium.)

Selbstverständlich sollte jedoch eine *extrem hohe* Zufuhr von **Kalzium,** vor allem zusammen mit *hohen* Dosierungen von Vitamin D, vermieden werden.

3.7 Chlorid (chemisches Kürzel: Cl)

3.7.1 Aufgaben und Funktionen

Wie Natrium dient auch Chlorid zur Aufrechterhaltung des osmotischen Drucks (innerer Druck) der Körperflüssigkeiten. Der Chloridgehalt des Organismus beträgt ca. 100 g (wie ungefähr Natrium), wobei wie bei Natrium der Hauptteil sich außerhalb der Zellen (extrazellulär) in den Körperflüssigkeiten befindet.

Eine besondere zusätzliche Rolle spielt das Chlorid bei der Magensaftsekretion. Magensaft besteht zum großen Teil aus Salzsäure (chemisch: HCl). Zur Produktion von Magensaft wird dem Blut Chlorid entzogen, wobei jedoch die Konzentration des Chlorids im Blut konstant gehalten wird. Bei großen Verlusten von Chlorid über die Magensäure (z.B. ständiges Erbrechen) kann es zu einem Chloridmangel kommen. Die Ausscheidung von Chlorid erfolgt wie die von Natrium fast ausschließlich durch den Harn. Chloridüberschüsse werden innerhalb kurzer Zeit durch die Niere ausgeschieden, bei Chloridmangel wird der Harn praktisch chloridfrei.

3.7.2 Vorkommen in Lebensmitteln

Die Hauptquelle für Chlorid ist Kochsalz (chemisch: NaCl), das nicht nur in Form von reinem Salz aufgenommen wird, sondern auch in gesalzenen und geräucherten Lebensmitteln enthalten ist.

3.7.3 Bedarf und Bedarfsdeckung

Über den Chloridbedarf liegen keine exakten Untersuchungen vor. Der Mindestbedarf dürfte bei ca. 0,8 g (800 mg)/Tag liegen. Bei der üblichen Ernährung werden ca. 2-8 g/Tag aufgenommen. Daher bestehen im allgemeinen hinsichtlich der Deckung des Bedarfs keinerlei Probleme, während eine häufig vorkommende, evtl. zu hohe Aufnahme Einfluß auf die Erhöhung des Blutdrucks haben kann (siehe S. 102: Natrium, Salz und Blutdruck).

3.7.4 Mangelerscheinungen

Ein Chloridmangel kann praktisch nur auftreten bei hohem Verlust an Magensäure oder sehr starken, andauernden Verlusten über den Schweiß. Dabei tritt nicht isoliert ein Mangel an Chlorid, sondern auch an anderen Elektrolyten auf. Bei ca. 50% des Verlustes des gesamten Chloridbestandes entwickelt sich unter Auftreten einer zunehmenden Muskelschwäche ein lebensbedrohlicher Zustand.

3.7.5 Anwendungen

Chlorid spielt in der orthomolekularen Medizin keine Rolle. Es wird, zusammen mit anderen Mineralien, in **Mineralgetränken** zur Behandlung schwerer Durchfälle, bzw. bei Ausdauersportlern zum Ersatz von Flüssigkeit und Mineralien, verabreicht.

3.7.6 Nebenwirkungen

Eine andauernde zu hohe Chloridzufuhr kann bei „salzempfindlichen" Personen den Blutdruck erhöhen (siehe S. 102).

3.8 Phosphat (Phosphor) (chemisches Kürzel: PO_4, bzw. P)

3.8.1 Aufgaben und Funktionen

Neben Kalzium ist Phosphor, das im Organismus im wesentlichen in Form der Verbindung mit Sauerstoff, nämlich als Phosphat vorkommt, das häufigste Mineral (Bestand: ca. 700 g als Phosphor).

Der überwiegende Teil (ca. 90%) wird dabei zum Aufbau von Knochen und Zähnen benutzt. Phosphat hat jedoch auch für den Stoffwechsel aller Zellen eine überragende Bedeutung. Ohne ausreichend Phosphat kann der Organismus keine Energie erzeugen. Energiereiches Phosphat (ATP) ist die unmittelbare Energiequelle für alle Zellvorgänge.

Die Ausscheidung von Phosphat erfolgt zu ca. 60-80% durch den Harn und zu 20-40% durch den Stuhl.

3.8.2 Vorkommen in Lebensmitteln

Phosphat ist reichlich enthalten in Milch, Getreide, Fleisch, Fisch, Eiern. Zudem wird vielen Lebensmitteln (z.B. Würsten) Phosphat aus technologischen Gründen zugesetzt.

3.8.3 Bedarf und Bedarfsdeckung

Konkrete Daten über den Bedarf an Phosphor bzw. wünschenswerte Zufuhren anzugeben, ist schwierig, da der Bedarf von vielen Faktoren abhängt, insbesondere auch von der Kalziumaufnahme und der Versorgung mit Vitamin D, da dieses Vitamin neben der Kalziumresorption auch die Phosphatresorption steigert. Im allgemeinen wird eine Phosphorzufuhr von ca. 1,0 g/Tag empfohlen (USA).

Der Bedarf ist praktisch immer gedeckt, da die Nahrung genug Phosphor enthält.

3.8.4 Mangelerscheinungen

Die Nahrung enthält immer ausreichend Phosphat. Mangelerscheinungen sind nicht bekannt.

3.8.5 Nebenwirkungen

Extrem hohe Zufuhren (nur durch eine zusätzliche Gabe von Phosphaten möglich) können den Kalziumspiegel verringern. Wie bei allen anderen Mineralien muß bei Niereninsuffizienz (schwere Funktionseinschränkung der Niere) auch der Phosphatspiegel kontrolliert und evtl. entsprechend korrigiert werden.

Einige Autoren machen eine zu hohe Phosphatzufuhr verantwortlich für die Hyperaktivität (Übererregtheit, extreme Unruhe) von Kindern. Diese Auffassung ist umstritten.

3.9 Natrium, Salz und Bluthochdruck (Hypertonie)

3.9.1 Allgemeines

Als Hochdruck (Hypertonie) wird eine krankhafte Steigerung des Innendrucks der Arterien (Blutgefäße, die vom Herzen weg und in der Regel sauerstoffreiches Blut führen) bezeichnet.

Als Normwerte gelten für den systolischen Blutdruck 100+Lebensalter, jedoch nicht über 160, für den diastolischen Blutdruck 90 mm Hg.

Man unterscheidet von der Herkunft her zweierlei Hochdruckformen (Hypertonien). Bei der *essentiellen* Hypertonie sind die Faktoren, die dazu führen, noch weitgehend ungeklärt, während bei den sog. *sekundären* Hypertonien die Ursachen bekannt sind, da sie durch die Erkrankung eines bestimmten Organs ausgelöst werden. Bei sekundären Hypertonien muß vorwiegend zunächst die Grunderkrankung behandelt werden. Eine Hypertonie ist ein Risikofaktor für Herz-Kreislauf-Erkrankungen und damit behandlungsbedürftig.

Die Hypertonie ist keineswegs so einfach zu diagnostizieren, wie häufig angenommen wird. Viele Patienten zeigen nur bei der Messung *durch den Arzt* einen erhöhten Blutdruck, evtl. durch den dadurch erzeugten Streß, während sonst ihr Blutdruck normal ist. Es gibt Hinweise, daß dadurch bis zu 40% aller „Hochdruck-Patienten" behandelt werden, obwohl ihr Blutdruck eigentlich normal ist. Andererseits gibt es Personen, die beim Arzt einen normalen Blutdruck haben, jedoch z.B. während der Arbeit erhöhte Werte.

Eine Behandlung der Hypertonie sollte daher nur dann eingeleitet werden, nachdem durch die Messung des Blutdruckverlaufs über 24 Stunden ein Gesamt-Tagesprofil für den Blutdruck erstellt wurde.

3.9.2 Natrium, Salz und Kochsalz

Wissenschaftliche Untersuchungen ergaben einen gewissen Zusammenhang zwischen Bluthochdruck und Salzkonsum. Daher wurde generell empfohlen, den „Salz"-Konsum einzuschränken auf ca. 6 g/Tag. Dies läßt sich heute in dieser generellen Form nicht mehr aufrechterhalten.

Außerdem herrscht teilweise Verwirrung, was damit gemeint ist:

Kochsalz ist chemisch Natriumchlorid (Kürzel: NaCl). Es wurde empfohlen, die **Kochsalz**aufnahme zu vermindern.

Salz ist *nicht* gleich Kochsalz, denn viele Stoffe in der Natur werden als Salz bezeichnet. Natürlich vorkommende Nahrungsmittel, z.B. Gemüse, Früchte und Mineralwasser, enthalten **Mineralsalze,** die lebenswichtig sind. Diese Mineralsalze, wie z.B. Salze des Kaliums, Kalziums und Magnesiums, haben sogar blutdrucksenkende Wirkungen.

Nur das Kochsalz, das Natriumchlorid, hat bei „salzempfindlichen" Personen (ca. 30% der Bevölkerung) eine blutdrucksteigernde Wirkung. Bei nicht salzempfindlichen Personen bewirkt auch Kochsalz keine Steigerung des Blutdrucks.

Natrium ist nicht gleich Kochsalz

Lange Zeit glaubte man, daß die blutdrucksteigernde Wirkung von Kochsalz bei sensiblen Personen durch den Natriumanteil verursacht wird. Dies ist *nicht* zutreffend. Natrium ist vorwiegend in Verbindung mit **Chlorid** in der Lage, den Blutdruck evtl. zu erhöhen. In anderen Verbindungen, z.B. als Natrium**bicarbonat** (in Mineralwässern enthalten), erhöht Natrium *nicht* den Blutdruck.

3.9.3 Salzempfindliche Personen

Keineswegs jeder Patient mit hohem Blutdruck reagiert mit einem Sinken des Blutdrucks, wenn er die Kochsalzaufnahme einschränkt. Jeder Mensch reagiert darauf verschieden. Wäre dies nicht der Fall, dann hätten wahrscheinlich alle Deutschen Bluthochdruck, weil fast alle relativ viel Kochsalz aufnehmen. Nur ca. ein Drittel der Menschen ist auf Kochsalz empfindlich.

3.9.4 Empfohlene Mengen an Kochsalz

Die Kochsalzaufnahme beträgt zur Zeit bis zu 13 g/Tag (VERA-Studie: 3-13 g/Tag). Der Kochsalzkonsum sollte auf ca. 6 g/Tag - *und dies ist immerhin noch ein gehäufter Teelöffel* - verringert werden.

Dadurch kann salzempfindlichen Bluthochdruck-Patienten geholfen werden, den anderen schadet es nicht.

Vor allem ältere Menschen haben Angst, Salz zu essen, so daß es u. U. zu einer zu geringen Natriumaufnahme kommt. Eine extreme Verringerung der Kochsalzaufnahme ist nicht sinnvoll.

Besonders kochsalzreiche Lebensmittel sind:
gepökelte und geräucherte Fleischwaren,
gesalzener und geräucherter Fisch,
Fisch-Konserven,
viele Gemüse-**Konserven,**
Käsegebäck,
gesalzene Nüsse.

3.10 Kombinierter Mineralmangel durch Erbrechen, Durchfall oder übermäßiges Schwitzen

Durch längerandauernde Durchfälle sowie durch Erbrechen kommt es zu beträchtlichen Verlusten an Natrium, Kalium und Chlorid, aber auch an Magnesium und Kalzium.

Diese Verluste führen zu Leistungsabfall, Müdigkeit, Schwindelanfällen, Erschöpfung bis zu Bewußtseinstrübung. Bei Cholera können die Wasser- und Mineralverluste tödlich enden.

Daher müssen in diesen Fällen große Mengen an Wasser zusammen mit Mineralien und dem Zucker Glukose (=Dextrose, Traubenzucker) verabreicht werden. Glukose ist dabei ebenfalls unbedingt notwendig, da diese erst eine gute Resporption (Aufnahme in den Körper) des Wassers und der Mineralien ermöglicht.

Zur Mineral- und Flüssigkeitszufuhr bei Erbrechen und Durchfall stehen entsprechende Produkte, die Mineralien und Glukose enthalten, zur Verfügung.

Sind keine im Handel befindlichen Präparate erhältlich (z.B. auf Auslandsreisen), können auch Fruchsaft- oder Cola-Getränke, denen man Kochsalz (ca. ein Teelöffel Kochsalz auf einen Liter) zusetzt, verwendet werden.

Auch durch den Schweiß können, vor allem z. B. bei Ausdauersportlern, Bergsteigern etc., große Mengen an Flüssigkeit und Mineralien verlorengehen. Zum Ausgleich dieser Verluste stehen sog. „isotone" Getränke mit Mineralien und Glukose zur Verfügung, um Leistungsabfälle und Erschöpfung zu verhindern.

Selbstverständlich können diese Getränke auch bei Durchfällen eingesetzt werden, falls die speziellen Mischungen gegen Durchfälle gerade nicht verfügbar sind.

Literatur zu Mineralien

Bücher

Bäßler, K. H. et al.: Grundbegriffe der Ernährungslehre. Springer-Verlag 1987.

Cremer, H. D.; Hötzel, D.: Ernährungslehre und Diätetik. Georg Thieme Verlag, Stuttgart 1980.

Kasper, H.: Ernährungsmedizin und Diätetik. Verlag Urban und Schwarzenberg 1987.

Lang, K.: Biochemie der Ernährung. Steinkopf-Verlag, Stuttgart 1984.

Publikationen

Carron, D. A. et al.: Heterogenität der Hypertonie: Die unterschiedlichen Einflüsse der Elektrolytzufuhr. Klinische Wochenschrift **69,** (Suppl. XXV), 97 (1991).

Chapuy, M.: Weniger Hüftbrüche durch Kalzium und Vitamin D. Süddeutsche Zeitung vom 31. 12. 1992 (Originalstelle: New England Journ. Medicine **327,** 1637 [1992]).

Classen, H. G.: Magnesium und Herz-Kreislauf-Erkrankungen. Erfahrungsheilkunde **9,** 559 (1989).

Classen, H. G.: Magnesiumsalze in der Humantherapie; Grundlagen zum Verständnis der Wirkungsweise und Indikationen. VitaMinSpur **1,** 5 (1986).

Curhan, G. C.: Hohe Kalzium-Zufuhr vermindert offenbar Nierenstein-Risiko. Ärzte-Zeitung vom 01. 04. 1993.

Curhan, G. C. et al.: Prospective Study of Dietary Calcium and other Nutrients and the Risk of Symptomatic Kidney Stones. New England Journ. Medicine, **328,** 883 (1992).

Dawson-Hughes, B.: Gabe von Kalzium und Vitamin D senkt Risiko für Hüftgelenkfrakturen deutlich. Ärzte-Zeitung vom 13. 04. 1993.

Eaton, S. B. et al.: Paleolithic Nutrition. New England Journ. Medicine **312,** 283 (1985).

Füsgen, I.: Kochsalzreduktion ist nicht immer sinnvoll. Geriatrie-Praxis, Nr. 2, 35 (1992).

Heckers, H.: Ernährungsrichtlinien für Patienten mit Nierensteinen sind erneuerungsbedürftig. Ärzte-Zeitung vom 05. 04. 1993.

Heckers, H. et al.: Zur diätetischen Therapie und Prävention von Kalziumoxalat-Nierensteinen. Ernährungs-Umschau **40,** 416 (1993).

Kanis, J. A. et al.: Evidence for efficacy of drugs affecting bone metabolism in preventing hip failure. Brit. Med. Journal **305,** 1124 (1992).

Katz, T. W. et al.: „Salt Sensitive" Essential Hypertension in Men. New England Journal Medicine **317,** 1043 (1987).

Luft, F. C.: Die Natrium/Calcium-Kontroverse. Münchener Medizinische Wochenschrift, **127,** 1109 (1985).

Luft, F. C.: Natriumbicarbonat und Natriumchlorid: Wirkungen auf Blutdruck und Elektrolythaushalt bei Gesunden und Hypertonikern. Journal Hypertension **8,** 663 (1990).

Luft, F. C. et al.: Kochsalzkonsum und arterielle Hypertonie. Deutsches Ärzteblatt **89,** 1423 (1992).

Luft, F. et al.: Salz ist nicht gleich Salz. Deutsche Medizinische Wochenschrift **112,** 1391 (1987).

Manthey, J. et al.: Magnesium im Serum bei Patienten mit koronarer Herzkrankheit. Deutsche Medizinische Wochenschrift, **107,** 732 (1982).

Manz, M. et al.: Behandlung von Herzrhythmusstörungen mit Magnesium. Deutsche Medizinische Wochenschrift **115,** 386 (1990).

Ringe, J. D.: Osteoporose: Durch Kalziumzufuhr läßt sich etwas erreichen. Ärzte-Zeitung vom 21. 10. 1992.

Schöps, W.: Positiver Einfluß von Magnesium auf Herzrhythmusstörungen. natura-med **6,** 332 (1991).

Smetana, R.: Magnesiummetabolismus im kardiovaskulärem System. Medizinische Welt **39,** 899 (1988).

Späth, G.: Magnesium beim Myokardinfarkt. Medizinische Welt **39,** 24 (1988).

VERA-Studie, Herausgeber W. Kübler et al. 1992.

Völger, K. D. et al.: Magnesium – ein überschätztes oder unterbewertetes Pharmakon? Deutsche Apotheker-Zeitung **131,** 589 bzw. 1145 (1991).

4. Spurenelemente

4.1 Allgemeiner Überblick

4.1.1 Einleitung

Spurenelemente sind wie Vitamine und Mineralien lebensnotwendige Bestandteile des Organismus, die regelmäßig mit der Nahrung zugeführt werden müssen. „Spurenelemente" sind Mineralien, die – im Gegensatz zu den sonstigen Mineralstoffen wie Natrium, Kalium etc. – in relativ geringen Mengen (daher die Bezeichnung „Spurenelemente") aufgenommen werden müssen, aber natürlich trotzdem von großer Bedeutung für das optimale Funktionieren des Organismus sind.

Der Übergang zur Aufnahme geringerer Mengen, das heißt „Spuren", ist jedoch fließend, z.B. werden im Vergleich zu den anderen Spurenelementen von Eisen bzw. Zink noch relativ große Mengen benötigt.

Neben den „lebenswichtigen" Spurenelementen werden mit den Nahrungsmitteln (einschließlich Trinkwasser) auch Spurenelemente ohne Bedeutung sowie unter Umständen schädliche, giftige Spurenelemente aufgenommen.

Um die Größenordnung der Spurenelemente untereinander und im Vergleich zu den Mineralstoffen deutlicher zu machen, gibt Tabelle 35 den jeweiligen Gesamtbestand im Körper des erwachsenen Menschen an.

Wie aus Tabelle 35 ersichtlich, betragen die Mineralien ein Vielfaches der Menge der häu-

Tab. 34: Lebenswichtige, „neutrale" und schädliche Spurenelemente

Lebenswichtig	**Neutral** (ohne Funktion und Bedeutung im Organismus)	**Schädlich in hohen Konzentrationen**
Eisen	Silizium	Blei
Zink	Bor	Cadmium
Mangan	Brom	Quecksilber
Kupfer		Arsen
Chrom		
Molybdän		
Jod		
Fluor		
Selen		
Cobalt		

Tab. 35: Jeweilige Gesamtmenge im Körper des Menschen

	in mg (Milligramm) (ca.)	**in g (Gramm) (ca.)**
Mineralien		
Kalzium	1 000 000	1000
Kalium	150 000	150
Natrium	100 000	100
Magnesium	25 000	25
Spurenelemente		
Eisen	4000-5000	4-5
Fluor (in Zähnen!)	2000-3000	2-3
Zink	2000-3000	2-3
Kupfer	100	0,10
Mangan	20	0,02
Selen	15	0,015
Jod	12	0,012
Molybdän	10	0,01
Chrom	5	0,005

figsten Spurenelemente. So ist der Gehalt des von den an Mineralien in geringster Menge vorkommenden Magnesiums immer noch ca. 6mal so hoch als der des häufigsten Spurenelements Eisen. Der Eisengehalt wiederum beträgt ca. das 300fache des Gehaltes an Mangan, Selen oder Jod.

4.1.2 Aufgaben und Funktionen

Die Spurenelemente sind die Bestandteile wichtiger Hormone, Enzyme und Eiweiße (Proteine) und damit lebensnotwendig. Ein Mangel gibt sich durch charakteristische Ausfallsymptome zu erkennen.

Fast alle Spurenelemente sind dabei wichtige Bestandteile *mehrerer* Enzyme.

Manche Spurenelemente, z.B. Silizium, kommen ebenfalls im Körper vor; sie sind in Nahrungsmitteln enthalten. Ihre Wirkung ist zur Zeit wissenschaftlich noch nicht bewiesen.

Durch die zunehmende Industrialisierung kommt der Mensch jedoch immer mehr mit Substanzen in Berührung, die normalerweise keine Bausteine des Organismus sind. Die wichtigsten Beispiele hierfür sind Blei und Quecksilber, die toxische Wirkungen haben.

Spurenelemente werden über den Harn und Stuhl ausgeschieden.

4.1.3 Bedarf

Als essentielle Nahrungsbestandteile sind Spurenelemente ebenso wichtig wie Vitamine. Ist allerdings bei den Spurenelementen der Bedarf ausreichend gedeckt, wird durch eine weitere Zufuhr – im Gegensatz zu den meisten Vitaminen – keine zusätzliche biologische Wirkung mehr erzielt.

Wird die Dosierung dann *sehr hoch,* kann es schließlich zu schädlichen Nebenwirkungen kommen.

Allerdings werden solche hohe Dosen normalerweise nie erreicht, da sie weit höher liegen als die übliche Zufuhr mit der Nahrung.

In der folgenden Tabelle wird ein „Bereich“ für den Bedarf angegeben, wie er in der Diätverordnung empfohlen wird.

4.1.4 Bedarfsdeckung

Die Bedarfsdeckung mit Spurenelementen ist im allgemeinen besser gewährleistet als die der Vitamine, da die in den Nahrungsmitteln enthal-

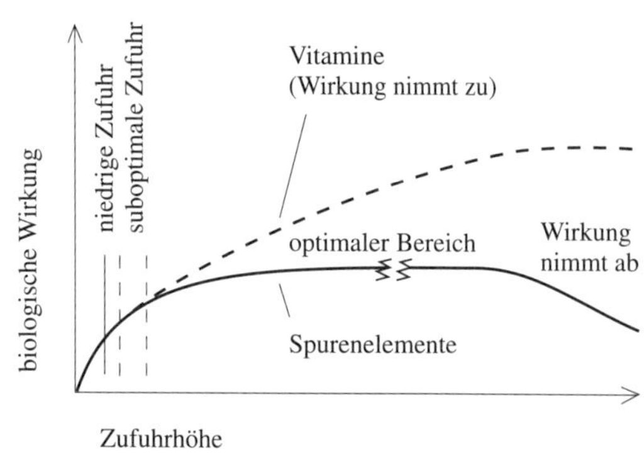

Abb. 7: Wirkung von Spurenelementen in Abhängigkeit von der Zufuhr

Tab. 36: Bedarf an Spurenelementen pro Tag für Erwachsene*

	Diätverordnung	**DGE (Deutsche Gesellschaft für Ernährung)**
Eisen	8-24 mg	10-12 mg
Zink	5-25 mg	12-15 mg
Mangan	2-6 mg	2-4 mg
Kupfer	1-5 mg	1,5-3,0 mg
Chrom	0,03-0,2 mg (30 μg-200μg)	0,05-0,2 mg (50-200 μg)
Molybdän	0,06-0,5 mg (50 μg-300 μg)	0,075-0,25 mg (75-250 μg)
Jod	0,15-0,30 mg (150 μg-300 μg)	0,18-0,2 mg (180-200 μg)
Fluor	1-4 mg	1,5-4,0 mg
Selen	0,07-0,2 mg**) (70 μg-200 μg)	0,02-0,1 mg (20-100 μg)

*) Für Schwangere und Stillende zum Teil um 20-50% höher!
**) Nach Empfehlung der Weltgesundheitsorganisation WHO

tenen Spurenelemente bei der industriellen und küchentechnischen Verarbeitung nur wenig vermindert werden. Außerdem bringt eine zusätzliche Steigerung über den „Bedarf" hinaus keine weitere Zunahme der biologischen Wirkung.

Direkte *klinisch erkennbare* Mangelerscheinungen einzelner Spurenelemente werden nur selten beobachtet.

Eine *regelmäßige optimale* Bedarfsdeckung ist jedoch keineswegs immer gesichert, da häufig relativ zu wenig Spurenelemente aufgenommen werden. Zudem gibt es jahreszeitliche Schwankungen der Aufnahme.

Für die Spurenelemente Selen und insbesondere Jod ist Deutschland ein Mangelgebiet. Auch die Zufuhr von Eisen und Zink, von denen relativ viel benötigt werden, ist vor allem bei älteren Menschen keineswegs immer gewährleistet.

Eine **schlechte Versorgungslage** führt in erster Linie zu einem **Leistungsabfall** und einer **geschwächten Immunabwehr.** Es ist daher sinnvoll, die Nahrung mit der Zufuhr der Mindestmengen der wichtigsten Spurenelemente zu ergänzen. Dies sichert den lebenswichtigen Mindestbedarf ab. Durch die zusätzlich mit der Nahrung zugeführten Spurenelemente wird dann voraussichtlich der Bedarf optimal gedeckt.

Mangelerscheinungen

Eine suboptimale Zufuhr führt im allgemeinen zu einer **Schwächung der Immunabwehr.**

Ein Mangel an Spurenelementen kann durch Analysen im Blut bzw. Serum und Haar festgestellt werden. Diese Analysen sind jedoch schwierig und aufwendig. Sie werden daher zur Zeit nur von wenigen Speziallabors durchgeführt. Zudem ist die Deutung der so erhaltenen Ergebnisse nicht einfach und sollte nur durch einen spezialisierten Fachmann erfolgen.

Eine gezielte **Behandlung** mit Spurenelementen in *hoher* Dosierung sollte nur unter genauer ärztlicher Überwachung durchgeführt werden.

4.2 Eisen (chemisches Kürzel: Fe)

4.2.1 Aufgaben und Funktionen

Eisen ist das häufigste Spurenelement mit einem Gesamtbestand beim Menschen von 4-5 g.

Eisen ist im Organismus wirksam in Form von Eisen enthaltenden Proteinen (Eiweiß), beim Transport von Sauerstoff in Form von Hämoglobin, dem roten Blutfarbstoff, und in sonstigen Stoffwechselvorgängen, an denen Sauerstoff beteiligt ist. So ist Eisen in den Enzymen Katalase bzw. Peroxidase enthalten, die Wasserstoffperoxid (Erzeuger von Freien Radikalen!) zerstören. Der weitaus größte Teil, nämlich ca. 70% des gesamten körpereigenen Eisens, ist im Blutfarbstoff Hämoglobin gespeichert.

Neben seiner Bedeutung für die Blutbildung hat Eisen jedoch auch eine entscheidende Bedeutung für viele andere Enzyme.

Die Ausscheidung von Eisen beträgt ca. 1-2 mg/Tag, die Hauptmenge dabei durch den Stuhl. Durch Blutuntersuchungen (und sonstige Blutverluste) können größere Mengen an Eisen verlorengehen, bereits 4 ml Blut enthalten schon 2 mg Eisen.

4.2.2 Vorkommen in Lebensmitteln

Eisen ist in vielen Lebensmitteln, vor allem aber in Fleisch (Hämoglobingehalt!) enthalten.

4.2.3 Bedarf und Bedarfsdeckung

Der Bedarf an Eisen dürfte zwischen 8 und 25 mg/Tag liegen, wobei Schwangere und Stillende wahrscheinlich mehr Eisen, nämlich 25 bis 45 mg/Tag benötigen. Die tatsächliche Resorption (Aufnahme in den Körper durch den Darm) des in der Nahrung enthaltenen Eisens ist sehr kompliziert und hängt von vielen verschiedenen Faktoren ab. Nur ca. 10% des in der Nahrung enthaltenen Eisens werden auch resorbiert, das sind täglich ca. 1-2 mg. Fördernd für die Eisenresorption ist die Anwesenheit von Vitamin C.

Der Bedarf an Eisen wird nicht immer ausreichend gedeckt, vor allem bei Frauen vor der Menopause.

4.2.4 Mangelerscheinungen

Schwere Mangelzustände, die zu Blutarmut führen, sind in den Industrieländern äußerst selten. Leichtere Mangelerscheinungen sind jedoch, insbesondere bei Frauen, relativ häufig. Leichtere Mangelzustände äußern sich keineswegs vorwiegend in einer Blutarmut, sondern in Müdigkeit und in einer verminderten Aktivität wichtiger Enzyme.

Erniedrigte Hämoglobinwerte und eine verringerte Anzahl der Erythrozyten (rote Blutkörperchen) weisen auf einen möglichen Eisenmangel hin.

4.2.5 Anwendungsgebiete

Ein relativer Eisenmangel ist nicht einfach zu diagnostizieren. Bei „Blutarmut" (Anämie) mit niedrigeren Werten an Hämoglobin (roter Blutfarbstoff) und Erythrozyten (rote Blutkörperchen) ist immer an einen Eisenmangel zu denken. Generell ist es sicherlich sinnvoll, eine ausreichende Eisenversorgung durch eine Ergänzung der Nahrung mit Eisen in einer Dosierung im Bereich der Mindestzufuhr zu sichern.

4.2.6 Nebenwirkungen einer zu hohen Zufuhr

Nebenwirkungen einer *zu hohen* Zufuhr von Eisensalzen können Magen-Darm-Beschwerden sein oder eine völlig harmlose Dunkelfärbung des Stuhls.

Gelegentlich wird behauptet, eine hohe Eisenzufuhr sei mit einem erhöhten Herzinfarktrisiko verknüpft. Diese Behauptung ist nicht zutreffend.

4.3 Zink (chemisches Kürzel: Zn)

4.3.1 Aufgaben und Funktionen

Nach Eisen ist Zink mit einem Gesamtbestand von 2-3 g das zweithäufigste Spurenelement. Zink ist ein Bestandteil von mehr als 70 Enzymen. Damit ist Zink für den Menschen von größter Bedeutung. Eine unzureichende Zinkversorgung hat daher sehr ungünstige Auswirkungen, wobei meist zuerst das Immunsystem betroffen ist. Die Ausscheidung von Zink erfolgt überwiegend durch den Stuhl.

4.3.2 Vorkommen in Lebensmitteln

Alle Nahrungsmittel tierischer Herkunft (Fleisch, Fisch, Milch) enthalten relativ viel Zink. Pflanzliche Kost enthält weniger Zink, das zudem noch schlecht resorbiert wird. Eine stark vegetarische Kost kann daher zu einer ungenügenden Zinkversorgung führen.

4.3.3 Bedarf und Bedarfsdeckung

Der Bedarf an Zink liegt etwa zwischen 5 und 25 mg/Tag, wobei die Zufuhr für Schwangere und Stillende höher sein sollte.

Die Weltgesundheitsorganisation schlägt eine Zufuhr von ca. 15 mg Zink/Tag vor.

Bei einer niedrigen Zufuhr wird ein höherer Prozentsatz des zugeführten Zinks resorbiert. Aus tierischen Nahrungsmitteln nimmt der Organismus Zink besser auf als aus pflanzlichen Nahrungsmitteln.

Der Bedarf an Zink wird nicht bei allen Personen ausreichend gedeckt.

4.3.4 Mangelerscheinungen

Ein Zinkmangel kann zu Haarausfall, verzögerter Wundheilung, Verkleinerung der Keimdrüsen und Wachstumsstörungen führen. Die wichtigste Folge einer chronischen Unterversorgung ist jedoch eine **geschwächte Immunabwehr.**

Als diagnostischer Test zur Feststellung eines Zinkmangels bietet sich die Messung des Zinkspiegels im Vollblut an.

4.3.5 Anwendungsgebiete

Immunabwehr

Eine ausreichende Zinkzufuhr ist von Bedeutung für eine funktionierende Immunabwehr.

Krebs und Herzerkrankungen

Da eine Unterversorgung mit Zink den Immunstatus schwächt, sollte bei Krebs und Herzerkrankungen unbedingt auf ausreichende Zinkzufuhr geachtet werden.

Psychische Erkrankungen (z.B. Depressionen)

Es wird immer wieder diskutiert, daß sich Zink - zusammen mit Mangan - günstig auf psychische Erkrankungen, z.B. Depressionen und dem sog. „hirnorganischen Psychosyndrom" (HOPS), auswirkt.

Auf jeden Fall sollte bei psychischen Erkrankungen der Zinkstatus normalisiert werden.

4.3.6 Nebenwirkungen einer zu hohen Zufuhr

Zink ist relativ ungiftig. Außer bei sehr hohen Zufuhren treten keine Nebenwirkungen auf.

4.4 Mangan (chemisches Kürzel: Mn)

4.4.1 Aufgaben und Funktionen

Der Gesamtbestand des Erwachsenen an Mangan beträgt ca. 10-30 mg. Wie Zink ist auch Mangan in zahlreichen Enzymen enthalten. Ein Manganmangel kann daher zu schweren Ausfallerscheinungen führen.

Manganhaltige Enzyme spielen vor allem im Kohlenhydrat- und Fettstoffwechsel eine Rolle. Mangan ist aber als Bestandteil des Enzyms Superoxid-Dismutase indirekt auch ein „Antioxidans".

Mangan wird überwiegend durch den Stuhl ausgeschieden.

4.4.2 Vorkommen in Lebensmitteln

Mangan ist vor allem in Getreideprodukten, grünem Gemüse und in Nüssen enthalten, während tierische Nahrungsmittel wie Fleisch, Fisch und Milch relativ wenig Mangan enthalten.

4.4.3 Bedarf und Bedarfsdeckung

Der tägliche Bedarf liegt ca. bei 2-6 mg/Tag. Die durchschnittliche tägliche Aufnahme wurde mit 2-3 mg berechnet, während Vegetarier auf etwa 7 mg Mangan/Tag kommen können.

4.4.4 Mangelerscheinungen

Klinisch erkennbare Mangelerscheinungen werden praktisch nicht beobachtet. Erzeugt man bei Tieren experimentell einen Manganmangel, kommt es vor allem zu Wachstumsstörungen und Störungen der Knochenbildung.

4.4.5 Anwendungsgebiete

Psychische Störungen

Bei psychischen Störungen, z.B. Depressionen und altersbedingten Demenzen (Gedächtnisschwäche, Veränderungen der Persönlichkeit), wird neben einem Zinkmangel häufig auch ein Mangel an Mangan diskutiert.

Ob ein Mangel besteht, kann durch eine Blutanalyse festgestellt werden.

4.4.6 Nebenwirkungen einer zu hohen Zufuhr

Mangan ist bei oraler Verabreichung in einem sehr weiten Bereich nicht giftig. Es liegen keine Befunde vor, wonach durch eine erhöhte Manganaufnahme mit der Nahrung schädliche Wirkungen beobachtet worden sind.

4.5 Kupfer (chemisches Kürzel: Cu)

4.5.1 Aufgaben und Funktionen

Der Gesamtbestand des Menschen an Kupfer liegt zwischen 80 und 150 mg, wobei Kupfer vor allem in Muskulatur, Leber und Knochen vorkommt.

Wie die anderen Spurenelemente ist Kupfer Bestandteil zahlreicher Enzyme. Bisher sind 16 kupferhaltige Enzyme bekannt.

Die Ausscheidung erfolgt hauptsächlich über die Galle.

4.5.2 Vorkommen in Lebensmitteln

Kupfer ist vor allem in Leber, Nüssen, Vollkornprodukten und Hülsenfrüchten enthalten.

4.5.3 Bedarf und Bedarfsdeckung

Der Bedarf an Kupfer liegt zwischen 1 und 3 mg/Tag, was als tägliche Zufuhr empfohlen wird.

Bei einer Zufuhr von 2-5 mg/Tag ist die Kupferbilanz im allgemeinen ausgeglichen. Der Bedarf an Kupfer ist meist gedeckt.

Hinweis: siehe Nebenwirkungen
Bei Kupfer besteht die Gefahr einer zu hohen Zufuhr über das Trinkwasser. Bei Kupferleitungen und einem gleichzeitig zu niedrigen pH-Wert des Trinkwassers kann sich Kupfer im Trinkwasser lösen. Ausreichend Zink und Mangan hemmen eine zu hohe Kupferaufnahme und wirken daher schützend.

4.5.4 Mangelerscheinungen

Durch einen Kupfermangel wird die Eisenresorption verschlechtert und damit die Hämoglobin-Synthese vermindert. Das Symptom eines Kupfermangels ist daher eine mikrozytäre Anämie (Blutarmut mit zu kleinen roten Blutkörperchen).

4.5.5 Anwendungsgebiete

Eine zusätzliche Kupferzufuhr über die Deckung des Bedarfs hinaus ist nicht nötig.

4.5.6 Nebenwirkungen einer zu hohen Zufuhr

Eine chronisch zu hohe Kupferzufuhr wurde (und wird) vor allem in den USA diskutiert, wobei diese zu hohe Zufuhr durch den Kupfergehalt von Trinkwasser auftreten kann.

Trinkwasser wird in Haushalten (und Durchlauferhitzern) gelegentlich durch kupferhaltige Rohre geleitet. Ist das Wasser dabei relativ sauer (niedriger pH-Wert), kann sich dabei Kupfer lösen und ins Trinkwasser gelangen.

Eine dadurch chronisch stark erhöhte Kupferzufuhr wird im Zusammenhang mit psychischen Erkrankungen (z.B. Depression, Senilität) diskutiert.

Auch auf Rheuma, Diabetes mellitus und Herzerkrankungen soll Kupferüberlastung einen Einfluß haben.

Insbesondere Säuglingen schadet stark kupferhaltiges Trinkwasser; es kann dadurch eine lebensbedrohliche Leberzirrhose hervorgerufen werden.

Zink und Mangan vermindern zusammen mit Vitamin C die Kupferaufnahme und schützen daher vor Kupferüberschuß.

4.6 Selen (chemisches Kürzel: Se)

Das Spurenelement Selen wurde bereits unter „Antioxidanzien" kurz beschrieben, da Selen ein entscheidender Bestandteil antioxidativ wirkender Enzyme ist. Im folgenden wird Selen als Spurenelement noch einmal ausführlicher beschrieben.

4.6.1 Aufgaben und Funktionen

Der Gesamtbestand des Menschen an Selen beträgt ca. 10-15 mg. Selen ist ein notwendiger Bestandteil des Enzyms Glutathionperoxidase.

Dieses Enzym wandelt die im Organismus immer wieder auftretenden schädlichen, aktiven Formen von Sauerstoff, vor allem Peroxide, in unschädliche Substanzen um.

Neben den Enzymen Katalase (eisenhaltig!) und Superoxid-Dismutase (enthält Mangan, bzw. Zink und Kupfer) sowie den Antioxidanzien Vitamin A, C und E und Beta-Carotin gehört Selen auch dem antioxidativen System an, das den Organismus vor oxidativem Streß schützt.

Wie Vitamin C ist das selenhaltige Enzym Glutathionperoxidase vor allem in der wäßrigen Phase der Zelle wirksam.

Außerdem wirkt Selen als Gegenmittel (Antidot) gegenüber chronischen Belastungen mit Schwermetallen wie Blei, Cadmium und Quecksilber.

Tab. 37: Aufgaben von Selen im Stoffwechsel und seine sich daraus ergebenden Schutzwirkungen

Aufgabe	Schutzwirkungen
Schützt Zellen vor Freien Radikalen	Krebs Herzerkrankungen
Schützt Chromosomen vor Freien Radikalen	Stärkt Immunsystem Schützt Augen Rheuma
Schützt vor Strahlenwirkung	Entgiftung von Schwermetallen
Schützt die Leber	Lebererkrankungen

4.6.2 Vorkommen in Lebensmitteln

Selenreiche Nahrungsmittel sind Seefisch, Fleisch, Eier (davon besonders Eigelb) und auch Getreideprodukte. Da in Deutschland der Selengehalt der landwirtschaftlich genutzten Böden relativ gering ist, enthalten unsere heimischen Lebensmittel wenig Selen.

4.6.3 Bedarf und Bedarfsdeckung

Der Bedarf an Selen wird mit täglich 50 - 200 μg (0,05 - 0,2 mg)* angegeben. Manche Wissenschaftler sehen als optimale Aufnahme 250 - 300 μg. Die Deutsche Gesellschaft für Ernährung (DGE) empfiehlt 20-100 μg/Tag.

Die durchschnittliche Selenzufuhr in Deutschland ist mit ca. 40 - 60 μg recht niedrig und an der Grenze zu einer Mangelversorgung. Sie erreicht häufig nicht die international empfohlenen Zufuhrmengen und ist auch im Vergleich mit anderen Industrieländern gering.

Tab. 38: Selenaufnahme in verschiedenen Ländern

Land	**Selen pro Tag** (in μg)
Deutschland	40-60
USA	60-150
Kanada	150-200
Japan	150-200
Frankreich	60
England	60

Obwohl klinisch erkennbare Anzeichen eines Selenmangels in Deutschland bisher nicht beobachtet wurden, legt der niedrige Durchschnittswert nahe, daß es Risikogruppen mit einer ungenügenden Selenaufnahme gibt. Zudem muß bedacht werden, daß in Deutschland unter der Norm liegende Blutspiegel von Selen bei bestimmten Krankheiten festgestellt wurden, z.B. bei Herzinfarkt, koronarer Herzerkrankung, Krebs und Leberzirrhose.

Auch bei konservativster Deutung der vorliegenden Daten muß daraus geschlossen werden, daß die Selenversorgung des *gesunden Bundesbürgers nur knapp oberhalb des Mangelniveaus liegt.*

4.6.4 Mangelerscheinungen

Schwerer Selenmangel führt beim Menschen zu speziellen Formen einer „dilatativen Kardiomyopathie“ (krankhafte Vergrößerung des Herzens) und zu schweren Gelenkerkrankungen (Keshan-Krankheit).

Bei Tieren führt ein Mangel zu Störungen im Immunsystem, Leberschäden, Erkrankungen der Bauchspeicheldrüse, Muskelschwund und Funktionsstörungen der Augen.

*) Empfehlung der Weltgesundheitsorganisation (WHO)

4.6.5 Anwendungsgebiete

Zahlreiche Erkrankungen werden inzwischen mit statistischer Sicherheit mit einer nicht ausreichenden Selenversorgung in Zusammenhang gebracht. Daher ist es sinnvoll, die in Deutschland niedrige Selenaufnahme durch eine Nahrungsergänzung mit Selen zu erhöhen. Als Dosierung dürften dabei ca. 50 - 100 μg/Tag sinnvoll sein.

Erkrankungen, die mit einem Selenmangel in Zusammenhang stehen können

- geschwächtes Immunsystem
- Krebs
- Herzerkrankungen, wie z.B. Arteriosklerose
- Herzinfarkt
- rheumatische Erkrankungen
- Lebererkrankungen
- Diabetes mellitus
- Pankreas (Bauchspeicheldrüse)-Erkrankungen
- Augenerkrankungen, z.B. grauer Star
- Schwermetallvergiftungen

Bei all diesen Erkrankungen ist es zur Vorsorge (Prophylaxe) und zur Behandlung sinnvoll, eine ausreichende Selenversorgung sicherzustellen.

Krebs

Es gibt zahlreiche Daten, die einen Zusammenhang zwischen Krebs und Selenmangel nahelegen. Je geringer die Selengehalte der landwirtschaftlich genutzten Böden und damit die Selenzufuhr mit der Nahrung, desto häufiger tritt Krebs auf.

Selen hat einen Einfluß auf die Kanzerogenese (Entwicklung von Krebs). Durch die Gabe von Selen lassen sich Tumoren der Haut, Leber und des Dickdarms teilweise hemmen. Niedrige

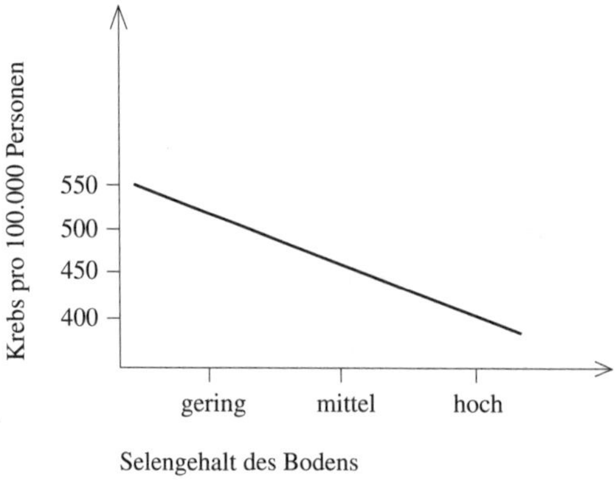

Abb. 8: Beziehungen zwischen Todesfällen durch Krebs und Selengehalt landwirtschaftlich genutzter Böden

Selenspiegel im Blut sind Anzeichen für ein erhöhtes Risiko, an Krebs zu erkranken.

Durch die Gabe von Selen werden die Nebenwirkungen von Krebs-Chemotherapeutika herabgesetzt, ohne daß gleichzeitig ihre Wirkung vermindert wird.

Herzerkrankungen

Eine Abnahme des Sterberisikos an Herz-Kreislauf-Erkrankungen mit zunehmendem Blutspiegel an Selen wurde mehrfach festgestellt.

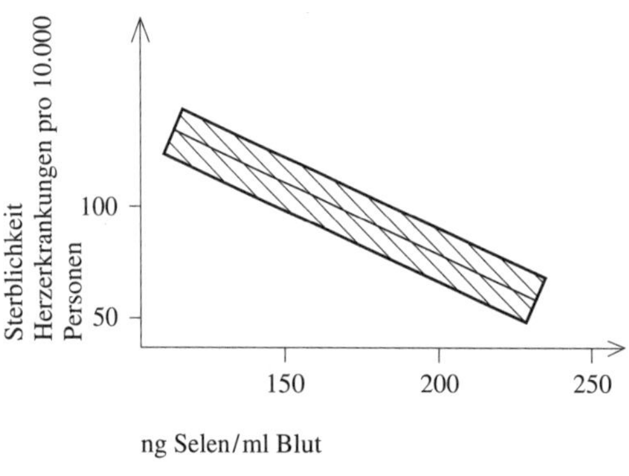

Abb. 9: Sterblichkeitsrate an Herz-Kreislauf-Erkrankungen im Vergleich zum Selenblutspiegel

Auch Zusammenhänge zwischen dem Auftreten von koronaren Herzerkrankungen und der Höhe der Selenaufnahme wurden aufgezeigt. Je höher die Selenzufuhr, desto weniger Erkrankungen traten auf.

Ein Zusammenhang zwischen der Sterblichkeitsrate an Herz-Kreislauf-Erkrankungen und ungenügender Selenversorgung gilt inzwischen als statistisch gesichert.

Rheumatische Erkrankungen

Bei rheumatischen Erkrankungen liegen meist erniedrigte Selenspiegel vor. Einige Untersuchungen weisen auf eine Besserung der klinischen Symptome durch die Gabe von Selen hin. Die *Britische Arthritis Gesellschaft* empfiehlt bei Rheuma die Gabe von Selen, zusammen mit Vitamin A, C und E.

Alterungsvorgänge

Im Alter geht der Selengehalt im Blut meistens zurück, ein Anzeichen für eine Unterversorgung. Ursache für einen Selenmangel im Alter dürfte eine zu einseitige Ernährung, Konservenkost und eine insgesamt geringe Nahrungsaufnahme sein.

Wegen der Zunahme von Krebs, Herzerkrankungen, Rheuma und Störungen des Immunsystems im Alter ist besonders im Alter eine Nahrungsergänzung von Selen wichtig.

Schwermetallbelastungen (Rauchen, Zahn-Amalgam)

Selen spielt eine wichtige Rolle bei der Entgiftung von Schwermetallen. Raucher haben z.B. hohe Cadmiumwerte bei gleichzeitig niedrigen Selenspiegeln. Selen entgiftet teilweise Cadmium, wird aber dabei gleichzeitig seinen Aufgaben als Antioxidans entzogen.

Ähnlich wird die Giftigkeit von Quecksilber durch Selen vermindert. Dadurch schützt Selen vor chronischen Vergiftungen des Organismus durch Zahn-Amalgam.

Schwermetallbelastungen können daher bei ungenügender Zufuhr von Selen den Mangel im Organismus verstärken und damit die Entstehung von Arteriosklerose und Krebs begünstigen.

Weitere Erkrankungen

Bei den folgenden Erkrankungen könnte ein Selenmangel ebenfalls eine Rolle spielen:

- Augenerkrankungen, z.B. grauer Star
- Lebererkrankungen
- Erkrankungen des Pankreas (Bauchspeicheldrüse)
- Darmerkrankungen (wegen verschlechterter Resorption).

4.6.6 Nebenwirkungen einer zu hohen Dosierung

Obwohl Selen bereits 1920 mit Erfolg als Arzneimittel bei inoperablen Krebserkrankungen eingesetzt wurde, galt es später als Gift. Erst nachdem man 1957 Selen als essentielles Spurenelement erkannte, wurde Selen wieder näher erforscht. Die tägliche Selenaufnahme sollte bei ca. 50 - 200 μg/Tag liegen.

Beim Menschen wurden bei einer täglichen Selenaufnahme von 2000 μg (=2 mg) keine Nebenwirkungen beobachtet.

In Japan führten lebenslange Zufuhren von ca. 500 μg/Tag, in China von 750 μg/Tag zu keinerlei Symptomen einer Überdosierung.

Um einen „Sicherheitsabstand" zu gewährleisten, sollte die Selenzufuhr auf Dauer 400 μg/Tag nicht überschreiten.

Kurzfristig können jedoch bis zu 1000 μg (=1 mg)/Tag gegeben werden.

Bei Einnahme von mehr als 3000 μg/Tag (=3 mg/Tag) über mehrere Monate treten gastrointestinale Störungen, Kopfschmerzen, Haarausfall und knoblauchartige Atemluft auf. Nach Absetzen der Selenzufuhr verschwinden diese Symptome nach 1-2 Wochen.

4.6.7 Wechselwirkungen (Resorptionsstörungen)

Die gleichzeitige Gabe von Vitamin C hemmt möglicherweise die Aufnahme (Resorption) von Selen, wenn Selen in Form von anorganischen Salzen, nämlich Natriumselenit, gegeben wird. Dies ist jedoch *nicht* der Fall, falls Selen in organischer Form, beispielsweise in Hefen (z.B. Bierhefe) verabreicht wird. Eine solche Verabreichung in Hefen wird in der orthomolukelaren Medizin bevorzugt.

4.7 Chrom (chemisches Kürzel: Cr)

4.7.1 Aufgaben und Funktionen

Erst im Jahre 1959 wurde Chrom als essentielles Spurenelement erkannt. Sein Gesamtkörperbestand beträgt 3-6 mg. Seine Bedeutung für den Menschen zeigt sich vor allem bei gestörter Glukosetoleranz, insbesondere im Alter und bei Diabetes. Chrom ist ein Bestandteil des sog. „Glukosetoleranzfaktors". Chrom ist jedoch kein Ersatz für Insulin, da seine Wirkung das Vorhandensein von Insulin voraussetzt.

4.7.2 Vorkommen in Lebensmitteln

Leber, Bierhefe und Weizenkeime sind reich an Chrom, während Fisch, Weißbrot und Zukker kaum Chrom enthalten.

4.7.3 Bedarf und Bedarfsdeckung

Der Tagesbedarf liegt zwischen 30 und 200 μg (0,03-0,2 mg). Die Höhe des Bedarfs hängt auch von der Höhe der Kohlenhydratzufuhr ab (je höher, desto mehr Chrom wird benötigt). Da Chrom teilweise sehr schlecht aus den Nahrungsmitteln aufgenommen wird, ist eine relativ zu geringe Chromversorgung keineswegs selten. Besonders die Aufnahme großer Mengen an Zucker kann zu einem Chrommangel führen. Die Aufnahme mit der Nahrung bewegt sich zumeist zwischen 30 und 140 μg/Tag.

4.7.4 Mangelerscheinungen

Starker Chrommangel zeigt sich beim Menschen in einer geschwächten Zuckertoleranz bis hin zu Diabetes-ähnlichen Erkrankungserscheinungen. Dies läßt sich durch eine geringere Ansprechbarkeit des Gewebes auf Insulin durch den Chrommangel erklären.

4.7.5 Anwendungsgebiete

Die Deckung des Bedarfs und die Vermeidung einer chronisch knappen Chromversorgung ist anscheinend von Bedeutung für die Entstehung von **Diabetes** und evtl. **Arteriosklerose.**

Die Bedeutung einer zu niedrigen Chromaufnahme wird immer wieder im Hinblick auf Alters-Diabetes diskutiert, ist aber bisher ebensowenig eindeutig nachgewiesen wie in bezug auf die Entstehung einer Arteriosklerose.

Trotzdem sollte aus Sicherheitsgründen auf eine ausreichende Chromversorgung geachtet werden.

4.7.6 Nebenwirkungen einer zu hohen Zufuhr

Für den Menschen liegen dazu keine Angaben vor.

1000 mg (1g) Chrom/Tag - dies ist ca. das 5000fache der für den Menschen empfohlenen Höchstdosis - zeigte bei Katzen keine schädlichen Wirkungen.

4.8 Molybdän (chemisches Kürzel: Mo)

4.8.1 Aufgaben und Funktionen

Der Gesamtbestand des Menschen an Molybdän beträgt ca. 10 mg.

Die Funktion des Molybdäns ergibt sich vor allem aus seinem Vorkommen in Enzymen, z.B. der Xanthin-Oxidase.

Die Ausscheidung erfolgt vorwiegend über die Nieren.

4.8.2 Vorkommen in Lebensmitteln

Die Molybdängehalte in der Nahrung spiegeln vor allem den Gehalt an Molybdän in Boden und Wasser wider und schwanken daher.

Getreide, Gemüse und Innereien gelten als molybdänreich.

4.8.3 Bedarf und Bedarfsdeckung

Der Molybdänbedarf liegt zwischen 60 und 500 μg/Tag (= 0,06-0,5 mg).

Über die Höhe der Bedarfsdeckung gibt es kaum Angaben. In den USA soll die tägliche Aufnahme zwischen 120 und 140 μg liegen.

4.8.4 Mangelerscheinungen

Ein Molybdänmangel, verursacht durch zu geringe Zufuhr mit der Nahrung, wurde bisher nicht eindeutig beobachtet.

4.8.5 Anwendungsgebiete

Außer einer Deckung des Mindestbedarfs gibt es für Molybdän bisher keine Anwendungsgebiete.

4.8.6 Nebenwirkungen einer zu hohen Zufuhr

Molybdänvergiftungen sind bisher nicht bekannt. In einigen Gegenden Armeniens ist die Molybdänzufuhr mit 10-15 mg/Tag - das ist ca. das 20-50fache der üblichen Zufuhr - extrem hoch. Diese hohe Zufuhr soll zu einem häufigen Auftreten von Gicht führen.

4.9 Jod (chemisches Kürzel: J)

4.9.1 Aufgaben und Funktionen

Der gesamte Jodbestand des Menschen beträgt nur ca. 10-15 mg. Davon sind ca. 80% in der Schilddrüse enthalten.

Die Essentialität (= Lebensnotwendigkeit) des Spurenelementes Jod beruht nach heutigen Erkenntnissen ausschließlich auf seiner Funktion als notwendiger Baustein von Schilddrüsenhormonen.

In neuester Zeit wird auch eine Rolle des Jods als „Antioxidans“ diskutiert. Dies hat zur Folge, daß inzwischen auch ein günstiger Einfluß von Jod auf die Atherosklerose für möglich gehalten wird.

4.9.2 Vorkommen in Lebensmitteln

Jod ist vor allem in Seefisch, aber auch in Eiern, Milch und Milchprodukten enthalten. Speisesalz enthält ebenfalls Jod, selbst wenn nicht zusätzlich Jod (jodiertes Speisesalz) zugesetzt wurde.

4.9.3 Bedarf und Bedarfsdeckung

Der Bedarf an Jod beträgt tägl. ca. 150-300 μg (0,15-0,3 mg) oder in der Woche ca. 1,5 mg.

Die Bedarfsdeckung ist in Deutschland im allgemeinen nicht ausreichend. In ganz Deutschland besteht ein Mangel an Jod.

Die Aufnahme beträgt im Mittel nur ca. 30-70 μg/Tag. Damit besteht vielfach ein tägliches Joddefizit. Jeder vierte bis fünfte Bundesbürger ist davon betroffen.

Bei ca. 6-8 Millionen Bundesbürgern besteht ein klinisch erkennbarer Jodmangel, d.h. eine vergrößerte Schilddrüse. Ältere Menschen sind besonders betroffen.

Deutschland gehört zu den Ländern mit ausgeprägtem Jodmangel. Schilddrüsenerkrankungen sind daher relativ häufig. Zahlreiche Institutionen fordern daher ein „nationales Jodprogramm".

Jod (und auch Fluor bzw. Selen) sind in Mitteleuropa Mangelelemente, weil die landwirtschaftlich genutzten Böden durch die Gletscher der Eiszeit und die daraus entspringenden Gewässer von Jod ausgelaugt wurden. Dementsprechend sind auch die Nahrungsmittel arm an Jod.

Früher galten die küstennahen Gebiete (im Gegensatz zum Alpenraum) wegen der Nahrungsgewohnheiten, d.h. häufiger Verzehr von Fisch mit hohem Jodgehalt, als sicher gegenüber Jodmangel. Dies ist heute nicht mehr der Fall. Nicht nur wird weniger Fisch verzehrt, sondern es wird auch Kochfisch bevorzugt. Dabei wird das Jod mit dem Kochwasser weggeschüttet.

4.9.4 Mangelerscheinungen

Bei langandauerndem Jodmangel kann es zur Ausbildung einer Jodmangel-Struma **(Kropf)** kommen, da nicht ausreichend Schilddrüsenhormon gebildet werden kann.

Die Schilddrüse macht dann den Versuch, den Jodmangel durch Wachstum, d.h. Vergrößerung und Vermehrung der Schilddrüsenhormon-produzierenden Zellen, auszugleichen. Die Schilddrüse wächst über ihre normale Größe hinaus. Ein Kropf entsteht.

Schwerer Jodmangel bei **Schwangerschaft** kann beim Kind zu **Kretinismus** führen, einer irreparablen Entwicklungsstörung, gekennzeichnet durch Zwergwuchs und mangelnder geistiger und sexueller Entwicklung. Schwangere müssen daher ganz besonders auf eine ausreichende Versorgung mit Jod achten.

Erste Anzeichen eines Jodmangels können **Abgeschlagenheit** und Depressionen sein.

4.9.5 Anwendungsgebiete

Kropf-Prophylaxe

Eine ausreichende tägliche Zufuhr von Jod verhindert das Entstehen von Kropf (Jodmangel-Struma).

Atherosklerose (Herzerkrankungen)

Seit neuestem wird für Jod auch eine „antioxidative" Wirkung diskutiert. Jodid ist wahrscheinlich ein „Radikalfänger" für das Hydroxyl-Radikal und hat einen Einfluß auf Peroxidasen und das Immunsystem (*Winkler et al.*: VitaMinSpur 7, 124 (1992)).

Aufgrund dieser antioxidativen Eigenschaften lassen sich die Befunde erklären, die immer wieder eine günstige Beeinflussung von Atherosklerose und Gefäßerkrankungen durch Jod nahelegen.

4.9.6 Nebenwirkungen einer zu hohen Dosierung

Jod ist ein natürliches Spurenelement. Durch die zusätzliche Jodzufuhr, z.B. mit jodiertem Speisesalz, Jodtabletten und durch jodhaltige Nahrungsergänzungen, wird lediglich der in der Natur bestehende Jodmangel ausgeglichen. Bei den dazu verwendeten geringen Mengen sind Nebenwirkungen so gut wie ausgeschlossen.

Bei älteren Menschen, bei denen wegen Jodmangels schon sehr lange ein Kropf besteht, kann bei dafür empfindlichen Personen durch die plötzliche Gabe von viel Jod eine Überfunktion der Schilddrüse entstehen. Dazu sind Dosierungen von mehr als 500 μg (0,5 mg)/Tag nötig.

Zwischen normalen Aufnahmen, die den Tagesbedarf abdecken und einer erhöhten Zufuhr, die akut oder chronisch schädliche Wirkungen haben kann, ist bei Jod durchaus eine breite Sicherheitsspanne gegeben.

Erst bei langandauernden Zufuhren von mehr als 1000-2000 μg/Tag (ca. 5-10fache empfohlene Tagesdosis) kann es zu einer Thyreoditis (Entzündung der Schilddrüse) kommen, die jedoch bei Verminderung der Jodzufuhr wieder verschwindet.

4.10 Fluor (chemisches Kürzel: F)

4.10.1 Aufgaben und Funktionen

Fluor ist in der Natur weit verbreitet. Auch der Gesamtbestand im menschlichen Organismus ist mit ca. 2-3 g relativ hoch. Dabei ist fast das gesamte Fluor in den Zähnen und in den Knochen konzentriert.

Die Weichteile des Menschen enthalten fast kein Fluor. Bisher konnte Fluor als Baustein für kein Enzym festgestellt werden.

Die Hauptaufgabe liegt im Aufbau von Zähnen und Knochen. Die Ausscheidung erfolgt über die Nieren.

4.10.2 Vorkommen in Lebensmitteln

Fluor ist in geringen Mengen in vielen Lebensmitteln, am meisten in Meeresfischen, enthalten. Hauptquelle ist jedoch das Trinkwasser.

4.10.3 Bedarf und Bedarfsdeckung

Bei Erwachsenen liegt der Bedarf bei 1,5-4 mg/Tag.

Kinder benötigen, bezogen auf das Körpergewicht, relativ mehr Fluor (Vermeidung von Karies, Entwicklung der Zähne).

Die Fluoraufnahme durch die Nahrung beträgt ca. 0,5 mg/Tag, die Hauptmenge stammt aus dem Trinkwasser. Der Fluorgehalt im Trinkwasser ist innerhalb Deutschlands recht unterschiedlich.

Im allgemeinen wird der Bedarf nur sehr knapp gedeckt.

4.10.4 Mangelerscheinungen

Echte Mangelerscheinungen sind nicht bekannt, außer man zählt Karies bzw. Osteoporose zu den Mangelerscheinungen.

4.10.5 Anwendungsgebiete

Karies-Prophylaxe

Seit ca. 60 Jahren ist bekannt, daß eine zu niedrige Zufuhr von Fluor das Entstehen von Karies begünstigt.

Daher wird in zahlreichen Ländern Fluor dem Trinkwasser zugesetzt, um den Gehalt auf 1 mg Fluor pro Liter Trinkwasser anzuheben. Damit verbunden war eine Verminderung von Karies bei Jugendlichen um ca. 50%.

In Deutschland wird dem Trinkwasser kein Fluor beigesetzt, obwohl der Fluorgehalt relativ niedrig ist. Es wird befürchtet, daß durch einen solchen Zusatz unter Umständen eine schädliche, zu hohe Aufnahme erfolgen kann (siehe Nebenwirkungen).

Um bei Kindern den Fluorbedarf zu decken, ohne schädliche Zufuhrbereiche zu erreichen, werden - je nach Alter - fluorhaltige Arzneimittel in Dosierungen von 0,25-1 mg empfohlen.

(Bei Erwachsenen sollte ebenfalls *maximal* 1 mg Fluor/Tag zusätzlich gegeben werden.)

Osteoporose

Die ergänzende Behandlung der Osteoporose (Knochenerweichung) mit Fluor war (und ist es teilweise heute noch) umstritten, da sowohl positive wie negative Berichte vorlagen. Dies lag daran, daß anscheinend sowohl eine zu niedrige wie eine zu hohe Dosierung ungünstig ist.

Eine Ergänzung der täglichen Ernährung mit ca. 1 mg Fluor ist für die Behandlung der Osteoporose sicherlich günstig.

4.10.6 Nebenwirkungen einer zu hohen Dosierung

Bei zu hoher Fluorbelastung werden hohe Mengen im Knochen gespeichert und damit wird langfristig die Gesundheit des Skeletts beeinträchtigt.

Erste Anzeichen einer Überdosierung sind punktförmige, weißliche Zahnschmelzveränderungen, die bereits bei einer chronischen täglichen Zufuhr von mehr als 6 mg auftreten können. Bei fortgesetzter Zufuhr von über 10 mg/Tag kann es zu Knochenveränderungen besonders im Bereich des Rückgrats und Beckens kommen.

Bei keinem anderen Spurenelement ist die „therapeutische Breite", d.h. die Differenz zwischen günstiger und schädlicher Dosierung, so eng wie bei Fluor. Dies ist der Hauptgrund, daß man in Deutschland von einer Fluoridierung des Trinkwassers abgesehen hat.

4.11 Schädliche Spurenelemente

Bei den bisher beschriebenen Spurenelementen lag die große Bedeutung in ihrer Lebensnotwendigkeit für den Stoffwechsel des Menschen.

Es gibt jedoch auch Spurenelemente, die für den Menschen schädlich sind. Besonders wichtig sind dabei:

4.11.1 Blei, Cadmium und Quecksilber

Durch genaue Kontrolle der Lebensmittel wird versucht, die Belastung mit diesen Substanzen möglichst niedrig zu halten. Die eigentliche Gefahr liegt jedoch in der Belastung des Menschen durch die Umwelt.

4.11.2 Blei

Erste Beschwerden bei Bleibelastungen sind Kopfschmerzen, Schlaflosigkeit, Reizbarkeit und Schwindelgefühle.

Die Hauptbelastung durch Blei wird durch die Verwendung von verbleitem Benzin verursacht. Seit der steigenden Verwendung bleifreier Kraftstoffe nimmt die Belastung ab.

4.11.3 Cadmium

Mit fortschreitendem Alter häuft sich Cadmium im Organismus an, da Cadmium vom Menschen nur sehr langsam ausgeschieden wird. Neben tierischen und pflanzlichen Nahrungsmitteln, vor allem Waldpilzen, bringt besonders das Rauchen eine Belastung durch Cadmium mit sich.

4.11.4 Quecksilber

Kommt in der Natur nur in sehr geringen Mengen vor. Seine starke industrielle Verarbeitung führte jedoch zu einer Belastung der Umwelt.

Die Amalgam-Füllungen der Zähne enthalten Quecksilber. Immer wieder wurden die möglicherweise schädlichen Wirkungen des evtl. aus Amalgam herausgelösten Quecksilbers diskutiert. Es bestehen umfangreiche „Altlasten“. Amalgam-Träger zeigen häufig erhöhte Quecksilberwerte in Blut und Urin. Meist geht ein erhöhter Quecksilberspiegel mit einem Mangel an **Selen** einher. Die Aufnahme von Selen kann in gewissem Umfang vor Quecksilbervergiftungen schützen.

Belastungen mit Quecksilber führen in erster Linie zu einem geschwächten Immunsystem mit sehr verschiedenen Symptomen. Bei „diffusen“ Erkrankungen, die mit dem Immunsystem zusammenhängen, sollte daher vor allem bei Amalgam-Trägern auch an eine chronische Quecksilbervergiftung gedacht werden.

Solche Vergiftungen sind an überhöhten Quecksilberwerten im Blut bzw. Urin erkennbar.

Anmerkung:
Neben Gastwirten haben Zahnärzte in Deutschland die niedrigste Lebenserwartung. Die Ursache dafür ist noch heftig umstritten, könnte aber in der hohen Quecksilberbelastung liegen, der Zahnärzte ausgesetzt sind. So ist bei Zahnärzten in manchen Organen, z.B. in der Hypophyse (Hirnanhangsdrüse), Quecksilber stark erhöht.

Literatur zu Spurenelementen

Bücher, allgemeine Publikationen

Bäßler, K. et al.: Grundbegriffe der Ernährungslehre. Springer Verlag 1987.

Chandra, R. K.: Effect of Vitamin and Trace-Element Supplementation on Immune Responses and Infection in Elderly Subjects. The Lancet **340,** 1124 (1992).

Daniel, H. et al.: Ernährung und Immunsystem. Deutsche Apotheker-Zeitung **131,** 61 (1991).

Erchinger, U.: Spurenelement-Versorgung Erwachsener in der Bundesrepublik Deutschland. Ernährungsumschau **39,** 203 (1992).

Kasper, H.: Ernährungsmedizin und Diätetik. Verlag Urban und Schwarzenberg 1987.

Lang, K.: Biochemie der Ernährung. Steinkopf Verlag 1984.

Mucke, W.: Geringe Konzentration, aber große Bedeutung: Mineralstoffe und Spurenelemente. Natura-med **7,** 446 (1992).

Schnittger, F.: Mineralstoffe und Spurenelemente. Selecta **16** (1992).

Zipp, K. E.: Bedeutung von Mineralstoffen und Spurenelementen. Natura-med **6,** 417 (1991).

Publikationen über einzelne Spurenelemente

Von den Alpen bis zur Küste – in ganz Deutschland besteht ein Mangel an Jod. Ärzte-Zeitung vom 19.02.1993.

Das Bundesgesundheitsamt fordert ein nationales Jodprogramm. Ärzte-Zeitung vom 19.02.1993.

Chronischer Zinkmangel führt zu schweren Immundefiziten. Ärzte-Zeitung vom 05.03.1993.

Dallibor, F.: In der Bundesrepublik Deutschland nimmt der Selengehalt des Bodens nach Süden ab. Ärzte-Zeitung, Sonderdruck, Januar 1989.

Ohne Eisen gäbe es keinen Sauerstoff-Transport. Ärzte-Zeitung vom 09.02.1993.

Ist die Fluorid-Behandlung bei Osteoporose indiziert? Ärzte-Zeitung vom 01.03.1993.

Goode, H. F. et al.: Evidence of Cellular Zinc Depletion in Hospitalized but not in Healthy Elderly Subjects. Age and Aging **20,** 346 (1992).

Gruber, F. O.: Die Klinik des Selenmangels im Alter. Erfahrungsheilkunde **9,** 544 (1989).

Gruber, F. O.: Selen und Alter. VitaMinSpur **4,** 74 (1989).

Hartfiel, W. et al.: Selenmangel in der Bundesrepublik. Aktuelle Ernährungsmedizin **3,** 85 (1988).

Kaltwasser, J. P.: Eisenmangel – was sich dahinter verbergen kann. Therapiewoche **41,** 2378 (1991).

Kinder sollten eine Fluorid-Zulage bekommen. Ärzte-Zeitung vom 01.03.1993.

Kupfer, Bestandteil von 16 essentiellen Metalloproteinen. Ärzte-Zeitung vom 11.02.1993.

Mangan ist Co-Faktor bei vielen biochemischen Prozessen. Ärzte-Zeitung vom 15.02.1993.

Müller, U.: Zur Wirkung einer adjuvanten Selensupplementierung bei Patienten mit chronischer Polyarthritis. VitaMinSpur **5,** 113 (1990).

Orter, O. et al.: Tägliche Selenaufnahme westdeutscher Erwachsener mit der Nahrung. Erfahrungsheilkunde **9,** 536 (1989).

Porcher, H.: Selen und die menschliche Gesundheit. Erfahrungsheilkunde **8,** 479 (1988).

Schicha, H.: Jodprophylaxe sollte gesetzlich vorgeschrieben werden. Ärzte-Zeitung vom 23.03.1993.

Schmidt, K. H.: Präventive und therapeutische Bedeutung von Selen. Zeitschrift für Allgemeinmedizin **63,** 891 (1987).

Schmidt, K., Bayer, W.: Selen: Aktueller Entwicklungsstand. VitaMinSpur **7,** Suppl. 1 (1992).

Schrauzer, G. N.: Selen in der Biochemie und Medizin. Apotheker-Journal **6,** 152 (1989).

Watts, D. L.: The Nutritional Relationships of Chromium. Journ. Orthomolecular Medicine **4,** 17 (1989).

Watts, D. L.: The Nutritional Relationships of Copper. Journ. Orthomolecular Medicine **4,** 99 (1989).

Watts, D. L.: The Nutritional Relationships of Iron. Journ. Orthomolecular Medicine **3,** 110 (1988).

Watts, D. L.: The Nutritional Relationships of Manganese. Journ. Orthomolecular Medicine **5,** 219 (1990).

Watts, D. L.: The Nutritional Relationships of Zinc. Journ. Orthomolecular Medicine **3,** 63 (1988).

Winkler, R. et al.: Jodid – ein potentielles Anti-Oxidans. VitaMinSpur **7,** 124 (1992).

Wischnik, A.: Zink – Auf der Spur eines Spurenelements. Therapiewoche **42,** 172 (1992).

5. Fette und Fettsäuren

5.1 Aufbau der Fette und Fettsäuren

5.1.1 Allgemeines

Fette (Lipide) sind Verbindungen (Ester) eines Alkohols mit der organischen Säuregruppe (Carboxylgruppe) einer Fettsäure.

Bei Triglyceriden, Neutralfetten) handelt es sich um den dreiwertigen Alkohol Glycerin mit je einer Fettsäure pro Alkoholgruppe.

Struktur eines Triglycerids (Neutralfettes):

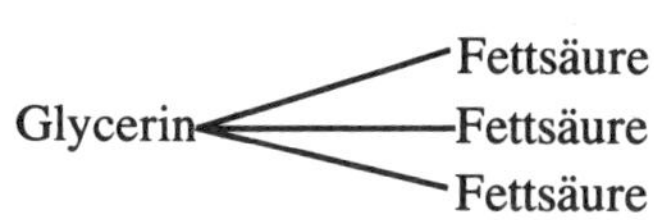

In der orthomolekularen Medizin und für den Stoffwechsel des Menschen spielt Glycerin - außer als Energielieferant - keine Rolle. Von großer Bedeutung sind jedoch die Fettsäuren, die bei der Verdauung aus den Fetten freigesetzt werden und wichtige Wirkungen im Stoffwechsel entfalten.

5.1.2 Systematische Einteilung der Fettsäuren

In der Nahrung kommen verschiedene Arten von Fettsäuren vor, z.B.

- gesättigte Fettsäuren
- (einfach) ungesättigte Fettsäuren
- (mehrfach) ungesättigte Fettsäuren
- Omega-3-Fettsäuren
- Omega-6-Fettsäuren.

Um die Bezeichnungen besser zu verstehen, wird im folgenden auf Klassifikation und Struktur der verschiedenen Fettsäuren etwas näher eingegangen.

Fettsäuren sind sog. „Carbonsäuren" (Säuren, nur aus einem Kohlenstoffgerüst bestehend) mit mehr als sechs Kohlenstoffatomen.

Natürliche Fettsäuren haben fast immer mehr als 14 Kohlenstoffatome (Ausnahme: Kokosöle bzw. Palmöle enthalten vorwiegend Fettsäuren mit nur 8-12 Kohlenstoffatomen, sog. „mittelkettige" Fettsäuren in Form von Triglyceriden).

Außerdem kommen in natürlichen Fetten fast ausschließlich Fettsäuren mit einer geraden Anzahl an Kohlenstoffatomen vor (z.B. 14, 16, 18 etc. Kohlenstoffatome, nicht jedoch 15 oder 17).

Fettsäuren, die *nur* Kohlenstoff-**Einfach**bindungen enthalten, sind gesättigte Fettsäuren.

Fettsäuren mit *einer* sog. Kohlenstoff-**Doppel**bindung = (einfach) ungesättigte Fettsäuren.

Fettsäuren mit *zwei* oder *mehreren* Kohlenstoff-**Doppel**bindungen = mehrfach ungesättigte Fettsäuren.

5.1.3 Was sind Omega-3- bzw. Omega-6-Fettsäuren?

Bei diesen Fettsäuren handelt es sich immer um mehrfach ungesättigte Fettsäuren.

Die Kohlenstoffatome einer Fettsäure werden fortlaufend mit arabischen Ziffern numeriert. So ergibt sich für jede Fettsäure zusätzlich zu ihrem Eigennamen eine Zahl, welche die gesamte Anzahl der Kohlenstoffatome (=C) der Fettsäure angibt, z.B. für Linolsäure die Zahl 18.

Bei einfach oder mehrfach ungesättigten Fettsäuren wird außerdem die Anzahl der Kohlenstoff-Doppelbindungen angegeben, z.B. hat Linolsäure 2 Doppelbindungen.

Zudem ist die Stellung der Doppelbindungen von größter Bedeutung, d.h. bei welchem Kohlenstoffatom die erste (von mehreren) Doppelbindung auftritt, vom endständigen Kohlenstoffatom an gerechnet. Bei natürlichen Fettsäuren ist dies entweder beim 3. oder beim 6. Kohlenstoffatom der Fall. Danach bezeichnet man die jeweilige Fettsäure als Omega-3- (auch n-3) oder Omega-6- (auch n-6) Fettsäure. Bei Linolsäure ist die erste (von insgesamt 2) Doppelbindungen am Kohlenstoffatom Nummer 6, also ist Linolsäure eine Omega-6-Fettsäure.

Beispiel

Linolsäure = mehrfach ungesättigte Fettsäure

Linolsäure C 18:2, Omega (n)-6
C 18 = 18 Kohlenstoffatome
:2 = 2 Doppelbindungen
Omega 6 = erste Doppelbindung am sechsten Kohlenstoffatom, vom endständigen Kohlenstoffatom an gerechnet.

Systematik der Fettsäuren:

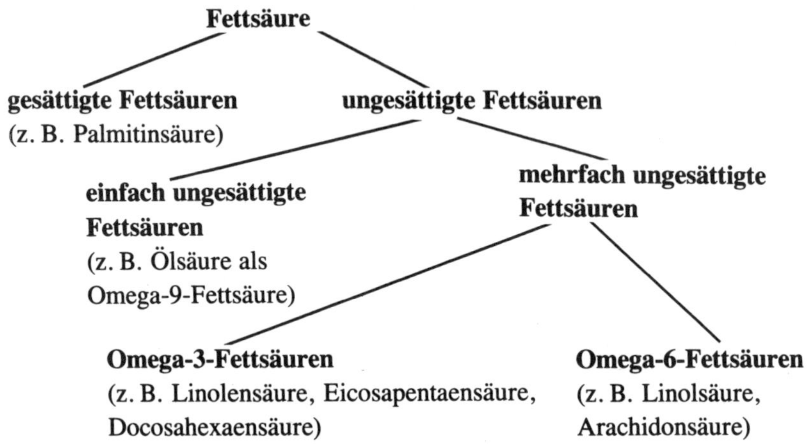

Tab. 39: Die wichtigsten gesättigten und ungesättigten Fettsäuren

Fettsäure	Zahlenformel
gesättigt	
z. B. Palmitinsäure,	C 16 (16 Kohlenstoffatome, keine Doppelbindung)
Stearinsäure	C 18 (18 Kohlenstoffatome)
einfach ungesättigt	
z. B. Ölsäure	C 18:1, Omega-9 (18 Kohlenstoffatome, eine Doppelbindung am 9. Kohlenstoff)
mehrfach ungesättigt	
a) Omega-3-Fettsäuren:	
z. B.	
Linolensäure	C 18:3, Omega-3 (18 C-Atome, 3 Doppelbindungen – erste Doppelbindung am 3. Kohlenstoff) vom Methylende des Moleküls gezählt
Eicosapentaensäure	C 20:5, Omega-3 (5 Doppelbindungen)
Docosahexaensäure	C 22:6, Omega-3 (6 Doppelbindungen)
b) Omega-6-Fettsäuren	
z. B.	
Linolsäure	C 18:2, Omega-6 (18 C-Atome, 2 Doppelbindungen, erste Doppelbindung am 6. Kohlenstoff) vom Methylende des Moleküls gezählt
Arachidonsäure	C 20:4, Omega-6

Essentielle Fettsäuren und ihr natürliches Vorkommen

Der Mensch nimmt Fettsäuren mit der Nahrung auf. Gesättigte (z.B. Palmitinsäure) und einfach ungesättigte Fettsäuren (Ölsäure) kann der Organismus auch selbst (z.B. aus Zucker) herstellen.

Mehrfach ungesättigte Fettsäuren, wie z.B. Omega-3- und Omega-6-Fettsäuren, können jedoch nicht vom Organismus synthetisiert werden. Da diese Fettsäuren aber lebenswichtig (essentiell) sind, müssen sie in ausreichender Menge mit der Nahrung zugeführt werden.

Omega-3- und Omega-6-Fettsäuren sind daher essentielle Fettsäuren.

Omega-3- können nicht in Omega-6-Fettsäuren umgewandelt werden, das gleiche gilt für den Umbau von Omega-6 in Omega-3. Beide sind daher essentielle Nährstoffe.

Tab. 40: Essentielle Fettsäuren

Omega-6-Fettsäuren:	Linolsäure, Arachidonsäure*
Omega-3-Fettsäuren:	Linolensäure**, Eicosapentaensäure***, Docosahexaensäure***

*) Arachidonsäure kann aus Linolsäure gebildet werden
**) Linolensäure kann durch Eicosapentaensäure im Organismus weitgehend ersetzt werden
***) Diese Fettsäuren werden beim Menschen nur in sehr geringem Umfang aus Linolensäure aufgebaut

Omega-3 bzw. Omega-6 sind daher nicht etwa nur belanglose (chemische) Bezeichnungen, sondern kennzeichnen zwei sehr verschiedene „Familien" von Fettsäuren, deren Stoffwechselwege unterschiedlich sind, die sich aber gegenseitig stark beeinflussen. Die Zufuhr *beider* Fettsäure-Familien ist für den Menschen essentiell.

Innerhalb der jeweiligen Familie ist ein Aufbau bzw. Abbau zumindest teilweise möglich.

Omega-6-Fettsäuren: Aus der Linolsäure können Säugetiere die Arachidonsäure aufbauen.

Omega-3-Fettsäuren: Aus der Linolensäure kann der Mensch Eicosapentaensäure, allerdings nur sehr begrenzt und in sehr geringen Mengen, herstellen.

Natürliche Vorkommen

Omega-6-Fettsäuren (Linolsäure-Familie)

In Pflanzenblättern wird die Muttersubstanz der Omega-6-Fettsäure-Familie, die Linolsäure, aus gesättigten Fettsäuren gebildet. Linolsäure ist die wesentliche Speicherform pflanzlicher Fette und daher in hohen Konzentrationen in Pflanzensamen gespeichert.

Besonders reich an Linolsäure sind vor allem Sojaöl, Sonnenblumenöl, Weizenkeimöl, Maisöl, Pflanzen- und Diätmargarine. Olivenöl enthält wesentlich weniger Linolsäure.

Aber sogar tierische Fette enthalten noch beträchtliche Mengen an Linolsäure, z.B. auch Butter.

Omega-3-Fettsäuren (Linolensäure-Familie)

Der Umwandlungsschritt von Omega-6-Fettsäuren zu Omega-3-Fettsäuren (Linolensäure-Familie) findet nur in grünen Blättern, Algen, Moosen und Farnen statt. Säugetiere, auch der Mensch, können diese Umwandlung nicht durchführen.

Die Omega-3-Fettsäure Linolensäure kommt daher ebenfalls in Pflanzenölen vor, allerdings meistens in weit geringerer Menge als Linolsäure (nur ca. 1-10% des Gehaltes von Linolsäure).

Nur Sojaöl, Leinsamenöl, Walnußöl und das neue Rapsöl enthalten wesentliche Mengen an Linolensäure. In allen gebräuchlichen Pflanzenfetten überwiegen bei weitem die Omega-6-Fettsäuren. Die hochungesättigten, ultralangen Omega-3-Fettsäuren Eicosapentaen- und Docosahexaensäure können vom Menschen (im Gegensatz zu Arachidonsäure aus Linolsäure) nur in geringem Maße aus der Linolensäure hergestellt werden. Sie werden jedoch von Algen, Moosen und Farnen gebildet. Diese Fettsäuren finden sich daher in hoher Konzentration in Fischen, vor allem in Kaltwasserfischen wie Makrele, Hering, Lachs, Forelle. (Der Grund hierfür ist, daß Fische sich von Algen ernähren = Anreicherung der Omega-3-Fettsäuren in der Nahrungskette.)

Auch das Fleisch wildlebender Tiere enthält relativ sehr viel, nämlich bis zu 5% Eicosapentaensäure, da sich diese Tiere unter anderem auch von Moosen und Farnen ernähren.

Fleisch von gemästeten Nutztieren enthält nur geringe Spuren an Omega-3-Fettsäuren, jedoch viel an der Omega-6-Fettsäure Arachidonsäure.

5.2 Bedarf an essentiellen Fettsäuren

5.2.1 Omega-6-Fettsäuren (Linolsäure-Familie)

Ursprünglich wurden von den Fettsäuren nur die Omega-6-Fettsäuren und dabei die Linolsäure als essentiell angesehen. (Die Omega-6-Fettsäure Arachidonsäure wird im menschlichen Organismus aus Linolsäure gebildet. Sie ist daher nicht essentiell.)

Der Bedarf beträgt ca. 7-10 g/Tag. Mangelsymptome sind: Wachstumsstörungen, Hautveränderungen, Infektanfälligkeit etc. Ein Mangel an Omega-6-Fettsäuren ist bei der heutigen Ernährung äußerst selten und tritt eigentlich nur auf bei wochenlanger, fettfreier, intravenöser Ernährung.

5.2.2 Omega-3-Fettsäuren (Linolensäure-Familie)

Erst seit jüngerer Zeit (etwa seit 1980) weiß man, daß auch Omega-3-Fettsäuren für den Menschen lebenswichtige Nährstoffe sind. Der Bedarf an Omega-3-Fettsäuren ist allerdings noch nicht exakt definiert, da man hier wegen der langsamen Umwandlung von Linolensäure zu den langkettigen Omega-3-Fettsäuren Eicosapentaen- und Docosahexaensäure unterschiedliche Bedarfszahlen für die drei Fettsäuren diskutieren muß. So wird für diese Fettsäuren sowohl ein minimaler wie ein optimaler Bedarf angegeben:

Dabei kann davon ausgegangen werden, daß z.B. bei bestimmten chronischen Erkrankungen die optimalen Dosen bis zum Doppelten oder Dreifachen höher liegen können.

Klinisch erkennbare Anzeichen eines Mangels an Omega-3-Fettsäuren (z.B. Hautveränderungen) treten beim Erwachsenen erst nach einer langen Periode ihres fast völligen Fehlens in der Nahrung auf. Praktisch ist dies nur unter Extrembedingungen (z.B. längere fettfreie, intravenöse Ernährung) der Fall. Bei Säuglingen und Kleinkindern kann es jedoch relativ schnell zu Mangelerscheinungen, z.B. Wachstumsverzögerungen, zentralnervösen und visuellen Störungen, kommen.

Säuglingsnahrungen werden daher seit 1993 auch Omega-3-Fettsäuren (Fischöle) zugesetzt!

Von weitaus größerer Bedeutung als ein direkter Mangel an Omega-3-Fettsäuren ist jedoch ihre langfristig zu niedrige Aufnahme im Verhältnis zur relativ hohen Zufuhr an Omega-6-Fettsäuren aufgrund unserer heutigen Ernährungsweise.

Dadurch weicht das Verhältnis Omega-6-: Omega-3-Fettsäuren entscheidend von der Relation ab, an welche der Mensch durch die Evolution angepaßt ist.

5.2.3 Das Verhältnis von Omega-6- zu Omega-3-Fettsäuren
oder
Was könnte mit unserer Ernährung in bezug auf die Fettsäuren nicht stimmen?

Die Nahrung des Menschen war über Zehntausende von Jahren fettarm und enthielt immer relativ viel an Omega-3-Fettsäuren, die ja nicht nur vorwiegend in Fischen, sondern vor allem auch in freilebenden Wildtieren, die sich u. a. von Blättern, Moosen, Farnen ernähren, vorkommen. Das Verhältnis Omega-6:Omega-3 dürfte ca. 4:1 betragen haben.

Wahrscheinlich ist der menschliche Stoffwechsel durch die Evolution an ein solches Verhältnis angepaßt. Erst mit dem Übergang zu Ackerbau und Viehzucht, der nach biologischer Zeitrechnung erst vor kurzem stattgefunden hat, und vor allem seit der „Industrialisierung“ von Ackerbau und Viehzucht (Masttierhaltung!) in den letzten 100 Jahren, stieg die Aufnahme von Fett insgesamt. Zudem wurden immer mehr

Tab. 41: Minimaler und normaler Bedarf an Omega-3-Fettsäuren

	Minimaler Bedarf	Normaler Bedarf
Linolensäure	0,3 g/Tag	1-1,2 g/Tag
Langkettige Omega-3-Fettsäuren (z.B. in Fischölen)	0,1-0,2 g/Tag	ca. 0,5 g/Tag

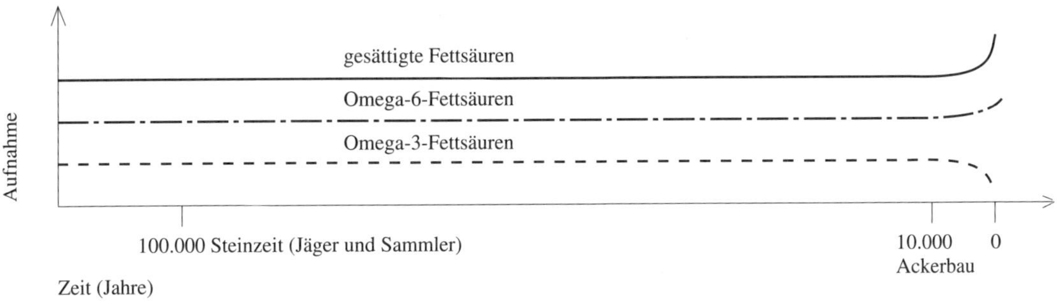

Abb. 10: Veränderung der Zufuhr von Fettsäuren in der Entwicklungsgeschichte des Menschen

Omega-6-Fettsäuren und immer weniger Omega-3-Fettsäuren aufgenommen, da der Verzehr von Fisch zurückging, und das Fleisch freilebender Tiere durch das Fleisch von Masttieren ersetzt wurde.

Während früher das Verhältnis Omega-6: Omega-3 ca. 4:1 betrug, beträgt es heute in Europa und den USA ca. 20:1.

Während dieser Veränderungen in den letzten 100-150 Jahren stieg auch die Todesrate durch Herzerkrankungen stark an. Auch verglichen mit einigen heutigen Bevölkerungsgruppen zeigt sich, daß die Aufnahme höherer Mengen an Omega-3-Fettsäuren (vor allem aus Fisch) mit einer niedrigeren Rate von Herzerkrankungen einhergeht, z.B. bei Japanern und Eskimos.

In Japan, dem einzigen Industrieland mit einem hohen Verzehr von Omega-3-Fettsäuren in Form von Fisch, liegt die Infarktrate immer noch sehr niedrig, steigt aber in jüngster Zeit parallel mit dem Vordringen westlicher Ernährungsgewohnheiten ebenfalls an.

Bezeichnenderweise enthält Muttermilch trotz unserer heutigen Ernährungsbedingungen die Omega-3-Fettsäuren Eicosapentaensäure und Docosahexaensäure, um ein rasches Gehirnwachstum in den ersten Lebensmonaten des Kindes zu gewährleisten. („Fisch ist Hirnnahrung", hieß eine alte Volksweisheit!)

Die Aufnahme von Omega-3-Fettsäuren muß daher in unserer Ernährung erhöht werden, gleichzeitig sollte die Zufuhr von Omega-6-Fettsäuren, vor allem der vorwiegend in Fleisch enthaltenen Arachidonsäure, vermindert werden. Dies kann praktisch nur erreicht werden durch den erhöhten Verzehr von Fisch (oder Ergänzung der Nahrung mit Fischöl), gleichzeitig sollte der Fleischverbrauch vermindert werden. Zudem dürfte es günstig sein, mehr **Olivenöl** (mit der „diät-neutralen" Omega-9-Fettsäure -Ölsäure-) zu verwenden, anstelle von Pflanzenmargarine oder Pflanzenölen mit einem hohen Gehalt an Omega-6-Fettsäure, wie z.B. Sojaöl, Maiskeimöl, Distelöl (Safflöröl), Sonnenblumenöl.

Walnußöl und Weizenkeimöl als pflanzliche Öle sind dagegen ebenfalls günstig (s. Tab. 43, S. 124).

5.3. Vor „Trans"-Fettsäuren (gehärteter Margarine) wird gewarnt!

Kohlenstoff-Doppelbindungen können in zwei Formen, in der „Cis"-Form oder in der

Tab. 42: Verhältnis Omega-6-:Omega-3-Fettsäuren in Körperfetten und Häufigkeit von Herzerkrankungen

	Omega-6:Omega-3	Todesfälle durch Herzerkrankungen
Europa, USA	ca. 20	40%
Japan	ca. 10	12%
Eskimos	ca. 1	7%

Tab. 43: Verhältnis Omega-6-:Omega-3-Fettsäuren in verschiedenen Fetten und Ölen

Lebensmittel	**Omega-6:Omega-3**
Pflanzenöle	
Sojaöl	7
Maisöl	55
Weizenkeimöl	7
Saffloröl (Distelöl)	150
Sonnenblumenöl	120
Erdnußöl	50
Olivenöl*	16
Walnußöl	4
Diätöl	300
Margarine	
Diätmargarine	27
Pflanzenmargarine	10
Standardmargarine	10
Fische und Fischöle	0,1-0,2 (!!)

*) Enthält jedoch insgesamt nur *wenig* Omega-6- bzw. Omega-3-Fettsäuren.

„Trans“-Form, vorkommen. Alle *natürlichen* einfach oder mehrfach ungesättigten Fettsäuren kommen *nur* in der „Cis“-Form vor. An diese Form ist der Mensch von der Evolution her angepaßt. „Gehärtete“(=„hydrierte“) Margarinen enthalten jedoch auch, aufgrund ihrer industriellen Bearbeitung, „Trans“-Fettsäuren, wie sie in der Natur kaum vorkommen. Die orthomolekulare Medizin warnt seit vielen Jahren vor dem übermäßigen Verzehr solcher Trans-Fettsäuren, wie sie in vielen *gehärteten* Margarinen vorkommen, mit der Begründung, Trans-Fettsäuren seien unnatürlich und ihre langfristige Auswirkung auf die Gesundheit nicht genau genug bekannt.

Warum werden flüssige Pflanzenöle überhaupt „gehärtet“?

Pflanzenöle sind um so flüssiger, je mehr mehrfach ungesättigte Fettsäuren (in natürlicher Cis-Form) enthalten sind. Die flüssigen Pflanzenöle werden zähflüssiger und liegen schließlich als streichfähige Margarine oder Backfett vor, da durch den chemischen Vorgang der Hydrierung (=Härtung) ein Teil der Doppelbindungen beseitigt wird, bzw. die Cis-Form in die Trans-Form umgewandelt wird. Solche Margarine oder Backfette nennt man gehärtet oder teilweise gehärtet (oder hydriert). Sie enthalten immer auch Trans-Fettsäuren.

Mehrmals hatten vor allem „orthomolekulare“ Wissenschaftler darauf hingewiesen, daß es einen Zusammenhang zwischen dem Konsum von gehärteten Fetten mit Trans-Fettsäuren und Herzerkrankungen geben könnte. Inzwischen ist ein solcher Zusammenhang nachgewiesen. Gehärtete Pflanzenöle und Margarine sollten daher in *größeren* Mengen nicht auf Dauer verzehrt werden (es gibt auch nicht gehärtete Diät-Margarine). Die Aufnahme geringer Mengen an Trans-Fettsäuren ist wahrscheinlich ohne Probleme und läßt sich auch nicht gänzlich vermeiden, da sie bei der Herstellung von Backwaren, Weißbrot etc. verwendet werden (durch Zusatz von Margarine).

In einer Langzeit-Studie an 90 000 Krankenschwestern in den USA wurde festgestellt, daß unabhängig von anderen Risikofaktoren, Frauen, die jahrelang täglich mehr als 20 g gehärteter Margarine zu sich nahmen, ein höheres Herzinfarktrisiko hatten als Frauen, die nur 10 g oder weniger Margarine am Tag aßen.

Hinweis:

Bei Margarine ist auf dem Etikett deklariert (meist unter dem Stichwort: Zutaten), ob gehärtete (hydrierte) Fette enthalten sind.

Zusammenfassend läßt sich dazu schlagwortartig feststellen: *Nicht in der Margarine steckt das prophylaktische Heil, sondern in den Fischen.*

5.4 Stoffwechsel der mehrfach ungesättigten Fettsäuren (Omega-3- bzw. Omega-6-Fettsäuren) und seine Auswirkungen

Der Stoffwechsel der mehrfach ungesättigten Fettsäuren ist kompliziert und kann daher hier nur sehr vereinfacht dargestellt werden.

Die mehrfach ungesättigten Fettsäuren sind die Ausgangssubstanzen für die körpereigene Herstellung der sog. „Eicosanoide", die als „Gewebshormone" an zahlreichen entscheidenden Stoffwechselprozessen beteiligt sind.

Die wichtigsten Eicosanoide sind:

- Prostaglandine
- Prostacycline
- Thromboxane
- Leukotriene

Aus Omega-3- bzw. Omega-6-Fettsäuren entstehen *verschiedene* Eicosanoide, die miteinander möglichst in einem optimalen Gleichgewicht stehen sollten. Dabei konkurrieren die Fettsäuren um die *gleichen* Enzyme, so daß bei einem Nahrungsüberangebot von Omega-6-Fettsäuren – dies ist heute der Normalfall – der Stoffwechsel der Omega-3-Fettsäuren eingeschränkt ist und umgekehrt. Dies ist der tiefere Grund dafür, warum das *Verhältnis* von Omega-6- zu Omega-3-Fettsäuren in der Nahrung so entscheidend ist und nicht nur ihre absolute Menge.

Eicosanoide sind als Gewebshormone unter anderem im wesentlichen beteiligt an folgenden Vorgängen:

a) Thrombozyten-Aggregation (Zusammenballung der Blutplättchen) und Blutgerinnung = Auswirkung auf Herzerkrankungen,

b) entzündliche Prozesse = Auswirkung auf z.B. Rheuma und Psoriasis, aber auch Herzerkrankungen,

c) Zellteilung = Auswirkung evtl. auf Krebs.

Besonders im Hinblick auf die Blutplättchen (Thrombozyten) und Blutgerinnung sowie ihre entzündungshemmenden Wirkungen unterscheiden sich die Eicosanoide aus Omega-3- bzw. Omega-6-Fettsäuren.

Omega-3-Fettsäuren hemmen die Zusammenballung von Blutplättchen (Thrombozyten-Aggregation), wirken blutgefäßerweiternd (vasodilatatorisch) und erhöhen die Fließfähigkeit des Blutes.

Alle diese Faktoren mindern das Arteriosklerose-Risiko.

Außerdem entstehen aus Omega-3-Fettsäuren mehr entzündungshemmende Substanzen als aus Omega-6-Fettsäuren. Dies ist die Grundlage für den Einsatz von Omega-3-Fettsäuren (Fische bzw. Fischöle) bei entzündlichen Prozessen, wie z.B. Rheuma, Psoriasis. Die entzündungshemmende (anti-inflammatorische) Wirkung ist aber ebenfalls wichtig für die Verminderung des Arteriosklerose-Risikos.

Omega-3-Fettsäuren beeinflussen auch den Fettstoffwechsel. Dabei werden die „Triglyce-

Tab. 44: Unterschiedliche Wirkungen von Omega-3- und Omega-6-Fettsäuren im Stoffwechsel

Wirkungsort	**Omega-3-Fettsäuren**	**Omega-6-Fettsäuren**
Blutplättchen (Thrombozyten)	*nicht* zusammenballend (nicht aggregatorisch)	zusammenballend (pro-aggregatorisch)
Blutgefäße	*nicht* blutgefäßverengend (nicht vasokonstriktorisch)	blutgefäßverengend (vasokonstriktorisch)
Wanderzellen (Leukozyten)	entzündungshemmend (anti-inflammatorisch)	entzündungsfördernd (inflammatorisch)
Makrophagen	nicht chemisch-induzierte Wanderung (nicht chemotaktisch)	chemisch-induzierte Wanderung (chemotaktisch)

ride", und vor allem auch ein erhöhtes Lipoprotein (a) gesenkt.

Zusammenfassend läßt sich feststellen, daß Omega-3-Fettsäuren direkt in die **Entstehungsvorgänge der Arteriosklerose** eingreifen und dem gefäßschädigenden Prozeß entgegenwirken. Dies geschieht durch die Herabsetzung der Thrombozyten-Aggregation (Zusammenballung der Blutplättchen) sowie die Verbesserung der Fließeigenschaften durch Gefäßerweiterung (Vasodilatation) und Gerinnungshemmung (Beeinflussung von Fibrinogen). Auch die entzündungshemmende Wirkung (anti-inflammatorische Wirkung) der Omega-3-Fettsäuren wirkt sich günstig auf das Arteriosklerose-Risiko aus.

Die entzündungshemmenden Wirkungen von Omega-3-Fettsäuren sind auch die Grundlage für den Einsatz von Fisch bzw. Fischölen bei chronisch entzündlichen Erkrankungen, z.B. Rheuma, Psoriasis, Asthma, entzündlichen Darmerkrankungen (z.B. Morbus Crohn).

5.5 Anwendungsgebiete von Omega-3-Fettsäuren

Aufgrund der heutigen Ernährungsweisen werden zuviel Omega-6-Fettsäuren und zu wenig Omega-3-Fettsäuren (z.B. in Form von Fisch bzw. Fischölen) aufgenommen. Generell sollte daher in der Ernährung die Aufnahme von Fisch erhöht und die von Fleisch vermindert werden. Omega-6-Fettsäuren spielen in der orthomolekularen Medizin keine Rolle, wohl aber Omega-3-Fettsäuren.

5.5.1 Herzerkrankungen

Ihre wichtigste Rolle spielen Omega-3-Fettsäuren in der Verhinderung von Arteriosklerose (koronare Herzerkrankungen, Herzinfarkt) sowie in der Hemmung des Fortschreitens einer bereits bestehenden Arteriosklerose. Für dieses Anwendungsgebiet gibt es zahlreiche Beweise.

a) Epidemiologische Studien (=Studien an verschiedenen Bevölkerungsgruppen)
zeigen einen eindeutigen Zusammenhang zwischen einem erhöhten Verzehr an Omega-3-Fettsäuren in Form von Fisch und einer verminderten Mortalität an Herzerkrankungen.

Die Kost der **Eskimos** ist fett- und cholesterinreich, relativ arm an „klassischen" Omega-6-Fettsäuren, aber reich an Omega-3-Fettsäuren. Trotzdem sind die Blutfette niedrig, die Blutungszeit ist verlängert und Herzerkrankungen kommen kaum vor. (In Dänemark lebende Eskimos mit der andersartigen Kost bekommen jedoch sehr wohl häufig Herzerkrankungen.)

Japaner, die in Japan aufgrund des hohen Fischverzehrs viel Omega-3-Fettsäuren aufnehmen, bekommen selten Herzinfarkte. Japaner in den USA, wo sie weit mehr Fleisch verzehren, bekommen im selben Ausmaß Herzerkrankungen wie die übrige Bevölkerung in den USA.

Eine Langzeitstudie aus den **Niederlanden** zeigte eine Verminderung des Herzinfarktrisikos um 70% bei einer täglichen Aufnahme von 30 g Seefisch.

Der Rückgang der Sterblichkeit an Herzerkrankungen in **Norwegen** (Oslo) im 2. Weltkrieg ging einher mit einer Verschiebung von Fleisch zu mehr Fisch.

In der sog. „Western Electric Study" in Chicago bei Angestellten (der Firma Western Electric) ergab sich:

Je mehr Fett aus Fischen aufgenommen wurde, desto geringer war das Risiko für Herzerkrankungen.

Die in Kalifornien ansässigen „Sieben-Tage-Adventisten" führen ein Leben ohne Genußmittel wie Alkohol und Zigaretten und halten (allerdings nur teilweise) eine lactovegetabile Diät (=kein Fleisch) ein. Sie leben durchschnittlich sieben Jahre länger als Durchschnittsamerikaner. Ihre Herzinfarkthäufigkeit beträgt nur ein Siebentel der übrigen Bevölkerung. Es zeigt sich keinerlei Beziehung zwischen Blut-Cholesterin und koronarer Herzkrankheit. Die geringste Wahrscheinlichkeit, eine Herzerkrankung zu bekommen, hatte jedoch, wer **mindestens fünfmal wöchentlich Nüsse aß.**

Nüsse (z.B. Walnuß, Haselnuß) haben als einzige Pflanzennahrung einen sehr **hohen Anteil** an Omega-3-Fettsäuren im Verhältnis zu Omega-6-Fettsäuren.

b) In einer streng kontrollierten prospektiven Studie (MRFIT = Multiple Risk Factor Intervention Trial) zeigte sich eine Senkung der Sterblichkeit an Herzerkrankungen (sowie allgemeine Senkung der Sterblichkeit) proportional zu der Erhöhung der Zufuhr von Fettsäuren aus Fischöl.

c) Tierstudien
Bei verschiedenen Tierarten wurde ein bemerkenswerter Schutz bei experimentell erzeugter Arteriosklerose durch die Gabe von Fischölen erzielt.

d) Die biochemischen und physiologischen Wirkungen von Omega-3-Fettsäuren sind immer anti-atherogen, d.h. sie hemmen die Entstehung und das Fortschreiten einer Arteriosklerose.

Günstige physiologische und pharmakologische Wirkungen von Fischöl (Omega-3-Fettsäuren) im Hinblick auf die Arteriosklerose (koronare Herzerkrankung, Herzinfarkt) sind:
Verringert Zusammenballung von Blutplättchen (Thrombozyten-Aggregation)
Vermindert Plättchen-Adhäsion
Erhöht Überlebenszeit der Plättchen
Verlängert Blutungszeit
Verringert Blutviskosität
Erhöht thrombolytische Aktivität
Senkt Blutfette (Triglyceride)
Verbessert Lipoprotein-Profil
(senkt Lipoprotein [a]).

e) Klinische Ergebnisse bei herzkranken Patienten

In mehreren klinischen Untersuchungen wurde eine günstige Wirkung von Omega-3-Fettsäuren (Fischöl) auf die Arteriosklerose festgestellt.

So konnte z.B. nach Herzinfarkt (bei ca. 200 Patienten) mit ca. 2 g Fischöl/Tag die 2-Jahres-Sterblichkeit um ca. 30% gesenkt werden, während die sonstigen diätetischen Maßnahmen, wie z.B. cholesterinarme Diät bzw. ballaststoffreiche Diät, erfolglos blieben.
Auch der Wiederverschluß (Restenosierung) der Herzgefäße nach Ballon-Dilatation wurde durch die Gabe von Fischöl deutlich vermindert.

5.5.2 Senkung des Blutdrucks

Fischöle wirken bei Patienten mit mäßig erhöhtem Blutdruck auf natürliche Weise blutdrucksenkend. Sowohl systolischer wie diastolischer Blutdruck werden um ca. 10 % gesenkt.

5.5.3 Einfluß auf die Blutfette

Obwohl vor allem die *medikamentöse* Behandlung erhöhter Blutfettwerte, insbesondere des Cholesterins, inzwischen äußerst umstritten ist* und vor allem die Cholesterinsenkung durch **Medikamente** eventuell mehr schadet als nützt, muß auf die günstige Wirkung von Fischöl als *natürlicher* Fettregulator hingewiesen werden.

Fischöle senken insbesondere die sog. **Triglyceride,** während das Cholesterin nur leicht gesenkt wird. Zur Senkung stark erhöhter Triglyceride ist Fischöl heute sicher eine günstige Methode im Hinblick auf Wirkung (und fehlende Nebenwirkungen). Zudem wird Lipoprotein (a) günstig beeinflußt.

* Nur für die medikamentöse Behandlung bei dem angeborenen Stoffwechseldefekt „familiäre Hypercholesterinämie“ sind zweifelsfrei Erfolge beschrieben.

5.5.4 Einfluß auf verschiedene entzündliche und immunologische Erkrankungen

Wegen seiner biochemischen und physiologischen Auswirkungen auf z.B. Prostaglandine, Thromboxane und Leukotriene waren bei der Gabe von Fischölen günstige Effekte und Besserungen bei entzündlichen und immunologischen Erkrankungen zu erwarten. Dies bestätigt die Praxis.

Rheuma (rheumatoide Arthritis)

Durch die Gabe von Fischölen läßt sich Rheuma auf natürliche Weise bessern. Idealerweise sollte dabei zusätzlich noch der Fleischkonsum (enthält die Omega-6-Fettsäure Arachidonsäure) vermindert werden, möglichst durch Austausch von Fleisch gegen Fisch. In mehr als 10 Untersuchungen wurden die klinischen Symptome wie Gelenksteifigkeit, Anzahl geschwollener Gelenke sowie der Schmerzindex gebessert.

Psoriasis (Schuppenflechte)

Bei Psoriasis liegt eine Erhöhung der Omega-6-Fettsäure Arachidonsäure vor. Die Gabe von Fischöl führt zu einer günstigen orthomolekularen Beeinflussung des Stoffwechsels und damit zu einer deutlichen Besserung des Juckreizes von Erythemen (Hautentzündungen) und der Hautschuppung.

Bronchialasthma

Auch bei mildem Asthma ergibt die Verabreichung von Fischölen deutliche Besserungen.

Zusammenfassung:

Bei entzündlichen und immunologischen Erkrankungen, wie z.B. Rheuma, Psoriasis, entzündlichen Darmerkrankungen, Bronchialasthma, ist zumindest eine zusätzliche (adjuvante) Behandlung durch Fischöle mit Sicherheit sinnvoll.

5.5.5 Krebs

Einer stark erhöhten Zufuhr von Fett (z.B. fettreiches Fleisch) wird eine vermehrte Krebsbildungsrate zugeschrieben. Auch die „herkömmlichen“ mehrfach ungesättigten Omega-6-Fettsäuren haben anscheinend ein gewisses tumorauslösendes Potential. Im Gegensatz zu den herkömmlichen gesättigten und ungesättigten Fettsäuren wird jedoch den Omega-3-Fettsäuren eine schützende Wirkung in der Tumorentstehung zugeschrieben.

In Gegenden mit hohem Fischverzehr wurden neben einem verminderten Auftreten von Herzerkrankungen auch weniger häufig bösartige Tumoren nachgewiesen. Experimentelle Daten deuten darauf hin, daß Tumorentstehung und Tumorwachstum durch Omega-3-Fettsäuren gehemmt werden. So vermindert in Tierexperimenten eine an Omega-3-Fettsäuren reiche Kost die Anzahl der experimentell auslösbaren Tumoren von 55% auf 18%, obwohl diese Diät insgesamt fettreicher war als die Kontrolldiät.

Es ist daher auch in dieser Beziehung sinnvoll, mehr Fisch (und dafür weniger Fleisch) zu verzehren.

5.6 Dosierung von Fischölen

Omega-3-Fettsäuren sind essentielle Bestandteile der menschlichen Nahrung. Ihr Wert für eine wirksame Senkung des kardiovaskulären Risikos, aber auch in der Beeinflussung von chronisch entzündlichen Erkrankungen, ist heute eindeutig. Es ist notwendig, ihren Anteil in der Ernährung zu steigern und möglichst den Anteil an Omega-6-Fettsäuren (d.h. vor allem Verminderung des Fleischverzehrs) zu senken. Am besten kann dies geschehen durch den teilweisen Ersatz von Fleisch- durch Fischmahlzeiten. Optimal sind dabei wahrscheinlich zwei bis drei Fischmahlzeiten pro Woche. Ist dies nicht möglich, sollten zusätzlich Omega-3-Fettsäuren in Form von Fischöl-Kapseln eingenommen werden.

Aus den epidemiologischen Untersuchungen geht hervor, daß ca. 0,2-0,5 g Omega-3-Fettsäuren pro Tag günstige Wirkungen hervorrufen. Daher dürften nach heutiger Kenntnis zur Vorbeugung ungefähr 0,5 g Fischöl*/Tag (ca. 3,5 g pro Woche) schon ausreichen, während bei bereits bestehenden Herzerkrankungen oder entzündlichen Erkrankungen (z.B. Rheuma, Psoriasis) diese Dosis auf ca. 1,5-2,5 g/Tag (ca. 10-20 g pro Woche) gesteigert werden sollte.

* Fischöle enthalten ca. 30% Omega-3-Fettsäuren

In klinischen Untersuchungen wurden teilweise sehr hohe Dosierungen von Fischöl (bis zu 10 g Fischöl/Tag!) gegeben, um möglichst *schnell* eine Wirkung zu erzielen. Diese hohen Dosen sind bei einer langfristig nötigen Behandlung und der Vorbeugung sicherlich nicht nötig. Durch die *Langzeitgabe* von Fischöl in *geringen* Mengen können die gleichen biologischen Wirkungen erzielt werden wie mit hohen Dosierungen in Kurzzeituntersuchungen.

Hinweis zur Ernährung

Wild enthält relativ viel Omega-3-Fettsäuren (aber viel weniger als Fisch) und ist daher weitaus günstiger als das Fleisch gemästeter Nutztiere. (Wild ist außerdem insgesamt wesentlich fettärmer!)

Bei der Verwendung von Pflanzenölen sind Sojaöl, Weizenkeimöl und Olivenöl günstiger als Sonnenblumenöl oder Saffloröl, da das Verhältnis Omega-6 zu Omega-3 niedriger ist. Pflanzenmargarine ist in dieser Hinsicht besser geeignet als sog. „Diätmargarine“. (Aber Achtung: Auf „Trans“-Fettsäure = „Härtung“ der Margarine achten!)

5.7 Verträglichkeit und Nebenwirkungen

Fischöle (und Fisch) haben keine Nebenwirkungen. Das Aufstoßen von Fischölen läßt sich am besten verringern oder ausschalten, indem Fischöle *während* der Hauptmahlzeiten eingenommen werden.

Eine mögliche Verlängerung der Blutungszeit ist klinisch ohne Bedeutung. Selbst bei gefäßchirurgischen Eingriffen liegen keine negativen Meldungen vor.

Fischöle können auch gleichzeitig mit Acetylsalicylsäure (ASS) bei koronaren Herzerkrankungen und zur Herzinfarktprophylaxe eingenommen werden. Wahrscheinlich ergänzen sich Fischöle und ASS in ihrer Wirkung.

Fischöle enthalten pro Gramm ca. 1 μg Jod. Dies ist ohne praktische Bedeutung.

Die Belastung mit Schwermetallen und Chlorkohlenwasserstoffen ist bei Fischen – trotz mancher gegenteiliger Berichte – noch relativ gering und nicht ohne Bedeutung, außer bei Fischen aus *stark belasteten* Flüssen, Seen oder Küstengewässern. **Fischöle** sind in dieser Hinsicht sicherer als Fisch, da Fischöle aus Fischen stammen, die in relativ unbelasteten Gewässern (z.B. Südantlantik, Pazifik) gefangen werden. Zudem werden bei der Herstellung von Fischölen Schwermetalle und Chlorkohlenwasserstoffe noch zusätzlich reduziert.

Fischöle können - auch im Organismus - als hoch ungesättigte Fettsäuren leicht oxidiert werden. Daher wird Fischöl immer das Antioxidans Vitamin E in ausreichender Menge zugesetzt, um diese schädliche Oxidation zu vermeiden.

Literatur

Die Literatur zu Fettsäuren, insbesondere zu den Omega-3-Fettsäuren, ist äußerst umfangreich. Daher kann hier nur ein kleiner Teil der wichtigsten Publikationen zitiert werden.

Die umfangreiche Literatur zeigt die große Bedeutung der Fettsäuren für Gesundheit und Erkrankungen.

Allgemeine Literatur, Epidemiologie, Stoffwechsel, Herzerkrankungen, Blutdruck, Blutfette

Anderson, G. J. et al.: On the demonstration of n − 3 essential fatty acid deficiency in humans. American Journ. Clinical Nutrition **49,** 585 (1989).

Assman, G.: In der KHK-Therapie wird dem Olivenöl jetzt der Vorzug eingeräumt. Ärzte-Zeitung vom 17.11.1992.

Austin, M. A.: Plasma-Triglycerides and Coronary Heart Disease. Arteriosklerosis and Thrombosis **11,** 1 (1991).

Berg, A. et al.: Die essentiellen Fettsäuren (Omega-3 und Omega-6). Ihre Bedeutung für die Prävention und Rehabilitation von Herz-Kreislauf-Erkrankungen. Z. Sportmedizin **38,** 488 (1987).

Bjerve, K. S. et al.: N-3-Fatty Acid deficiency in man. Journ. Internal Medicine **225,** Suppl. I, 171 (1989).

Brown, A. J. et al.: Fish and fish oil intake: Effect on hematological variables related to cardiovascular disease. Trombosis Research **64,** 169 (1991).

Burr, M. C. et al.: Effect of changes in fat, fibre and fish intakes on health and myocardial infarction. Diet and Reinfarction Trial (DART), Lancet **II,** 557 (1989).

Cahill, P. D. et al.: Inhibition of graft intimal thickening by eicosapentanosic acid. J. Vasc. Surgery **7,** 108 (1988).

Crawford, M. A.: Background to essential fatty acids and their prostanoid derivatives. Brit. Med. Bulletin **39,** 210 (1983).

Crawford, M. A.: The role of Dietary Fatty Acids in Biology. Scand. Journ. Nutrition **36,** Suppl. 26, 3 (1992).

Crombie, I. K. et al.: International differrences in Coronary Heart Disease Mortality and Consumption of Fish and other Food. European Heart Journal **8,** 560 (1987).

Davidson, M. et al.: Marine oil capsule therapy for the treatment of Hyperlipidemia. Archives Internal Medicine **151,** 211 (1991).

Davis, H. R. et al.: Fishoil inhibitis atherosclerosis in rhesus monkeys. Arteriosclerosis **7,** 441 (1987).

Dehmer, G. J. et al.: Reduction in the rate of early restenosis after coronary angioplasty by a diet supplemented with Omega-3-fatty acids. New England Journ. Medicine **319,** 733 (1988).

Demke, D. M. et al.: Effects of fishoil concentrate in patients with hypercholesterinemia. Artherosclerosis **70,** 73 (1988).

Devron, T. A.: Marine Oils and their effects. Nutrition Reviews **50,** 38 (1992).

Dolocek, T. A.: Dietary polyunsaturated fatty acids and mortality in the Multiple Risk Factor Intervention Trial (MRFIT). World Review Nutrition and Diet **66,** 205 (1991).

Dyerberg, J.: Coronary Heart Disease in Greenland Eskimo: A Paradox. Implication for western diet patterns. Arctic Med. Research **48,** 47 (1989).

Elwood, P. C. et al.: Ischemic heart disease and platelet aggregation. Circulation **83,** 38 (1991).

Engel, S. et al.: Kardiovaskuläre Effekte von Fischöl. Zeitschrift für ärztliche Fortbildung, **86,** 547 (1992).

Ernst, E.: Effekte von Fischöl-Kapseln auf Blutrheologie, Thrombozyten-Aggregation und Lipide. Therapiewoche **37,** 3091 (1987).

Ernst, E.: Effect of n-3-fatty acids on blood rheology. Journal Internal Medicin **225** (suppl. 1) 129 (1989).

Foerste, A.: Omega-3-Fettsäuren. Eine neue Strategie gegen Herz-Kreislauf-Erkrankungen und Fettstoffwechselstörungen. Fortschritte der Medizin **105,** 264 (1987).

Franzen, D: Langzeiteffekte von Fischöl auf Serum-Lipide bestätigt. Ärzte-Zeitung vom 13.04.1993.

Gasco, A. et al.: Effekte von Omega-3-Fettsäuren auf das Prostaglandin-System gesunder Probanden. Klinische Wochenschrift **101,** 283 (1989).

Harris, W. S.: Fishoils and plasma lipid and lipoprotein metabolism in humans; a critical review. Journal Lipid Research **30,** 785 (1989).

Hearn, J. A. et al.: Marine lipid concentrate and atherosclerosis in the rabbit model. Atherosclerosis **75,** 39 (1989).

Herrmann, W. et al.: Zur Verminderung des atherogenen Risikos durch eicosapentaensäurereiche Diät. Zeitschrift für die gesamte innere Medizin **42,** 117 (1987).

Heyden, S.: Fisch in der Ernährung – potentielle Einflüsse auf die kardiovaskuläre Prävention. Therapeutikon **2,** 156 (1987).

Hörcher, U.: Omega-3-Fettsäuren aus Fischöl zur Herzinfarkt-Prophylaxe. Pharmazie in unserer Zeit **3,** 81 (1988).

Hostmark, A. T. et al.: Fishoil and plasma fibrinogen. British Medical Journal **297,** 180 (1988).

Kafan, M. B. et al.: Isomeric Fatty Acids and Serum Lipoproteins. Nutrition Reviews **50,** 4, 46 (1992).

Kim, D. N. et al.: Retardation of atherogenesis by a fishoil supplement to a hyperlipidemic diet for swine. Atherosclerosis **76,** 356 (1989).

Kromhout, D. et al.: The inverse relation between fish consumption and 20-year mortality from myocardial infarction and cancer. The Zutphen Study, Archives Internal Medicine **148,** 1051 (1988).

Kromhout, D. et al.: Inverse Relation between fish consumption and coronary heart disease. New Engl. Journ. Medicine **312,** 1205 (1985).

Kromhout, D.: Dietary Fat: Long-Term Implications for Health. Nutrition Reviews **50,** 49 (1992).

Leaf, A. et al.: Cardiovascular effects of Omega-3-fatty acids. New England Journ. Medicine **318,** 549 (1988).

Leaf, A.: Omega-3-Fatty Acids and Cardiovascular Disease. Nutrition Reviews **50,** 150 (1992).

Levine, P. H. et al.: Dietary supplementation with Omega-3-Fatty Acids prolongs platelet survival in patients with atherosclerosis. Archives Internal Medicine **149,** 1113 (1989).

Li, X. et al.: Fishoil: A potent inhibitor of platelet adhesiveness. Blood **76,** 938 (1990).

Mehta, J. et al.: Eicosapentanoic Acid: its relevance in atherosclerosis and coronary heart disease. American Journ. Cardiology **59,** 155 (1987).
Meier, E.: Omega-3-Fettsäuren-Strategie gegen Herzinfarkt. Zeitschrift für Naturheilkunde **8,** 53 (1988).
Milner, M. R. et al.: Usefulness of fishoil supplements in preventing clinical evidence of restenosis after PTCA. American Journ. Cardiology **64,** 294 (1989).
Muller, B. A. et al.: Biological mechanism and cardiovascular effect of omega-3-fatty acids. Clin. Pharm. **7,** 795 (1988).
Multiple Risk Factor Intervention (MRFIT) Group: Mortality after 10.5 years. Journ. American Medical Association **263,** 1795 (1990).
Neuringer, M et al.: The essentiality of n-3-fatty acids for the development and function of the retina and brain. Annual Review of Nutrition **8,** 517 (1988).
Nicolori, R. J. et al.: N-3-fatty acids and atherosclerosis. Current Opinions Lipidology **1,** 442 (1990).
Nordoy, A.: What is the evidence for a thrombogenic potential of dietary long-chain fatty acids. American Journ. Clinical Nutrition **58,** 821 S (1992).
Norum, K. R.: Dietary fats and blood lipids. Scand. Journ. Nutrition **36,** Suppl. 26, 30 (1992).
Novell, S. E. et al.: Fish consumption and mortality from coronary heart disease. British Medical Journal **293,** 426 (1986).
Ornish, D.: Margarine kann Herzrisiko erhöhen. Welt am Sonntag, 07. Februar 1993.
Parks, J. S. et al.: Effect of dietary fishoil on coronary arteries in African Green Monkeys. Atherosclerosis **10,** 1103 (1990).
Reis, G. et al.: Randomized trial of fishoil for prevention of restenosis after coronary angioplasty. Lancet II, 178 (1989).
Renaud, S. et al.: Dietary lipids and their relation to ischemic heart disease: from epidemiology to prevention. Journal Internal Medicine **225** (suppl. 1), 39 (1989).
Renaud, S.: What is the epidemiological evidence for the thrombogenic potential of dietary longchain fatty acids. Am. Journ. Clinical Nutrition **56,** 823 S (1992).
Ruiter, A.: Omega-3-Fettsäuren. Ein neues therapeutisches Prinzip. Aktuelle Ernährungsmedizin **12,** 20 (1987).
Sabate, J.: Ernährungsgewohnheiten und Lebenserwartung. Arzneimittel-Telegramm August 1992, S. 76.
Sabate, J. et al.: Effects of Walnuts on Serum Lipid Levels and Blood Pressure in Normal Men. New Engl. Journ. Medicine **328,** 603 (1993).
Saynor, R.: Fishoil and plasma fibrinogen. British Medical Journal **297,** 1196 (1988).
Schacky, C. v.: Neue Aspekte der diätetischen Prophylaxe der Atherosklerose. Aktuelle Ernährungs-Medizin **12,** 158 (1987).
Schacky, C. v.: Prävention der Koronarsklerose mit Omega-3-Fettsäuren. Münchener medizinische Wochenschrift **135,** Nr.3, 35 (1993).
Simopoulos, A. P.: Omega-3-Fatty Acids in Health and Disease and in Growth and Development. American Journal Nutrition **54,** 438 (1991).
Singer, P.: Omega-3-Fettsäuren senken Triglyceride stärker als Omega-6-Fettsäuren. Aktuelle Ernährungsmedizin **15,** 20 (1990).
Singer, P.: Fischöl – aktuell für die Herz-Kreislauf-Forschung. Medizin aktuell **16,** 10 (1990).
Singer, P. et al.: Fischöl und Propanol bei milder essentieller Hypertonie. Münchener medizinische Wochenschrift **133,** 49 (1991).
Singer, P.: Die Rolle der Eicosapentaensäure im Rahmen polyensäurereicher Diäten. Ernährungsumschau **33,** 218 (1986).
Terres, W. et al.: Lipidsenkende und antiaggregatonische Wirkung einer niedrig dosierten Therapie mit Fischöl. Zeitschrift für Kardiologie **78,** 125 (1989).
Tulleken, J. E. et al.: Fishoil and Plasma Fibrinogen. British Medical Journal **297,** 615 (1988).
Vorberg, G. et al.: Wirkung von Fischöl auf Serumlipide und Blutdruck unter Praxisbedingungen. Therapiewoche **40,** 2333 (1990).
Wahlquist, M. L. et al.: Fish intake and arterial wall characteristics in healthy people and diabetic patients. Lancet **II,** 944 (1989).
Weaver, B. J. et al.: Health effects and metabolism of dietary eicosapentanoic acid. Progression in Food and Nutrition Science **12,** 111 (1988).
Weber, P. C.: Epidemiologische und biochemische Studien über Omega-3-Fettsäuren in der Prävention der Arteriosklerose. Internist **30,** 283 (1989).
Weber, P. C.: Ungesättigte Fettsäuren, ja - aber die richtigen. Selekta **8,** 526 (1986).
Weber, P. C.: Nahrungs- und Membranfettsäuren und Zivilisationskrankheiten. Ist man, was man ißt? Pharmazeutische Rundschau, Heft 10 (1987).
Weber, P. C. et al.: Hochungesättigte Fettsäuren vom Omega-3-Typ. Deutsche Apotheker-Zeitung **126,** 4 (1980).
Wehmeier, A. et al.: Acetylsalicylsäure oder Fischöl zur Prophylaxe degenerativer Gefäßerkrankungen? Deutsche med. Wochenschrift **115,** 30 (1990).
Willett, W. C. et al.: Trans-Fettsäuren in der Nahrung erhöhen das Risiko für die koronare Herzkrankheit. Ärzte-Zeitung vom 10.03.1993.
Wolfram, G.: Bedeutung der Omega-3-Fettsäuren in der Ernährung des Menschen. Ernährungsumschau **36,** 319 (1989).
Zu, B. Q. et al.: Inhibition of atherosclerosis by fishoil in Cholesterol fed rabbits. Journ. American College Cardiology **12,** 1073 (1988).

Literatur zu entzündlichen und immunologischen Erkrankungen, z.B. Rheuma, Psoriasis (Schuppenflechte), Asthma, entzündliche Darmerkrankungen und Krebs

Arm, J. P. et al.: Effect of dietary supplementation with fishoil on mild asthma. Thorax **43,** 84 (1988).
Belch, J. J. et al.: A double blind, placebo-controlled trial in patients with rheumatoid arthritis. Annals Rheumatic Diseases **47,** 96 (1988).
Bittiner, S. B. et al.: A double blind, randomized placebo-controlled trial with fishoil in Psoriasis. Lancet I, 378 (1988).
Björneboe, A. et al.: Effect of dietary supplementation with n-3-Fatty Acids on Psoriasis. Brit. Journ. Dermatology, **188,** 77 (1988).
Cleland, L. G. et al.: Clinical and biochemical effects of dietary fishoil in rheumatoid arthritis. Journ. Rheumatology **15,** 1471 (1988).
Collier, P. M. et al.: Effect of regular consumption of oily fish on chronic psoriasis. European Journal Clinical Investigation **47,** 251 (1993).
Engel, S. et al.: Omega-3-Fettsäuren bei rheumatoider Arthritis. Rheuma, Schmerz, Entzündung **11,** 40 (1991).

Kinsella, J. E. et al.: Dietary Lipids, Eicosanoids and the Immune System. Critical Care Medicine **18,** 94 (1990).

Kremer, J. M. et al.: Fishoil fatty acid supplementation in active rheumatoid arthritis. Ann. Int. Med. **106,** 497 (1987).

Kremer, J. M. et al.: Study of dietary supplementation with Omega-3-fatty acids in patients with rheumatoid arthritis. World Review Nutrition and Diet, **66,** 397 (1991).

Lassus, A. et al.: Effect of dietary supplementation with polyunsaturated fats in Psoriasis. Journ. Int. Med. Res. **18,** 68 (1990).

Leslie, G. A. et al.: A fishoil diet reduces the severity of collagen induced arthritis after onset of the disease. Clin. exp. Immunology **73,** 328 (1988).

Lorenz, R. et al.: Supplementation with n-3 fatty acids on chronic inflammatory bowel disease. Journal Internal Medicine **225,** Suppl 1, 225 (1989).

Maurice, P. D. et al.: Effects of dietary supplementation with fishoil in patients with psoriasis. British Journal Dermatology **117,** 599 (1987).

Nielsen, G. L. et al.: Effect of supplementation with n-3-Fatty acids on clinical disease variables in patients with rheumatoid arthritis. European Journal Clinical Investigation, **21,** II, 67 (1991).

Picado, C. et al.: Effects of fishoil on asthmatic patients, a pilot study. Thorax **43,** 93 (1988).

Pike, M. C.: Anti-inflammatory effects of dietary lipid modification. Journal Rheumatology **16,** 718 (1989).

Rabast, U.: Ernährungseinflüsse in der Entstehung und Prävention von Tumorerkrankungen. Aktuelle Ernährungs-Medizin **17,** 215 (1992).

Ross, E.: The Role of Marine Lipids in the Treatment of Ulcerative Colitis. Nutrition Reviews **51,** 2, 47 (1993).

Singer, P. et al.: Fischöl zur adjuvanten Therapie bei Psoriasis. Der Deutsche Dermatologe **38,** 1200 (1990).

Tempel, H. et al.: Effects of fishoil supplementation in Rheumatoid Arthritis. Ann. Rheumatology **49,** 76 (1990).

Tulleken, J. E. et al.: Vitamin E Status during dietary fishoil supplementation in rheumatoid arthritis. Arth Rheum **33,** 1416 (1990).

Wargovich, M. J.: Fishoil and Colon Cancer. Gastroenterology **103,** 1096 (1992).

Zurier, R. B. et al.: Effect of fatty acids on inflammation and immune response. World Review Nutrition and Diet **66,** 566 (1991).

6. Aminosäuren

6.1 Allgemeines

Das Nahrungseiweiß (= Protein) dient in erster Linie zur Lieferung von **Aminosäuren,** die dann im menschlichen Organismus wiederum zu körpereigenem Eiweiß umgebaut werden.

Eiweiß (Protein) besteht nur aus Aminosäuren. Daher spielt es für den Menschen keine Rolle, ob Eiweiß als natürliches Nahrungseiweiß oder in Form eines entsprechenden Gemisches aus Aminosäuren aufgenommen wird.

In Wirklichkeit hat daher der Organismus keinen Bedarf an Eiweiß, sondern an Aminosäuren.

Dies ist der tiefere Grund dafür, daß man Menschen ausschließlich auch intravenös ernähren kann, falls eine normale, orale Zufuhr nicht möglich ist, z.B. bei schwerer Bewußtlosigkeit, nach Operationen, bei schweren Darmerkrankungen. Dabei werden unter anderem Aminosäurengemische intravenös zugeführt, da eine intravenöse Zufuhr von natürlichem Eiweiß nicht möglich ist mangels Löslichkeit und des Auftretens von Schockreaktionen.

6.2 Einteilung der Aminosäuren

Das menschliche Eiweiß ist aus insgesamt 20 Aminosäuren aufgebaut. Nur ein Teil dieser Aminosäuren *muß* jedoch mit der Nahrung zugeführt werden und ist daher lebensnotwendig *(essentiell).*

Bei anderen Aminosäuren ist bei bestimmten Stoffwechselstörungen die körpereigene Synthese nicht ausreichend und daher dann eine Zufuhr mit der Nahrung notwendig. Diese Aminosäuren bezeichnet man als *semi-essentiell.*
Nicht essentielle Aminosäuren werden ausreichend im Organismus selbst gebildet und daher als „nicht-essentiell" bezeichnet. Sie sind jedoch selbstverständlich normalerweise im Nahrungseiweiß ebenfalls enthalten.

Tab. 45: Einteilung der Aminosäuren

Essentiell	Semi-essentiell	Nicht-essentiell
Isoleucin	Arginin	Alanin
Leucin	Histidin	Asparaginsäure
Lysin	Tyrosin	Glutaminsäure
Methionin	Cystin/Cystein	Glykokoll (Glycin)
Phenylalanin		Serin
Threonin		Prolin
Tryptophan		Hydroxyprolin
Valin		

6.3 Aminosäuren-Stoffwechsel

Bei einer normalen Ernährung gesunder Personen werden immer alle Aminosäuren in einem solchen Verhältnis zueinander aufgenommen, daß es zu keinen Stoffwechselstörungen kommt.

Es kann jedoch, insbesondere bei der intravenösen Zufuhr von künstlich hergestellten Aminosäurengemischen, zu Stoffwechselstörungen infolge einer zu geringen oder zu hohen Zufuhr einer Aminosäure kommen (= Aminosäure-Imbalancen).

Neben der für alle essentiellen Aminosäuren gemeinsamen Aufgabe, als Bausteine für die Proteine zu dienen, haben einige Aminosäuren darüber hinaus noch spezielle andere Aufgaben im Stoffwechsel:

Phenylalanin	Muttersubstanz für Adrenalin und Tyroxin
Threonin	Aufgaben im Fettstoffwechsel
Tryptophan	Muttersubstanz von Serotonin („Schlafsubstanz") und Vitamin B_3 (Niacin)
„Verzweigtkettige" Aminosäuren (Isoleucin, Leucin, Valin)	Regeln teilweise „Gehirnstoffwechsel"

6.4 Orthomolekulare Verwendung von Aminosäuren

Seit langem werden bestimmte Aminosäurengemische zur Behandlung von Erkrankungen eingesetzt. Obwohl im allgemeinen nicht so bezeichnet, kann man diese Methoden eine orthomolekulare Behandlung nennen.

6.4.1 Phenylketonurie

Bei dieser Erkrankung wird aufgrund eines angeborenen Enzymmangels die Aminosäure Phenylalanin nur unzureichend in die Aminosäure Tyrosin umgewandelt. Die Erkrankung tritt mit einer Häufigkeit von ca. 1:10000 auf und ist die häufigste L-Aminosäuren-Stoffwechselstörung.

In Deutschland werden routinemäßig alle Neugeborenen auf das Vorliegen dieser Stoffwechselstörung untersucht und dann entsprechend behandelt!

Unbehandelt führt die Phenylketonurie zu einem Ausbleiben von Gehirnwachstum und damit schwerer geistiger Behinderung.

Die Behandlung besteht in der Verabreichung spezieller Aminosäuren-Präparate, die entweder arm oder frei von Phenylalanin sind und zusätzlich einer Spezialdiät. Bei Einhaltung der Diät entwickelt sich das Kind normal. Durch die bloße Veränderung der Konzentration eines Nahrungsbestandteils, nämlich Phenylalanin, wird damit ein überzeugender therapeutischer Erfolg erzielt.

6.4.2 Lebererkrankungen

Bei Leberinsuffizienz (Minderleistung der Leber) werden die sog. „aromatischen" Aminosäuren Phenylalanin, Tyrosin und Tryptophan sowie Methionin von der Leber schlecht verarbeitet und reichern sich daher im Blut an.

Gleichzeitig vermindern sich die sog. „verzweigtkettigen" Aminosäuren Isoleucin, Leucin und Valin.

Durch diese Veränderungen der Konzentrationen, die auch im Gehirn auftreten, kommt es zu Störungen der Gehirnleistung, z.B. mangelnder Konzentration, Gedächtnisstörungen, Verlangsamung der Reaktionen, in schwersten Fällen sogar zu Bewußtlosigkeit.

Um solchen Zuständen vorzubeugen, werden in diesen Fällen mit gutem Erfolg Aminosäurengemische gegeben, die wenig aromatische Aminosäuren und Methionin, aber viel verzweigtkettige Aminosäuren enthalten.

6.4.3 Niereninsuffizienz

Bei fortgeschrittener Niereninsuffizienz (Minderleistung der Nieren) soll die Zufuhr von Nahrungseiweiß eingeschränkt werden. Um eine zu niedrige Eiweißaufnahme zu vermeiden, werden dann zusätzlich Aminosäurengemische verabreicht, die *nur die essentiellen* Aminosäuren enthalten.

6.4.4 Tryptophan als Schlafmittel

Wie Phenylalanin ist auch Tryptophan eine sog. „aromatische" Aminosäure mit einem ähnlichen Stoffwechsel wie Phenylalanin. Eine hohe Dosierung von Tryptophan erhöht im Gehirn die „Schlafsubstanz" Serotonin. Tryptophan wurde daher in hohen Dosierungen als Schlafmittel eingesetzt. Vor einigen Jahren kam es dabei in seltenen Fällen zu Nebenwirkungen, nämlich vor allem zu - zum Teil schweren - Muskelerkrankungen.

Dies wurde zurückgeführt auf Verunreinigungen des von einem Hersteller gelieferten Tryptophans. Bis heute ist dies jedoch nicht eindeutig geklärt. Es könnte auch sein, daß, wie bei dem chemisch dem Tryptophan sehr ähnlichen Phenylalanin, in seltenen Fällen auch beim Tryptophan ein „Enzym-Block" vorliegt, der bei hohen Dosen eine vollständige Weiterverarbeitung des Tryptophans verhindert. Bis zur endgültigen Klärung der Ursache der Nebenwirkungen sollte daher Tryptophan als Einzelsubstanz in hohen Dosierungen *nicht* eingesetzt werden.

6.4.5 Lysin bzw. Prolin bei Herzerkrankungen

Kollagen ist Bindegewebe, das unter anderem die Wand der Arterien stützt und das relativ hohe Konzentrationen der Aminosäuren Lysin, Prolin und Hydroxyprolin enthält. Ablagerung von Lipoprotein (a) an den Wänden der Arterien ist ein wahrscheinlicher Grund für die Entstehung der Arteriosklerose. Die Aminosäuren Lysin, Prolin und Hydroxyprolin (entsteht aus Prolin unter Mitwirkung von Vitamin C) verhindern evtl. die Ablagerung von Lipoprotein (a) an den Arterienwänden. Daher wurde die Gabe von Lysin und Prolin als zusätzliche Maßnahme zur Verhinderung der Arteriosklerose vorgeschlagen. Experimentelle Nachweise für diese Auffassung sind noch nicht ausreichend vorhanden.

Lysin ist eine essentielle Aminosäure. Die tägliche Zufuhr mit der Nahrung liegt bei ca. 5-7 g. Man kann daher davon ausgehen, daß nur eine relativ hohe Zufuhr als Nahrungsergänzung eine Wirkung haben könnte.

Auch die tägliche Aufnahme der nicht-essentiellen Aminosäure Prolin beträgt ca. 5-7 g. Abgesehen von der Tatsache, daß Prolin als nicht-essentielle Aminosäure im Körper selbst hergestellt wird, ist auch hier nur von einer beträchtlichen zusätzlichen Aufnahme eine Wirkung zu erwarten.

6.4.6 Eiweiß-Hydrolysate

Eiweiß-Hydrolysate, auch Protein- bzw. Aminosäuren-Hydrolysate genannt, sind chemisch behandelte Eiweiße, die in einem mehr oder minder großen Umfang bereits in Eiweißbruchstücke (sog. Peptide) und in Aminosäuren gespalten sind. Ein chemisch vergleichbarer Vorgang findet bei der normalen Verdauung von Eiweiß statt; Hydrolysate sind daher eigentlich bereits teilweise verdautes oder vorverdautes Eiweiß, bestehend aus sog. Peptiden (teilweise gespaltenes Eiweiß) und Aminosäuren (vollständig gespaltenes Eiweiß).

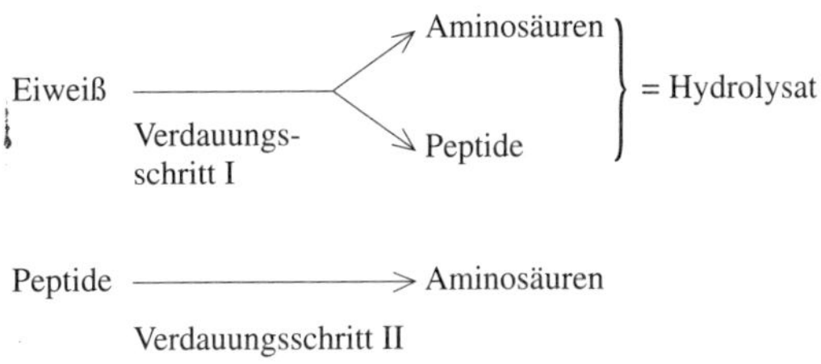

Abb. 11: Verdauung von Eiweiß (Protein)

Eiweiß-Hydrolysate bringen daher in der Ernährung nur dann Vorteile, falls die Verdauungsvorgänge nicht richtig funktionieren, z.B. nach schweren chirurgischen Eingriffen, bei Intensivpflege-Patienten, entzündlichen Darmerkrankungen, Strahlen- und Zytostatika-Schäden des Darms.

Es bringt jedoch keinerlei Vorteile, solche Eiweiß-Hydrolysate z.B. zur Ernährung von Sportlern bzw. Bodybuildern einzusetzen, bei denen ja die Verdauung normal funktioniert. Hier kann gewöhnliches, wesentlich preiswerteres normales Eiweiß oder Eiweißkonzentrat verwendet werden.

Literatur zu Aminosäuren

Bravermann, B., Pfeiffer, C. C.: The Healing Nutrients within. Keats Publishing 1987.

Cremer, H. D. et al.: Ernährungslehre und Diätetik. Thieme Verlag, Stuttgart 1980.

Gerok, W.: Metabolische Grundlagen der hepatischen Enzephalopathie. Internist **26,** 377 (1985).

Götz, M. L., Rabast, U.: Diättherapie. Thieme Verlag, Stuttgart 1987.

Gretz, N.: Verlangsamung der Progression der chronischen Niereninsuffizienz durch eiweißarme, phosphatarme Diäten. Journ. Nephrolog. Team **2,** 36 (1990).

Holm, E. et al.: Pathogenese der hepatischen Enzephalopathie. Leber-Magen-Darm **7,** 241 (1977).

Kasper, H.: Ernährungsmedizin und Diätetik. Verlag Urban & Schwarzenberg 1987.

Kult, J.: Ernährungsprobleme bei Nierenerkrankungen. Infusionstherapie **3,** Nr. 2 (1986).

Lang, K.: Biochemie der Ernährung. Steinkopf Verlag 1984.

Pauling, L.: Lysin/Ascorbate-Related Amelioration of Angina pectoris. Journ. Orthomolecular Medicine **6,** 144 (1991).

Rath, M.: Reducing the Risk for Cardiovascular Disease with Nutritional Supplements. Journal Orthomolecular Medicine **7,** 153 (1992).

Steinhardt, H.-J.: Vergleich der enteralen Resorptionsraten freier Aminosäuren und Oligopeptiden. Leber-Magen-Darm **14,** 51 (1984).

D. Anwendungsmöglichkeiten der orthomolekularen Medizin (Therapie)

1. Schulmedizin, alternative Medizin und orthomolekulare Medizin

Um die Anwendungsmöglichkeiten der orthomolekularen Medizin umfassender zu verstehen und im System der Medizin richtig einzuordnen, wird im folgenden auf heute populäre Schlagworte wie „Schulmedizin" und „alternative" Medizin eingegangen.

1.1 Schulmedizin

Medizin ist selbst keine Wissenschaft, sondern Heilkunde. Sie bedient sich aber aller naturwissenschaftlichen Fächer, z.B. der Physik, Mathematik (!), Chemie, Physiologie (Lehre von den Stoffwechselvorgängen), Biologie, Molekularbiologie, Genetik als Grundlage.

Schulmedizin ist daher angewandte Naturwissenschaft*)

Der Aufstieg der heutigen Medizin als naturwissenschaftlich begründete Medizin begann mit dem im 17. Jahrhundert entwickelten „Maschinenmodell des Organismus".

Nach diesem Modell wurde der Mensch als komplizierte Maschine angesehen. Diese „menschliche Maschine" wurde nun nicht mehr wie früher in ihrer Gesamtheit studiert, weil dies viel zu kompliziert erschien, sondern in ihren „Einzelteilen" untersucht und zwar mit großen Erfolgen.

Die **Heilkunst** wurde als angewandte Naturwissenschaft zur **Heilwissenschaft.** Das Maschinenmodell des Organismus dominiert die Medizin (= Schulmedizin) bis heute.

Dies zeigt sich beispielsweise in der Aufgliederung, d.h. der Spezialisierung in zahlreiche, zur Zeit über mehr als 50 Fachrichtungen in der Medizin, wobei dann von der jeweiligen Fachrichtung nur „Teile der Maschine", z.B. Herz (Kardiologen), Nerven (Neurologen), Knochen (Orthopäden), behandelt werden, und die Gesamtheit des Organismus leicht außer acht gelassen wird.

Der explosive Wissenszuwachs der Physik, Chemie, Physiologie und Biologie schuf das Fundament der Medizin. (Daher studiert der angehende Mediziner auch in den ersten zwei bis drei Jahren im wesentlichen fast ausschließlich diese Wissenschaften neben der Anatomie, welche ebenfalls die „Maschine Mensch" in ihren Einzelteilen untersucht.)

Wie so häufig bei einem Vorstoß in Neuland waren die Fortschritte und Erfolge dieses naturwissenschaftlich begründeten Maschinenmodelles beeindruckend; sie nährten sogar die Illusion, ein „Sieg" über alle Krankheiten sei möglich.

Infektionskrankheiten wurden durch Impfung und Antibiotika praktisch besiegt, Schmerz wird mit Arzneimitteln in Schach gehalten, Psychopharmaka helfen psychisch Kranken, Chirurgen führen komplizierte Operationen durch, die man früher für unmöglich hielt, Intensivpflegemaßnahmen überbrücken lebensbedrohliche Zustände. Die Lebenserwartung erhöhte sich, vor allem aufgrund besserer Hygiene und durch Impfungen, vor ca. 100 Jahren dramatisch. Sie ist auch in den letzten 50 Jahren nochmals angestiegen, allerdings langsamer.

Doch heute erlebt in den Industrieländern die Medizin einen vollkommenen Wandel der Art der Krankheiten. Die chronischen Erkrankungen, nämlich Herzerkrankungen, Krebs, Rheuma, Durchblutungsstörungen, Osteoporose, Diabetes, neurologisch-geriatrische Erkrankungen, Altersdepressionen usw. treten in den Vordergrund.

Die erfolgreiche Behandlung dieser chronischen Erkrankungen ist aber weitaus schwieriger und komplexer als die Therapie akuter Erkrankungen. Diese Problematik kann man als „Krise der Schulmedizin" bezeichnen.

Das Maschinenmodell zerlegt die Erkrankungen und deren Therapie in Teilbereiche. Dies ist bei akuten Erkrankungen relativ erfolgreich, weil es sich dabei meist um Krankheiten handelt, die durch eine Einzelursache, d.h. nur einem bestimmten Einzelteil der Maschine Mensch, ausgelöst werden. Solche Erkrankungen können dann häufig auch mit nur *einem* Heilmittel erfolgreich behandelt werden, z.B. eine Infektion mit einem Antibiotikum.

* Ein weiteres Gebiet der angewandten Naturwissenschaft ist beispielsweise die Technik, ebenfalls selbst keine Wissenschaft.

Bei chronischen Erkrankungen sind jedoch mehrere oder viele Teile der „Maschine Mensch" gleichzeitig zumindest teilweise „defekt", d.h. es gibt evtl. mehrere zugleich auftretende Ursachen für die Erkrankung. Daher müssen viele „Maschinenteile" gleichzeitig und in Abhängigkeit voneinander „repariert" werden, eine ungleich schwierigere Aufgabe als die Reparatur eines Einzelteils.

Zudem ist es zu einer Spezialisierung, d.h. zu einer starken Tendenz zur Behandlung der Einzelteile des Menschen, nämlich einzelner Organe, gekommen. Inzwischen gibt es mehr als 50 Fachrichtungen in der Medizin. Die Medizin ist daher in Gefahr, durch Spezialisierung ihre Einheit zu verlieren. Ein Spezialist weiß zwar immer mehr über immer weniger, kann jedoch leicht den Überblick über das Ganze verlieren.

1.2 Alternative Medizin (Erfahrungsheilkunde)

Die „alternative" Medizin ist heute bei vielen Menschen „in". Sie erfreut sich steigender Popularität. Dafür gibt es mehrere Gründe:

a) Wie vorher beschrieben, ist die Schulmedizin in der Behandlung chronischer Erkrankungen meist nicht so erfolgreich wie bei akuten Erkrankungen; eine unvollständige Heilung wird jedoch als Mißerfolg angesehen.

b) Schulmedizin interessiert sich als angewandte Naturwissenschaft mehr für die abstrakte Krankheit als für die erkrankte Einzelperson. Der Organismus gilt als Apparat, dessen Defekte sich technisch reparieren lassen, z. B. durch die Gabe genau definierter Arzneimittel. Die zunehmende Spezialisierung führt zur isolierten Behandlung einzelner Organe und Krankheiten.

   Der kranke Mensch möchte jedoch vom Arzt als **einzelne Person,** nicht als **einzelne Krankheit** behandelt werden.

Auch in der naturwissenschaftlich orientierten Schulmedizin ist seit langem anerkannt, daß die Seele (Psyche) den Organismus (Körper= Soma) stark beeinflußt und die Psyche Veränderungen im Organismus auslösen kann, die problemlos mit naturwissenschaftlichen Methoden nachgewiesen werden können.

Beispiele:

Denken an Sex kann im Körper über chemische und neurale Reize sichtbare Veränderungen auslösen, ein augenfälliger Beweis für die enge Verknüpfung von Seele und Organismus. Angst vor einer akuten Bedrohung (Streß) führt zu erhöhtem Puls und erhöhtem Blutdruck, es werden „Streß"-Hormone (z.B. Adrenalin) erzeugt, alles, um auf die Bedrohung entweder durch Flucht oder Angriff zu antworten.

In der Schulmedizin gibt es dafür die Psychosomatik, die Lehre von den Beziehungen zwischen Seele (Psyche) und Leib (Soma), welche den Einfluß der Psyche auf die Entstehung und Behandlung von Erkrankungen untersucht. Leider führt bisher die Psychosomatik nur ein Dasein am Rande der Schulmedizin.

Bei alternativen Methoden hoffen viele Patienten auf eine individuelle, Leib und Seele umfassende Behandlung.

Vielen alternativen medizinischen Methoden ist gemeinsam, daß sie mit einem Reiz arbeiten, der die Selbstheilungskräfte des Organismus fördert. Der Körper muß also noch in der Lage sein, auf den Reiz zu reagieren, er darf durch das Leiden noch nicht zu sehr geschwächt sein. Am ehesten kommen alternative Methoden daher bei chronischen Erkrankungen und unklaren Funktionsstörungen zum Einsatz.

Einem vernünftigen Einsatz der alternativen Medizin, manchmal auch „Erfahrungsheilkunde" genannt, steht häufig die Sturheit sowohl von den Anhängern der alternativen Medizin wie der Schulmedizin entgegen. Manche Anhänger der alternativen Medizin würden am liebsten das Primat der Schulmedizin abschaffen, viele Schulmediziner sprechen unkonventionellen Verfahren pauschal jede Wirksamkeit ab und weigern sich sogar, solche Verfahren überhaupt wissenschaftlich zu überprüfen. Aber auch Anhänger alternativer Verfahren glauben, ihre Methoden könnten wissenschaftlich nicht überprüft werden. Sie fürchten, im kontrollierten Experiment könnte eine Therapie ihre Anziehungskraft und damit ihre Wirksamkeit verlieren.

Aber auch für die „alternative" Medizin (Erfahrungsheilkunde) kann und darf es nur den Weg über die wissenschaftliche Prüfung geben, und dadurch wird sich auch die Qualität alternativer Methoden verbessern.

Dem häufig vorgebrachten Argument, „wer heilt, hat recht“, ist entgegenzuhalten, daß man auch mit völlig unwirksamen Maßnahmen helfen oder heilen kann, da es sowohl sehr komplexe Placeboeffekte (Wirkungen durch Scheinmaßnahmen oder Scheinmedikamente) gibt als auch spontane Besserungen oder Heilungen bekannt sind. Für einen Wirknachweis sind kontrollierbare naturwissenschaftliche Methoden unabdingbar.

1.3 Orthomolekulare Medizin

Die orthomolekulare Medizin ist eine auf die Naturwissenschaften ausgerichtete Medizin und damit letztlich Schulmedizin, keine alternative Medizin.

Orthomolekulare Methoden, d.h. Beeinflussung von Körperfunktionen und Erkrankungen durch Änderung der Konzentrationen körpereigener Substanzen, werden seit langem in der Schulmedizin verwendet.

Einige Beispiele sind in der folgenden Tabelle aufgezeigt:

Tab. 46: Beispiele orthomolekularer Behandlungsmethoden in der Schulmedizin

Erkrankung	„Orthomolekulare“ Behandlungsmethode
Diabetes mellitus	Änderung der Zucker- und Kohlenhydratzufuhr
Bluthochdruck	Kochsalzbeschränkung, Kaliumzufuhr
Mangel an Mineralstoffen,	
z. B. Magnesium	Magnesiumzufuhr
Kalium	Kaliumzufuhr
Vitaminmangel	Vitaminzufuhr
Carnitinmangel (bei Kindern)	Carnitinzufuhr
Erhöhter Cholesterinspiegel	Verringerung der Zufuhr gesättigter Fettsäuren
Phenylketonurie (bei Kindern)	Verminderung der Zufuhr der Aminosäure Phenylalanin
Niereninsuffizienz	Zufuhr essentieller Aminosäuren
Leberinsuffizienz	Zufuhr verzweigtkettiger Aminosäuren
Gallensteine (cholesterinhaltig)	Zufuhr von Gallensäuren, z. B. Ursodesoxycholsäure
Zöliakie (Darmerkrankung)	Keine Weizenprodukte
Rheuma	Vitamin E

Orthomolekulare Medizin wird im englischen Sprachgebrauch in den Bereich der **„komplementären Medizin“**, d.h. der Ergänzung der in der Schulmedizin bisher verwendeten Methoden, eingeordnet. Dies ist sicherlich eine gute Bezeichnung, da sie die üblichen medizinischen Verfahren ergänzt.

Doch obwohl orthomolekulare Medizin eine naturwissenschaftlich orientierte Medizin ist, unterscheidet sie sich doch in einigen wesentlichen Punkten von der Schulmedizin.

Die etablierte Medizin handelt auch heute noch nach dem „Maschinenmodell“. Dies hat zur Folge, daß häufig, entsprechend dem Ursache-Wirkungsprinzip, für *eine* Krankheit *eine* Therapie angewandt wird, die den **Symptomen** (nicht unbedingt den Ursachen) der Krankheit entgegenwirkt.

Beispiele:

erhöhte Temperatur	—	fiebersenkende Mittel
Bluthochdruck	—	Behandlung mit blutdrucksenkenden Arzneimitteln

Es werden also Symptome behandelt und nicht die Ursachen.

Dies führt zur Bevorzugung der Behandlung mit sog. Mono-Substanzen, d.h. mit *einem* Arzneimittel mit nur *einem* Wirkstoff. Dies hat wissenschaftlich gesehen den Vorteil, daß sich die Wirkung der Behandlung eindeutiger *nachweisen* läßt. Es muß sich allerdings dabei keineswegs um eine bessere Therapie handeln.

Demgegenüber geht die orthomolekulare Medizin, die sich ja vorwiegend mit chronischen Erkrankungen beschäftigt, davon aus, daß bei deren Entstehung mehrere Ursachen vorliegen und diese **Ursachen** und *nicht* ihre Symptome (=äußere Zeichen der Erkrankung) bekämpft werden müssen durch die gleichzeitige Gabe zahlreicher orthomolekularer Substanzen.

Ursache und Symptome kann man mit einem Feuer und Feuermelder vergleichen. Es genügt bei einem Brand nicht, den Feuermelder (=Symptome) auszuschalten, sondern man muß das Feuer (Ursache) selbst bekämpfen.

2. Orthomolekulare Substanzen: Dosierung, Anwendungsdauer und Kombinationen

Beim Einsatz orthomolekularer Substanzen sind drei Gesichtspunkte von überragender Bedeutung, nämlich

- die *richtige* (häufig hohe) **Dosierung**
- die langfristige **Anwendungsdauer**
- die richtige **Kombination.**

2.1 Dosierung

Es ist entscheidend, *richtig* zu dosieren, und dies bedeutet im allgemeinen:

- Vitamine (Ausnahmen Vitamin A, D und K) *hoch* dosieren,
- Mineralien und Spurenelemente ausreichend dosieren,
- Antioxidanzien *hoch* dosieren und
- Vitaminoide ausreichend hoch dosieren.

Es hat z.B. wenig Sinn, eine Multivitamintablette zu nehmen, die sogar noch Mineralstoffe und Spurenelemente enthält, die jedoch alle diese Substanzen nur in niedrigster Dosierung enthält. Solche Kombinationen in *einer* Tablette werden häufig deshalb auf den Markt gebracht, damit (richtigerweise) behauptet werden kann: „Enthält alle Vitamine, wichtige Mineralstoffe und Spurenelemente zu einem günstigen Preis!"

Da jedoch solche Produkte die Substanzen in viel zu niedriger Dosierung enthalten, sind sie – im orthomolekularen Sinne – auch nicht wirksam. Sie können evtl. Mangelerscheinungen abhelfen, aber nur unzureichend präventiv (vorsorgend) oder therapeutisch (heilend) wirken.

Warum werden solche Produkte auf den Markt gebracht? Nur *eine* Tablette (oder Kapsel oder Brausetablette) pro Tag einzunehmen, ist praktisch. Um alle Substanzen in *einer* Tablette unterzubringen, *müssen* die Substanzen niedrig dosiert werden, da sonst die Tablette zu groß würde. Ein zweiter Punkt ist der Preis. Hohe Dosierungen (= hohe Menge) sind natürlich weitaus teurer als kleinste Mengen. Um den Preis niedrig zu halten, werden nur sehr geringe Dosierungen eingesetzt.

Orthomolekulare Therapie kann im allgemeinen *nicht* mit einer einzigen Tablette durchgeführt werden.

2.2 Anwendungsdauer

In fast allen Fällen ergibt nur eine *dauerhafte, langfristige Zufuhr* orthomolekularer Substanzen einen Sinn. Chronische Erkrankungen kann man *nicht* therapieren oder ihnen vorbeugen, indem man nur kurze Zeit, z.B. einige Monate, behandelt.

Immer wieder wird dem Anwender durch Bezeichnungen wie „kurmäßige" Einnahme, „Kurpackungen", zur „Kur" suggeriert, daß eine kurze Behandlung Erfolge bringt. Dies ist letztlich sinnlos und ist vergeblich ausgegebenes Geld.

Inzwischen gibt es zahlreiche Beweise, daß nur eine langfristige Einnahme in *hohen* Dosierungen auch eine präventive und therapeutische Wirkung hat.

In einer Studie an ca. 12 000 Personen (in Kalifornien), zeigte sich, daß die *regelmäßige* Einnahme von Multivitamintabletten *plus* zusätzlich Vitamin C und E in hohen Dosierungen die Sterblichkeit um ca. 30% senkte. Einfache, niedrig dosierte Multivitamintabletten zeigten kaum einen Erfolg.

In einer anderen Untersuchung an ca. 127 000 Personen (ca. 40 000 Ärzte und 87 000 Krankenschwestern in den USA) ergab sich durch regelmäßige Gabe von Multivitaminen *plus* zusätzlich *hohen* Mengen an Vitamin E und C eine Verminderung der Sterblichkeit an Herzerkrankungen um 40%. Multivitamine allein sowie kurzfristige, gelegentliche Einnahme zeigten keine Wirkung.

Dabei zeigte sich beispielsweise, daß für das Auftreten einer präventiven Wirkung das Vielfache der von den Ernährungsgesellschaften empfohlenen Tagesmenge eingenommen werden muß, z.B. bei Vitamin C *mindestens* ca. 300 mg/Tag (entspricht der 4fachen Empfehlung der WHO), bei Vitamin E *mindestens* ca. 75-100 mg/Tag (entspricht der 6-8fachen Empfehlung der WHO), wobei höhere Mengen anscheinend noch günstiger sind, insbesondere bei Rauchern.

2.3 Kombination von orthomolekularen Substanzen

In der orthomolekularen Medizin werden fast immer Kombinationen zahlreicher körpereigener Stoffe eingesetzt nach dem Grundsatz: „Die

Kette reißt am schwächsten Glied." Es müssen daher möglichst alle Glieder der Kette gestärkt werden.

Dieser gleichzeitige Einsatz vieler Substanzen (medizinisch „Polypragmasie" genannt) stört viele Schulmediziner, die gelernt haben, möglichst nur eine oder wenige Substanzen, d.h. körperfremde Arzneimittel, einzusetzen. Orthomolekular werden jedoch körpereigene Stoffe eingesetzt, und hier sind komplexe Kombinationen sinnvoll.

Die naturwissenschaftlich orientierte Medizin war und ist deshalb so erfolgreich, weil größere, völlig unübersichtlich erscheinende Probleme entsprechend dem Maschinenmodell der Medizin in kleinere, leichter überschaubare Teilprobleme zerlegt wurden. Aus dieser Methodik rührt die starke Tendenz her, zur Behandlung nur eine einzelne und genau definierte Substanz einzusetzen, weil damit am einfachsten und eindeutigsten die Wirksamkeit (oder Unwirksamkeit) einer Behandlungsmethode nachgewiesen werden kann. Kombinationen von Arzneimitteln werden nicht gerne eingesetzt, da dann nicht eindeutig festzustellen ist, welche der Substanzen eine Wirkung hatte. Zudem kann es nur schwierig einschätzbare Kombinationen geben.

Auch in der orthomolekularen Medizin als naturwissenschaftlich orientierte Medizin wird über die Wirkungen *einzelner* Substanzen, z.B. Vitamin C, Vitamin E, Beta-Carotin, Carnitin etc. geforscht. Bei komplex vernetzten Erkrankungen kann man aber nicht erwarten, mit einer Einzelsubstanz umfassende Behandlungserfolge zu erzielen.

In der molekularen **Prävention und Therapie** sollen und werden praktisch auch immer gleichzeitig viele körpereigene Stoffe eingesetzt. Es ist im allgemeinen nicht sinnvoll, nur Einzelsubstanzen (z.B. nur Magnesium, nur Selen, nur Vitamin E, nur Vitamin C) zu verabreichen. Auch unvollständige Kombinationen, z.B. Antioxidanzien-Mischungen, aus Vitamin C, E und Beta-Carotin sind keineswegs optimal, da ja zusätzlich zahlreiche weitere Mangelerscheinungen auftreten können. So sind z.B. Mischungen aus Antioxidanzien - falls sie hoch genug dosiert sind, was häufig nicht der Fall ist - zwar günstiger als Einzelsubstanzen, ausreichend dosierten, kompletten orthomolekularen Kombinationen jedoch unterlegen.

Noch einmal:

Komplexe chronische Erkrankungen haben fast immer mehrere Ursachen. Diese Ursachen können nur durch die gleichzeitige Gabe *vieler* körpereigener Stoffe bekämpft werden. Es gilt der Grundsatz: *Eine Kette ist nur so stark wie ihr schwächstes Glied.*

Produziert die orthomolekulare Behandlung „teuren Urin"?

Gegner oder Skeptiker werfen der orthomolekularen Medizin vor, sie würde „teuren Urin" produzieren, wegen der hochdosierten gleichzeitigen Gabe vieler Substanzen.

Begründung: Einige (keineswegs der überwiegende Teil) der Substanzen seien bei einem bestimmten Patienten wahrscheinlich nicht unbedingt nötig oder zu hoch dosiert. Dies würde zwar keinerlei medizinische Nebenwirkungen hervorrufen, als „Nebenwirkung" jedoch einen „teuren Urin" erzeugen, da der Überschuß ja über den Urin ausgeschieden wird. Dies ist zwar unter Umständen der Fall, ist jedoch meist unvermeidbar. Es ist aber mit Sicherheit klüger, diese sog. „Nebenwirkung" in Kauf zu nehmen, als evtl. eine Substanz entweder überhaupt nicht oder zu niedrig dosiert zu nehmen und damit die Gesundheit zu gefährden.

Dazu kommt noch, daß Gegner, die so argumentieren, zumindest zur Zeit noch nicht feststellen können, welche Substanz in welcher Dosierung zu welchem Zeitpunkt zu viel ist und damit im Überschuß vorhanden.

Außerdem müßte dann regelmäßig (z.B. monatlich) eine aufwendige Urinuntersuchung durchgeführt werden, eine tatsächlich äußerst teure Angelegenheit.

Nichts ist teurer als eine Erkrankung. Daher müssen sicherheitshalber alle notwendigen Substanzen in ausreichend hoher Menge gegeben werden.

Zusammenfassend gelten daher die folgenden Grundsätze bei Prävention und Therapie:

- Hohe bzw. ausreichend hohe Dosierung
- Regelmäßige, dauerhafte Anwendung
- Komplette Kombinationen orthomolekularer Substanzen, nicht nur Einzelsubstanzen oder unvollständige Mischungen.

In der folgenden Tabelle werden die Anwendungsprinzipien von orthomolekularen Substanzen denen von körperfremden Arzneimitteln gegenübergestellt.

Tab. 47: Grundsätzliche Anwendungsprinzipien von orthomolekularen (körpereigenen) Stoffen und von körperfremden Arzneimitteln

Orthomolekulare Substanzen	**Körperfremde Arzneimittel**
Dosierung: a) Hohe Dosierung von Vitaminen, Vitaminoiden, Antioxidanzien, zum Teil ein Vielfaches des Tagesbedarfs	möglichst niedrige Dosierung (wegen möglicher Nebenwirkungen)
b) Ausreichend hohe Dosierung von Mineralien, Spurenelementen und Vitamin A und D (und K)	
Anwendungsdauer: Möglichst lange (Jahre)	möglichst kurze Zeit (wegen Nebenwirkungen)
Stoff-Kombinationen: Komplexe Kombinationen, da sich Wirkungen verstärken („Synergismus") und jeder Mangel vermieden werden soll	Einzelsubstanzen (= Monotherapie) wegen möglicher Nebenwirkungen und Interaktionen (gegenseitiger Beeinflussung) von Kombinationen

2.4 Orthomolekulare Medizin und Arzneimittel

Linus Pauling beschrieb 1986 (in: Linus Pauling, How to live longer and feel better, Kapitel 26, Freeman Co. [1986]) in seiner bestechend einfachen und deshalb eindrucksvollen Ausdrucksweise das Problem der orthomolekularen Medizin im Verhältnis zu den üblichen Arzneimitteln. Wir zitieren wörtlich:

„Wer ein ernstes gesundheitliches Problem hat, sollte seinen Arzt aufsuchen. Der Arzt wird ihm wahrscheinlich ein Medikament verschreiben. Oft wird sich die Krankheit mit diesem Medikament erfolgreich behandeln lassen. Das Arzneimittel kann aber auch schädliche Nebenwirkungen haben. Gelegentlich wird dann ein zweites Medikament zur Bekämpfung der Nebenwirkungen des ersten verordnet.

Die meisten Arzneimittel sind rezeptpflichtig, weil sie gefährlich sind. Sie bleiben aber auch gefährlich, wenn ein Arzt sie verschrieben hat.

Bei schweren Erkrankungen kann es notwendig sein, ein solches Medikament zu verordnen. Bevor man es nimmt, sollte man jedoch wissen, weshalb es genommen werden muß und wie es wirkt, und bei der Therapie sollte nicht nur die Meinung des Arztes, sondern auch die des Patienten berücksichtigt werden."

In dem Buch „Eine Sache auf Leben und Tod – Risiken und Nutzen der medizinischen Behandlung" von Eugene D. Robin (1984) wird festgestellt:

„Der Arzt ist nicht unfehlbar, und man muß seine Meinung nicht passiv hinnehmen. Es ist Ihre Zukunft, über die entschieden wird. Denken Sie daran, daß für Sie als Patient dabei am meisten auf dem Spiel steht. Sie haben am meisten zu gewinnen und am meisten zu verlieren. Wenn Sie fähig sind, die Entscheidung zu treffen, dann sollten Sie, der Patient, entscheiden, was Sie unter einem glücklichen und produktiven Leben verstehen. Lassen Sie sich dieses Recht von Ihrem Arzt, auch wenn die besten Absichten dahinterstehen, nicht streitig machen. Dieser Rat sollte besonders beachtet werden, wenn es um Vitamine und die Ernährung im allgemeinen geht. Auch auf Ernährungsspezialisten kann man sich nicht immer verlassen, denn die Ausbildung auf diesem Gebiet hat sich in den vergangenen 30 Jahren kaum geändert, und es besteht immer noch eine Voreingenommenheit gegenüber den neuen Erkenntnissen über den Wert einer hohen Dosierung der Vitamine."

In den bisherigen Ausführungen wurden die wichtigsten orthomolekularen Stoffe, ihre Wirkungen und die Prinzipien ihrer Anwendung (richtige Dosierung, lange Anwendungsdauer, komplexe Kombination) ausführlich beschrieben.

Die folgende Übersicht faßt dies vollständig tabellarisch zusammen:

Tab. 48: Überblick über Wirkungen und Dosierungen orthomolekularer Substanzen in der Prävention (Vorsorge) und ergänzenden Behandlung von Erkrankungen

Orthomolekulare Substanz	**Tägliche orthomol. Dosierung**	**Wirkung auf Immunsystem**	**Herzerkrankungen**	**Krebs**	**Andere Erkrankungen**
VITAMINE					
wasserlöslich					
Vitamin C	300 mg-2 g	+	+	+	Rheuma +, Schlaganfall +, Augenerkrankungen +, Blutdruck +, Spermienqualität +, Fettstoffwechsel +, psychische Störungen (Depressionen) +, Leistungssport +, Pankreas +, Schwermetallbelastung +
Vitamin B_1	7,5-40 mg	+			psychische Störungen + Leistungssport +
Vitamin B_2	7,5-40 mg	+	+?		Netzhautveränderungen +
Vitamin B_3 (Nicotinamid)	50 mg-300 mg	+	+	+	psychische Störungen + Fettstoffwechsel +
Vitamin B_6	7,5-40 mg	+	+	+?	prämenstruelles Syndrom +, Lebererkrankungen, psychische Störungen + neurologische Erkrankungen +, Darmerkrankungen +, Schlaganfall +
Vitamin B_{12}	5-15 μg	+	+?		psychische Störungen + neurologische Erkrankungen, Schlaganfall +
Folsäure	0,4-1 mg	+	+	+	psychische und neurologische Erkrankungen, Mißbildungen von Neugeborenen +, Schlaganfall +
Pantothensäure	10-30 mg	+	+?		neurologische Störungen +, Haut- und Schleimhaut + Fettstoffwechsel +
Biotin	100-500 μg				psychische Störungen + Haarausfall +, brüchige Nägel +
fettlöslich					
Vitamin A	2000-5000 I.E.	+	+	+	Augenerkrankungen +, Rheuma?, Pankreas +, Darmerkrankungen +, Schlaganfall +

Vitamin E	100-200 mg	+	+	+	Rheuma +, Schlaganfall +, Augenerkrankungen +, Diabetes +, neurologische Erkrankungen +
Vitamin D	3-10 μg	+	+?	+?	Osteoporose +, Rheuma?, Psoriasis +
Vitamin K	30-120 μg			+?	Darmerkrankungen + Knochenbildung +
VITAMINOIDE					
Beta-Carotin	10-20 mg	+	+	+	Augenerkrankungen (grauer Star) +, Schlaganfall +
Carnitin	0,2-0,8 g	+	+	+	Leistungssport +, Diabetes +
Ubichinon (= Coenzym Q10)	5-20 mg		+		Blutdruck +?, Leistungssport +
Liponsäure (= Thioctsäure)	0,2-0,4 g		+?		Diabetes +, Schwermetallvergiftungen +
ANTIOXIDANZIEN (sind auch aufgeführt unter Vitaminen bzw. Spurenelementen)					
Vitamin A	2000-5000 I.E.	+	+	+	Augenerkrankungen +, Rheuma?, Pankreas +, Darmerkrankungen +, Schlaganfall +
Beta-Carotin	10-20 mg	+	+	+	Augenerkrankungen +, Schlaganfall +
Vitamin C	300mg-2 g	+	+	+	Augenerkrankungen +, Rheuma +, Leistungssport +, Blutdruck +, Spermienqualität, Diabetes +, Schlaganfall +, neurologische Erkrankungen +
Vitamin E	100-200 mg	+	+	+	Rheuma +, Schlaganfall +, Augenerkrankungen +, Diabetes +, Pankreas +, neurologische Erkrankungen +
Selen	50-100 μg	+	+	+	Augenerkrankungen + Schwermetallbelastungen +, Pankreas +, Rheuma +, Diabetes +
MINERALSTOFFE					
Natrium	2-3 g**				Leistungssport +, Durchfälle, Erbrechen +
Kalium	2-4 g**		+		Blutdruck +, Leistungssport +, Erbrechen, Durchfälle +, Muskelkrämpfe +

Magnesium	0,1-0,2 g*	+	+		Bluthochdruck +, Muskelkrämpfe, psychische Störungen + (Nervosität, Depressionen, Streß)
Kalzium	0,1-0,6 g*				Osteoporose +, Muskelkrämpfe +, Bluthochdruck?
Chlorid	2-3 g**				Leistungssport, Durchfälle, Erbrechen (immer zusammen mit Natrium) +
SPURENELEMENTE					
Eisen	8-30 mg	+			Blutarmut +
Zink	10-20 mg	+	+	+	psychische Erkrankungen +, Rheuma +?
Mangan	2-5 mg	+			psychische Erkrankungen + (Depressionen, Demenz), Rheuma +
Kupfer	0-4 mg	+			Blutarmut (mikrozytäre Anämie) +
Chrom	30-150 μg	+	+?		Diabetes +
Molybdän	60-300 μg	+			
Jod	150-300 μg		+?		Kropfprophylaxe + (Jodmangel-Struma)
Fluor	1-4 mg				Osteoporose +?, Karies +
Selen	50-100 μg	+	+	+	Augenerkrankungen z. B. grauer Star, Rheuma, Schwermetallvergiftungen (z. B. Quecksilber) +
Omega-3-Fettsäuren	als Fischöl ca. 0,5-3 g	+?	+	+	Rheuma +, Psoriasis +, (Schuppenflechte) Asthma +, Bluthochdruck +, Fettstoffwechsel +

* Als Dosierung zur täglichen Ergänzung der Ernährung
** Gesamtzufuhr empfohlen mit Ernährung, keine zusätzliche Zufuhr nötig

Aus der Tabelle ist gut zu ersehen, daß *nur* die *gleichzeitige Gabe zahlreicher* orthomolekularer **Substanzen** in der **richtigen Dosierung** einen wirksamen Schutz vor Krankheiten sowie eine erfolgversprechende, ergänzende (= komplementäre oder adjuvante) Behandlung einer Erkrankung gewährleistet. Die Aufnahme einer einzelnen Substanz oder auch nur mehrerer, aber nicht aller Stoffe, ergibt keine umfassende Sicherheit.

Als bildlicher Vergleich hierfür bietet sich beispielsweise eine Brücke mit vielen Pfeilern an. Ist nur ein einziger Pfeiler nicht vorhanden (= fehlende Substanz) oder einsturzgefährdet (= zu niedrige Dosierung einer Substanz), ist die Brücke sinnlos, auch wenn alle übrigen Pfeiler stark sind.

3. Gesundheit und Vitalität, Altern und Lebensverlängerung

Optimale Gesundheit und optimale Widerstandskraft gegenüber Erkrankungen werden dann erreicht, wenn möglichst alle körpereigenen Substanzen im Organismus in optimalen Mengen vorhanden sind. Die Aufnahme der meisten Vitamine, Vitaminoide, Antioxidanzien, Spurenelemente, mancher Mineralien (Magnesium, bzw. Kalzium vor allem bei Frauen) sowie der Omega-3-Fettsäuren liegt meist, insbesondere mit zunehmendem Alter, unterhalb der optimalen Menge. Von manchen Substanzen, vor allem Zucker und Fett, gelegentlich auch Kochsalz, wird zuviel aufgenommen.

Damit ist die körpereigene Synthese vieler Stoffe geringer als ihre optimale Syntheserate.

Die Einnahme zusätzlicher Mengen dieser Substanzen kann die Gesundheit entscheidend verbessern, Vitalität und Leistungsfähigkeit erhalten, das Altern hinausschieben sowie die Lebensdauer deutlich verlängern.

Diese Feststellung und Behauptung erscheint zunächst verblüffend, ja sensationell und löst bei manchem sicherlich Skepsis aus.

Aber: Diese Feststellung läßt sich nach dem heutigen Stand der Wissenschaft auch beweisen und zwar wesentlich eindeutiger, als angebliche Wirkungen mancher Arzneimittel zu beweisen sind.

Im ersten Teil diese Buches wurden anhand der Wirkungen *einzelner* orthomolekularer Substanzen bereits ausführlich ihre positiven Effekte auf das Immunsystem, auf Herz-Kreislauf-Erkrankungen, Krebs und neurogeriatrische Krankheiten gezeigt. Im folgenden wird eine „Gesamtschau" gegeben.

Der **Alterungsprozeß** ist sicherlich teilweise genetisch bestimmt. Es ist bekannt, daß eine gute Chance, ein hohes Alter zu erreichen, darin besteht, sich die „richtigen" Eltern und Großeltern auszusuchen. Erreichten diese ein hohes Alter, ist die eigene Aussicht, alt zu werden, größer. Was bedeutet jedoch „genetisch (erblich) bedingt"? Was sind die Grundlagen für die erblich bedingten Unterschiede für ein hohes Alter? Dies ist bis heute nicht eindeutig bekannt.

Um Gesundheit und Leistungsfähigkeit zu erhalten, das Altern hinauszuschieben und das Leben zu verlängern, sind die folgenden Voraussetzungen notwendig:

Ein starkes und gut funktionierendes Immunsystem

Ein geschwächtes Immunsystem führt zu Infektionen, auch heute noch eine wesentliche und häufige Todesursache vor allem älterer Menschen und ein Grund für zahlreiche Erkrankungen. Zudem begünstigt eine schlechte Immunabwehr neurologische Erkrankungen sowie Krebs.

Verminderung von Herz-Kreislauf-Erkrankungen

und/oder zumindest das zeitliche Hinausschieben ihres Auftretens in ein höheres Alter.

Herz-Kreislauf-Erkrankungen machen in Deutschland ca. 50% aller Todesfälle aus. Eine Verringerung dieser Erkrankungen oder ihr Auftreten erst in einem späteren Alter bedeutet Lebensverlängerung.

Verminderung der Anzahl der Krebserkrankungen und/oder das Hinausschieben des Auftretens in ein höheres Alter

Ca. 25% aller Todesfälle entfallen auf Krebs. Entscheidend ist daher, die Immunabwehr zu stärken und die beiden mit Abstand häufigsten tödlichen Krankheiten, nämlich Herz-Kreislauf-Erkrankungen und Krebs, zu vermindern, bzw. ihr eventuelles Autreten in ein höheres Alter zu verschieben.

3.1 Immunabwehr

Warum altern wir? Dazu gibt es zwei verschiedene Hypothesen (Annahmen):

Die erste Hypothese geht davon aus, daß es sich beim Alterungsvorgang um ein exakt ablaufendes, genetisch bestimmtes Programm handelt als Folge der Differenzierung, des Wachstums, der Reifung und des Alterns der Zellen.

Daß diese Hypothese in dieser Form zumindest nicht alleinig der Grund für das Altern sein kann, geht daraus hervor, daß es innerhalb genetisch relativ einheitlicher Bevölkerungen Gruppen gibt, die eine wesentlich längere Lebenserwartung haben.

So führen z.B. die in Kalifornien lebenden Sieben-Tage-Adventisten ein Leben ohne Genußmittel wie Alkohol und Zigaretten und halten sich überwiegend an eine lakto-vegetabile Ernährung. Sie leben im Mittel sieben Jahre länger als Durchschnitts-Amerikaner.

Die zweite Hypothese führt den Prozeß des Alterns auf eine zunehmende Anhäufung schädlicher Substanzen (Schlacken) im Organismus zurück, die schließlich zu einer Fehlfunktion von Zellen und zum Tode führt. Diese kann ein zufallsbedingtes Ereignis sein, entstehend aus zufälligen Fehlern bei der körpereigenen Stoffsynthese oder durch eine fortschreitende Beschädigung körpereigener Stoffe wegen ihrer vorgegebenen Instabilität oder durch Umwelteinflüsse bedingt.

Falls wir die erste Hypothese, daß Altern ein ganz exakt ablaufendes Programm darstellt, in dieser Form außer acht lassen, müssen wir die Möglichkeit in Betracht ziehen, daß Altern mit einer zunehmenden Anhäufung fehlerhafter Substanzen und Zellen verbunden ist, welche dann zu einer verminderten Aktivität von Stoffwechselprozessen führt. Dies wiederum hat Anfälligkeit für Infektionen, Krankheit und schließlich den Tod zur Folge.

Ein solcher Vorgang läßt sich jedoch prinzipiell durch die Vermeidung schädlicher Umwelteinflüsse und die Verhinderung von Mangelsituationen beeinflussen.

In der Beziehung zwischen Ernährung bzw. orthomolekularer Medizin und Altern gibt es drei entscheidende Fragen:

- Ist ein schwächeres Immunsystem eine unvermeidbare Folge des Alterns?
- Welche Mangelerscheinungen an Nährstoffen findet man?
- Was sind die Wirkungen der Gabe orthomolekularer Substanzen bei älteren Menschen und die daraus folgenden praktischen Konsequenzen?

3.1.1 Immunsystem und Alter

Mit zunehmendem Alter nimmt bei Menschen und (Labor-)Tieren die Stärke der Immunabwehr im Durchschnitt ab. Gleichzeitig steigt die Häufigkeit von Infektionen, Krebs und Amyloidose an (Amyloidose ist ein krankhafter Niederschlag von Eiweißkörpern in verschiedenen Organen).

Die Stärke der Immunabwehr läßt sich durch verschiedene Hypersensitivitäts-Tests, welche das Ausmaß der Reaktion auf bestimmte Reize messen, bestimmen. Dadurch läßt sich experimentell das Schwächerwerden der Immunabwehr zeigen.

Obwohl die Stärke der Immunabwehr mit zunehmendem Alter im **Durchschnitt** abnimmt, ist aber eine andere Tatsache von entscheidender Bedeutung.

Innerhalb der jeweiligen Gruppen unterscheidet sich die Immunabwehr der jeweiligen Ein-

Tab. 49: Abnahme der Immunreaktion mit zunehmendem Alter
Prozentsatz der anscheinend gesunden Personen, die auf einen Reiz positiv reagieren.

	Durchgeführte Tests			
Altersgruppe (Jahre)	**Candida (Hefepilz)**	**SK (Streptokinase)**	**Tetanus (Wundstarrkrampf)**	**DNCB (Dinitrochlorbenzol)**
21-40	78%	82%	82%	100%
41-60	64%	76%	70%	92%
61-80	46%	58%	62%	74%
81-100	38%	50%	54%	68%

zelpersonen untereinander sehr stark und zwar um so stärker, je älter die jeweilige Gruppe ist!

Ältere Menschen sind weit weniger eine homogene (einheitliche) Gruppe als jüngere Menschen. Dies liegt darin begründet, daß der Immunstatus das Resultat der biologischen Einwirkungen und Erfahrungen über die ganze Lebenszeit der einzelnen Personen widerspiegelt, und jede Einzelperson daher zunehmend unterschiedlich ist von der nächsten Person.

Dies läßt sich eindeutig in der Größe der **Schwankungsbreite** des Immunstatus zeigen.

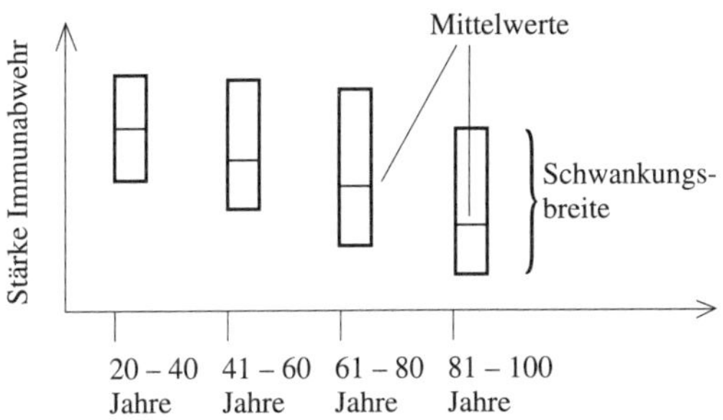

Jede Altersgruppe umfaßte mindestens 50 Einzelpersonen

Abb. 12: Immunantwort auf Lymphozyten- (Abwehrkörper-)Stimulation

Obwohl der Mittelwert der Immunantwort mit zunehmendem Alter (bereits ab 40 Jahren!) zurückgeht, ist die Bandbreite der Immunantwort bei älteren Menschen wesentlich breiter als bei jüngeren.

Ein beträchtlicher Teil der älteren Menschen, nämlich ca. ein Viertel, hat ein ebenso starkes Immunabwehrsystem wie jüngere Personen. *Dies bedeutet, daß ein schwaches Immunsystem im Alter keineswegs schicksalhaft sein muß, sondern evtl. verhindert werden kann!*

3.1.2 Mangelerscheinungen an Nährstoffen im Alter

Der optimale Bedarf an Nährstoffen ist für ältere Menschen bisher nicht bekannt. Er ist – mit Ausnahme von Energie- und Eiweißbedarf – jedoch sicherlich *höher* als bei jüngeren Menschen. Selbst wenn man jedoch die zu niedrigen öffentlich empfohlenen „Bedarfszahlen“ zugrunde legt, zeigt sich, daß in einem großen Umfang bei völlig gesunden älteren Menschen diese Zufuhr durch die normale Ernährung nicht erreicht wird.

Die gleichzeitige Bestimmung der Nährstoffzufuhr und des Immunstatus bei älteren Menschen zeigte eindeutig, daß ein schlechter Immunstatus mit einer mangelnden Nährstoffzufuhr verknüpft ist.

3.1.3 Wirkungen der Gabe orthomolekularer Substanzen auf den Immunstatus

Die nachteiligen Auswirkungen einer *mangelnden* Zufuhr bestimmter Nährstoffe = orthomolekularer Substanzen bei Kindern und Jugendlichen sind seit langem bekannt. Wie vorher schon festgestellt wurde, trifft dies jedoch auch auf ältere Menschen zu.

Tab. 50: Mangelnde Nährstoffzufuhr bei gesunden älteren Menschen

Nährstoff	% der Personen mit Defizit (Mangel)	Schwankungsbreiten der tatsächlichen Zufuhr (pro Tag) und DGE-Empfehlung	
Vitamin A	7%	0,4-3,4 mg	1,0 mg
Vitamin B_1	6%	0,6-2,0 mg	1,3 mg
Vitamin B_2	4%	0,7-2,2 mg	1,7 mg
Vitamin B_6	9%	0,5-2,7 mg	1,8 mg
Vitamin B_{12}	4%	2,6-13 μg	3 μg
Folsäure	8%	100-320 μg	300 μg
Vitamin C	21%	18-200 mg	75 mg
Zink	24%	4,5-15 mg	15 mg
Eisen	22%	6,0-22 mg	10 mg

Die Frage stellt sich jedoch, ob durch die *zusätzliche* Gabe orthomolekularer Substanzen der Immunstatus anscheinend *gesunder* älterer Menschen verbessert werden kann. Diese Frage läßt sich inzwischen eindeutig und überzeugend positiv beantworten anhand von fundierten wissenschaftlichen Untersuchungen.

Früher wurden meist, entsprechend dem im vorigen Kapitel beschriebenen Maschinenmodell des Organismus, *„einzelne"* oder nur *„wenige"* ausgewählte Stoffe zusätzlich gegeben und damit auch bestimmte Teile des Immunsystems gestärkt. Zudem waren die Studien nur von kurzer Dauer. Die Gabe einzelner oder nur weniger Substanzen kann jedoch nur zu geringen Verbesserungen führen und sogar das Gesamtbild, wegen der Wechselwirkung mit anderen Stoffen, evtl. negativ beeinflussen.

Zum Nachweis einer Wirkung ist es von entscheidender Wichtigkeit, eine *optimale* Menge möglichst *aller wesentlichen* orthomolekularen Stoffe, z.B. Vitamine, Vitaminoide, Antioxidanzien, Spurenelemente, zu verabreichen.

Dies führt bei älteren Menschen zu einer Verbesserung des Immunstatus und zu einem starken Rückgang der Infektionen.

Im folgenden wird das Ergebnis einer dieser neuesten Studien (aus dem Jahre 1992), durchgeführt vom Zentrum der Weltgesundheitsorganisation für ernährungsbedingte Immunologie in Baltimore, USA und veröffentlicht in einer der renommiertesten Medizin-Zeitschriften, dem „LANCET", kurz beschrieben.
Autor: *R. K. Chandra*
Titel (übersetzt): Wirkung der Supplementierung von Vitaminen plus Spurenelementen auf den Immunstatus und Infektionen bei älteren Personen. Veröffentlicht in: LANCET, BD 340, Seiten 1124 — 1127, 1992:

Untersucht wurden 96 *gesunde* Personen mit einem Alter über 65 Jahren, die zu Hause (*nicht* in einem Heim) lebten. Die eine Hälfte dieser Personen bekam täglich zusätzlich Vitamine plus Spurenelemente sowie Kalzium und Magnesium verabreicht, die andere Hälfte ein sog. „Placebo" (Scheinmittel), bestehend aus Kalzium und Magnesium.

Die Dauer der Untersuchung betrug ein Jahr. Danach wurde der Immunstatus wieder überprüft und das Auftreten von Erkrankungen ausgewertet.

Tab. 51: Zusammensetzung der Supplementierung*

Vitamin A	Beta-Carotin
Vitamin B_1	Eisen
Vitamin B_2	Zink
Vitamin B_6	Kupfer
Nicotinamid	
Vitamin B_{12}	Selen
Folsäure	Jod
Vitamin C	Kalzium
Vitamin E	Magnesium
Vitamin D	

* Eigene Anmerkung: Das Gemisch war sehr vollständig, es fehlten von den Vitaminen lediglich Vitamin K, Pantothensäure und Biotin, von den Spurenelementen vor allem Mangan sowie Chrom und Molybdän sowie evtl. die Vitaminoide Carnitin und Ubichinon (Coenzym Q_{10}). Eventuell ist unter Einschluß dieser Substanzen sogar ein noch besseres Ergebnis zu erzielen.

Bei den *nicht* behandelten Personen ergab sich keine Änderung des Immunstatus, bei der behandelten Gruppe jedoch eine deutliche (signifikante) Besserung. Dies läßt sich anhand einzelner Parameter (Meßwerte), z.B. bei den sog. T- und NK-Zellen, der Lymphozytenantwort, dem Interleukin-2 und der Antikörperreaktion auf Grippeimpfstoff, überzeugend nachweisen.

Besonders wichtig waren die Auswirkungen auf Infektionen. In der behandelten Gruppe verringerten sich Anzahl und Dauer der Infektionen auf weniger als die Hälfte, auch Antibiotika wurden weitaus weniger benötigt.

Der Ernährungszustand ist ein wichtiger Faktor für den Immunstatus. Eine optimale Aufnahme orthomolekularer Nährstoffe wird zur Erzielung einer starken Immunabwehr benötigt. Die ergänzende Gabe solcher Substanzen führt zu einem auffälligen Rückgang an Erkrankungen, ein Ergebnis von wesentlicher klinischer Bedeutung und von großer praktischer Konsequenz für das Gesundheitswesen.

Tab. 52: Verbesserung der Immunabwehr

Meßwert	**T-Zellen**	**NK-Zellen**	**Lymphozytenreaktion**	**Interleukin-2**	**Antikörper gegen Grippe**
Verbesserung in %	+ 22	+ 56	+ 97	+ 170	+ 53

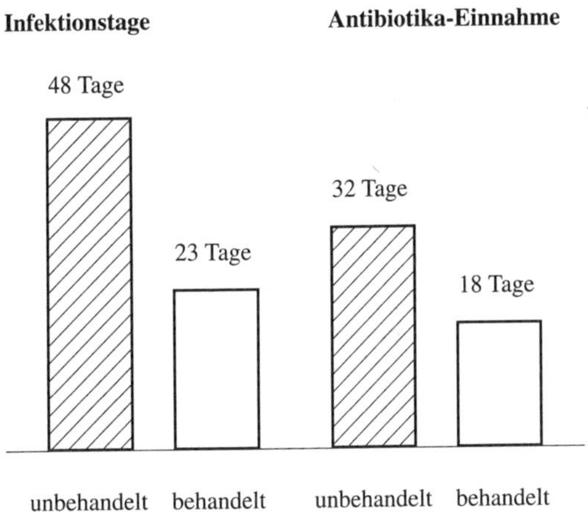

Abb. 13: Zahl der Tage mit Infektionen und Antibiotikaeinnahme

3.2 Herz-Kreislauf-Erkrankungen und Krebs

Herz-Kreislauf-Erkrankungen mit einem Anteil von ca. 50% und Krebs mit ca. 25% sind die häufigsten Todesursachen. Um eine Lebensverlängerung zu erreichen, ist es daher nötig, das Auftreten dieser Erkrankungen zu vermindern oder ihre Entstehung zeitlich in ein möglichst hohes Lebensalter zu verschieben.

Wie in den vorhergegangenen Kapiteln bereits ausführlich beschrieben, beeinflussen zahlreiche orthomolekulare Substanzen günstig sowohl die Entstehung von Herz-Kreislauf-Erkrankungen wie von Krebs.

Die gleichzeitige Wirkung bei beiden Erkrankungen erscheint nur auf den ersten Blick überraschend. Tatsächlich beruhen diese chronischen Erkrankungen auf tiefgreifenden Veränderungen grundlegender Stoffwechselvorgänge, nämlich bei Krebs auf Eingriffen in die DNS-Struktur und die Eiweißstruktur, bei Herzerkrankungen im Eiweiß- und Fettstoffwechsel (Lipidperoxidation). Da orthomolekulare Stoffe in alle diese Stoffwechselvorgänge schützend eingreifen, wirken sie sich sowohl auf Krebs wie auf Herzerkrankungen aus.

Führt die regelmäßige Nahrungsergänzung mit orthomolekularen Substanzen zu einer verminderten Mortalität (Sterblichkeit) und damit zu einer Lebensverlängerung?

Diese Frage kann nach dem heutigen Kenntnisstand mit *ja* beantwortet werden!

Es ist durch Studien an ausgesuchten Bevölkerungsgruppen seit langem bekannt, daß eine Ernährung mit viel frischem Obst und Gemüse, d.h. viel Vitaminen, Antioxidanzien, Spurenelementen und weniger Fleisch, zu einer besseren Gesundheit und Verlängerung der Lebenserwartung von mehr als 5 Jahren führt.

So stellen C. E. Cross (Annals Internal Med. **107,** 526 [1987]) sowie T. Hirayama (Ärzte-Zeitung, 3.8.1992) fest, daß durch die optimale Gabe von Antioxidanzien der Alterungsprozeß um mindestens 5 Jahre, wahrscheinlich um 10-15 Jahre hinausgeschoben werden kann. In den USA durchgeführte Untersuchungen an sehr großen Bevölkerungsgruppen brachten äußerst beeindruckende Ergebnisse.

Die *regelmäßige* Einnahme von Multivitaminen plus zusätzlich *hoher* Mengen (nur hohe Mengen waren wirksam!) an Vitamin C (weit mehr als 300mg/Tag) und Vitamin E (mehr als 75mg/Tag) führte sowohl bei Männern wie bei Frauen zu einer drastischen Verringerung der Mortalität (Sterblichkeit) an Herz-Kreislauf-Erkrankungen und Krebs sowie der Gesamt-Mortalität. Der Rückgang der Mortalität läßt sich hochrechnen auf eine Lebensverlängerung von mindestens 6 Jahren.

Wegen ihrer Bedeutung werden die Ergebnisse kurz dargestellt:

J. E. Enstrom et al. (Epidemiology **3,** 194-202, 1992) untersuchten in einer 10-Jahres-Studie an 11 948 Personen in Kalifornien die Auswirkung einer regelmäßigen Einnahme von Multivitaminen plus Vitamin C (mindestens 300-600 mg/Tag) plus Vitamin E (Menge nicht bekannt). Die Personen, welche Multivitamine + Vitamin C + Vitamin E einnahmen, hatten eine stark verminderte Sterblichkeit an Herzerkrankungen, an Krebs und eine geringere Gesamtsterblichkeit. Die Verringerung der Sterblichkeit läßt sich auf eine Lebensverlängerung um mindestens 6 Jahre hochrechnen.

Tab. 53: Verringerung der Sterblichkeit nach Einnahme von Multivitamin + Vitamin C + Vitamin E nach 10 Jahren

	Krebs	Herzerkrankungen	Gesamt
Männer	– 22%	– 42%	– 35%
Frauen	– 15%	– 20%	– 10%

Auffällig war, daß die Wirkung zwar sowohl bei Männern und Frauen vorhanden war, bei Frauen jedoch schwächer ausgeprägt. Evtl. ist dies darauf zurückzuführen, daß Frauen eine längere Lebenserwartung als Männer haben und die Effekte daher auch länger brauchen, um sich bemerkbar zu machen.

Eine weitere Studie an insgesamt 127 155 (!) Personen, davon 39 910 Ärzte sowie 87 245 Krankenschwestern der Harvard-Universität in den USA bestätigt die Ergebnisse der kalifornischen Untersuchung.

Die *regelmäßige* Einnahme von *hohen Dosen* an Vitamin E (mindestens 75 mg/Tag) plus weiterer Vitamine führte sowohl bei Männern wie Frauen zu einer Verminderung der Sterblichkeit an Herzerkrankungen um 40%!

Beta-Carotin zeigte zusätzlich bei *Rauchern* eine günstige Wirkung.

Interessant ist - für Skeptiker und Gegner der orthomolekularen Medizin - die Aussage des Leiters der Untersuchung, Prof. M. Stampfer, zu den Ergebnissen: „Ich bin von Natur aus skeptisch, aber ich war sogar noch skeptischer als sonst, als ich diese Studie begann. Es er-

Tab. 54: Empfehlungen zur täglichen zusätzlichen Einnahme orthomolekularer Substanz für die Erhaltung von Gesundheit und Vitalität

Orthomolekulare Substanz	**Dieses Buch**	**Linus Pauling (im Jahre 1985)**
VITAMINE		
Vitamin C*	mindestens 300 mg	mindestens 1000 mg
Vitamin E*	100-200 mg	300 mg
Vitamin A*	2000-5000 I.E.	20000 I.E.**
(plus Beta-Carotin	ca. 10000-15000 I.E.)	
Vitamin B_1	7,5-40 mg	50 mg
Vitamin B_2	7,5-40 mg	50 mg
Vitamin B_6	7,5-40 mg	50 mg
Nicotinamid	50-300 mg	300 mg
Folsäure	0,4-1 mg	0,4 mg
Vitamin B_{12}	5-15 µg	100 µg
Pantothensäure	10-30 mg	100 mg
Biotin	100-500 µg	—
Vitamin D	3-10 µg	15 µg
Vitamin K	30-120 µg	—
Beta-Carotin*	10-20 mg	—
SPURENELEMENTE		
Selen*	50-100 µg	150 µg
Eisen	8-30 mg	18 mg
Zink	10-20 mg	15 mg
Mangan	2-5 mg	3 mg
Kupfer	0,5-4 mg	1 mg
Chrom	30-150 µg	150 µg
Molybdän	60-300 µg	150 µg
Jod	150-300 µg	150 µg
MINERALSTOFFE		
Magnesium	100-200 mg	25 mg
Kalzium (vor allem bei Frauen!)	100-600 mg	100 mg
Fischöl (Omega-3-Fettsäuren)	mindestens 0,5 g	—

* Diese Substanzen werden auch als Antioxidanzien bezeichnet.
** Schließt Beta-Carotin mit ein!

schien mir einfach nicht plausibel, daß eine so einfache Maßnahme wie die Einnahme von Multivitaminen und Vitamin E eine so tiefgreifende Wirkung haben würde. Obwohl es tatsächlich eine große Anzahl ausgezeichneter Untersuchungen zur Bestätigung der Annahme gibt, daß Antioxidanzien das Auftreten von Herzerkrankungen verringern können, erwartete ich eigentlich, daß dies tatsächlich nicht wahr wäre."

Die kürzlich abgeschlossene Interventionsstudie in Linxian (China) brachte dramatische Ergebnisse. In einer 5-Jahres-Studie an ca. 30 000 Erwachsenen (Alter 40–69 Jahre) führte die Verabreichung eines Gemisches von Beta-Carotin, Vitamin E und Selen zu einer Reduzierung der Sterblichkeit um 9%! Die Mortalität durch Krebs fiel um 13%, Todesfälle durch Schlaganfall nahmen um 10% ab.

Bei der Gruppe der älteren Menschen (über 65 Jahre) ging zudem die Häufigkeit der senilen Katarakte (grauer Star) um ca. 40% zurück. Dies ist ein überzeugender Beweis für die Wirksamkeit einer präventiven orthomolekularen Behandlung.

3.3 Orthomolekulare Substanzen zur Erhaltung der Gesundheit

Welche Substanzen in welchen Dosierungen sollen nun als Ergänzung der Ernährung regelmäßig eingenommen werden zur Erhaltung von Gesundheit bis ins hohe Alter? Indirekt geht dies bereits aus der Übersicht der Tabelle 51, S. 152 hervor, wird jedoch in der Tabelle 54, S. 154 noch einmal zusammengefaßt, wobei die Empfehlungen von Linus Pauling aus dem Jahre 1985 zum Vergleich angeführt sind.

Die in Tabelle 54, S. 154 angegebenen orthomolekularen Substanzen sollten auf jeden Fall täglich aufgenommen werden.

Zusätzlich ist es wahrscheinlich sinnvoll, auch noch täglich 200-400 mg Carnitin und 5-10 mg Ubichinon (Coenzym Q_{10}) zuzuführen.

Anmerkung zu Linus Pauling

Der zweifache Nobelpreisträger Linus Pauling, einer der bedeutendsten Wissenschaftler des 20. Jahrhunderts, empfiehlt als Begründer der orthomolekularen Medizin seit ca. *25 Jahren* die Gabe *aller* wesentlichen orthomolekularen Substanzen, zum Teil in hoher Dosierung, zur Erhaltung von Gesundheit und Vitalität bis ins hohe Alter (er selbst ist inzwischen 92 Jahre bei guter Gesundheit!). Jede neuere wissenschaftliche Studie und alle Forschungsergebnisse bestätigen seine 1968 erstmals veröffentlichten Auffassungen.

Literatur:

Benner, St. E. et al.: Developing a Cancer Preventing Strategy. Journ. National Cancer Institute **85,** 1446 (1993).

Blot, W. J.: Nutrition Intervention Trials in Linxian, China. Supplementation with specific Vitamin/Mineral Combinations, Cancer Incidence and Mortality in the General Population. Journ. National Cancer Institute **85,** 1483 (1993).

Chandra, R. K.: Effect of Vitamin and Trace-Element Supplementation on Immune Responses and Infection in Elderly Subjects. Lancet **340,** 1124 (1992).

Chandra, R. K.: Nutritional Regulation of Immunity and Risk of Infection in Old Age. Immunology **67,** 141 (1989).

Chandra, R. K.: Nutrition and Immunoregulation, Significance for Host Resistance to Tumors and Infectious Diseases in Humans and Rodents. Journal Nutrition, **127,** 754 (1992).

Chandra, R. K.: Nutrition and Immunity: Lessons from the Past and New Insights into the future. American Journal Clinical Nutrition **53,** 1087 (1991).

Cross, C. E.: Oxygen Radicals and Human Disease. Annals Internal Medicine **107,** 526 (1987).

Enstrom, J. E. et al.: Vitamin C Intake and Mortality among a Sample of the United States Population. Epidemiology **3,** 194 (1992).

Gaßmann, B.: Vitamine und Gesundheit – Bedeutung und Bedarf im Umbruch. Ernährungsumschau **39,** 300 (1992).

Hirayama, T.: Gründgelbe Gemüse mildern die Folgen des Rauchens. Ärzte-Zeitung vom 03.08.1992.

Meydani, S. N.: Vitamin/Mineral-Supplementation, the aging immune response and Risk of Infection. Nutrition Reviews **51,** 106 (1993).

Ohlenschläger, S.: Veränderung - Metamorphose - Präzisions- und Funktionsverluste - Thermodynamische Grundprinzipien des Alterns. Praxis-Telegramm, Sonderbeilage Heft Nr. 5/92, Oktober 1992.

Pauling, L.: How to Live Longer and Feel Better. Freemann Co. (1985).

Pauling, L., Rath, M.: A Orthomolecular Theory of Human Health and Disease. Journal Orthomolecular Medicine **6,** 135 (1991).

Rimm, E. B., Stampfer, M. J. et al.: Vitamin E Consumption and the Risk of Coronary Heart Disease in Men. New England Journal of Medicine **328,** 1450 (1993).

Schmidt, K. H.: Die Supplementierung mit antioxidativ wirkenden Substanzen ist zu empfehlen, Ärzte-Zeitung vom 16.06.1993.

Southern, P. A.: Free Radicals in Medicine – Involvement in Human Disease. Mayo Clinic Proceedings **63,** 390 (1988).

Sperduto, R. D. et al.: The Linxian Cataract Studies, two Nutrition Intervention Trials. Arch. Ophthalmol. **111,** 1246 (1993).

Stampfer, M. J. et al.: Vitamin E Consumption and the Risk of Coronary Disease in Women. New England Journal Medicine **328,** 1444 (1993).

Tolonen, M: Therapeutische Erfahrungen mit Anti-Oxidanzien bei Tumorerkrankungen, Herz-Kreislauf-Erkrankungen und vorzeitigem Altern. VitaMinSpur **4,** 171 (1989).

4. Herz-Kreislauf-Erkrankungen (Arteriosklerose)

4.1 Allgemeines

Die in Deutschland (und allen westlichen Industrieländern) häufigste Todesursache mit ca. 50% aller Todesfälle sind Herz-Kreislauf-Erkrankungen. Die Prävention und Behandlung dieser Erkrankungen sind daher sowohl für den einzelnen sowie für das gesamte Gesundheitswesen von großer Bedeutung.

Allerdings muß hier darauf hingewiesen werden, daß das *mittlere* Alter der an Herzerkrankungen Verstorbenen relativ hoch ist. Es wird sich zwangsläufig ergeben, daß bei einem hohen Alter Herzerkrankungen zunehmen. Entscheidender als die Gesamtzahl der Todesfälle zu senken, dürfte es sein, das Auftreten von Herzerkrankungen in jüngeren Jahren zu verhindern.

Im Zusammenhang dieses Buches wird unter Herz-Kreislauf-Erkrankungen im wesentlichen die Arteriosklerose (= Atherosklerose, „Adernverkalkung"), eine Erkrankung der Arterien und dabei insbesondere der Arterien des Herzens (Koronarsklerose), verstanden.

Dabei handelt es sich um meistens chronisch fortschreitende, herdförmige (= Plaques) Veränderungen der Zellen der Innenschicht (Intima) der Arterienwand. Es kommt zu Wucherungen des Bindegewebes, die zur Verhärtung, Deformation, Elastizitätsverlust und einer Verengung der Gefäße führen, unter anderem durch Quellung des elastischen und des Kollagengewebes sowie durch Ablagerung fettiger Partikel.

Die Grunderkrankung Arteriosklerose, letztlich eine Art Stoffwechselerkrankung, führt dann zu den klinisch erkennbaren Erscheinungsformen wie koronare Herzerkrankung, Angina pectoris, Herzinsuffizienz (Minderleistung des Herzens), evtl. Herzrhythmusstörungen und Herzinfarkt.

Besteht bereits eine klinisch erkennbare Herzerkrankung aufgrund einer Arteriosklerose, so stehen spezielle Behandlungsmethoden, wie z.B. mit Medikamenten und/oder mit invasiven chirurgischen Methoden, z.B. Bypass-Operationen, Ballondilatation, zur Verfügung. Diese Möglichkeiten sollten nach Abwägung des individuellen Falles wahrgenommen werden.

Allerdings muß man sich völlig darüber im klaren sein, daß alle diese Methoden nur symptomatisch wirken, das heißt die aus der Grunderkrankung Arteriosklerose entstehenden Symptome (= Krankheitszeichen) behandeln.

Die ursächliche (kausale) Erkrankung, nämlich die Arteriosklerose, wird damit weder behandelt noch beseitigt!

Von entscheidender Bedeutung wäre es jedoch, das Auftreten der Grunderkrankung überhaupt zu verhindern (= Primär-Prophylaxe) bzw. eine bereits bestehende Arteriosklerose in ihrem Fortschreiten zu stoppen oder rückgängig (= Regression) zu machen (= Sekundär-Prophylaxe).

Die Suche gilt daher nach Möglichkeiten zu einer *kausalen* (= ursächlichen) Prävention (Vorsorge) und Behandlung der Arteriosklerose. Die folgenden Ausführungen in diesem Kapitel befassen sich mit diesen Möglichkeiten und den dazugehörigen Hypothesen. (Eine Hypothese ist eine unbewiesene Behauptung, die durch wissenschaftliche Untersuchungen entweder bestätigt oder widerlegt werden kann.)

Dabei wird zu erkennen sein, daß es zur kausalen Prävention und Therapie der Arteriosklerose inzwischen sehr überzeugende Ansätze und auch Ergebnisse gibt. *Diese beruhen alle auf den Prinzipien der orthomolekularen Medizin* und sind durch die orthomolekulare Medizin in das Zentrum der Entwicklungen gerückt.

Hinsichtlich der Entstehung der Arteriosklerose besteht Einigkeit darin, daß Zigarettenrauchen schädlich ist. Allerdings ist nicht klar, warum dies der Fall ist (Freie Radikale?). Außerdem ist es wahrscheinlich ungünstig, sich sehr fettreich und kalorienreich zu ernähren.

4.2 Ursachen der Arteriosklerose – die verschiedenen Hypothesen und Risikofaktoren

Wegen der gesundheitspolitischen Bedeutung der Arteriosklerose wird seit Jahrzehnten geforscht über ihre Entstehung und an den Methoden ihrer kausalen (ursächlichen) Behandlung. Dazu werden sog. Hypothesen* aufgestellt, de-

* Hypothese: Unbewiesene Behauptung, deren Richtigkeit durch wissenschaftliche Methoden entweder bestätigt oder widerlegt werden kann.

ren Richtigkeit anhand von wissenschaftlichen Untersuchungen überprüft werden sollen.

Im folgenden werden diese Hypothesen im einzelnen behandelt. Vorab sei darauf hingewiesen, daß keine der folgenden Hypothesen bisher eindeutig oder endgültig bewiesen wurde! Es ist außerdem möglich, daß es wegen der Komplexität der Arteriosklerose eventuell mehrere kausale Ursachen für ihre Entstehung geben kann.

4.2.1 Die Cholesterin-Hypothese*

„Die Zweifel werden immer stärker! Jagen wir den falschen Schurken?"

Die Hypothese:

„Ein ‚erhöhter' Cholesterinspiegel ist die Ursache für die Entstehung (und die Progression = das Fortschreiten) der Arteriosklerose. Eine Senkung des Cholesterinspiegels (durch eine sog. „cholesterinsenkende" Diät und/oder Medikamente) verhindert die Entstehung von Arteriosklerose und ihr Fortschreiten."

In der deutschen Öffentlichkeit wird der Eindruck erweckt und laufend durch Publikationen in der Laien- und Fachpresse verstärkt, daß es sich bei der „Cholesterin-Hypothese" nicht um eine Hypothese, sondern um eine bereits wissenschaftlich gesicherte Tatsache handelt. Dies ist nicht der Fall!

Die Cholesterin-Hypothese ist nämlich bis heute nicht bewiesen. Dagegen mehren sich die Zweifel, daß die Hypothese zutreffend ist, zumindest nicht in der vorliegenden Form, und eine Senkung des Cholesterinspiegels, vor allem durch Medikamente, nur in bestimmten Fällen, insbesondere bei der „familiären Hypercholesterinämie", Einfluß auf die Arteriosklerose hat.

* Die „Cholesterin-Hypothese" wird relativ ausführlich behandelt, weil sie die älteste und am eingehendsten untersuchte Hypothese ist, allerdings zur Zeit äußerst umstritten und ein brisantes Thema.

4.2.2 Cholesterin – Bedeutung, Aufgaben und Stoffwechsel

In der Öffentlichkeit und auch bei vielen Patienten wird häufig der Eindruck erweckt, als ob es sich bei Cholesterin um eine „Fremdsubstanz" oder um ein „Zivilisationsgift" handelte. Dabei ist Cholesterin ein unentbehrlicher Bestandteil unseres Lebens.

Cholesterin ist als wichtige körpereigene Substanz in allen Zellen unseres Körpers vorhanden.

Der Gesamtbestand in unserem Organismus beträgt ca. 140 g(!), und dies ist eine gewaltige Menge. Allein das Gehirn enthält ca. 40 g. (Zum Vergleich: An chemisch exakt definierbaren Einzelsubstanzen sind nur Kalzium und Phosphat in höheren Mengen als Cholesterin im Körper vorhanden.) Das Blut enthält nur ca. 8 g Cholesterin.

Cholesterin ist eine lebensnotwendige Substanz:
- Es ist die entscheidende Stützsubstanz für die Zellwände, damit diese stabil bleiben.
- Es ist nötig zur Bildung von Hormonen, insbesondere von Sexualhormonen.
- Zur Synthese von Vitamin D ist Cholesterin erforderlich.
- Es ist notwendig zur Bildung von Gallensäuren.

Wie viele wichtige körpereigene Stoffe, wird Cholesterin – neben der Zufuhr durch die Nahrung – vom Körper auch selbst erzeugt. Dabei sind – ein Hinweis auf seine Bedeutung – praktisch alle Gewebe des Organismus in der Lage, Cholesterin zu synthetisieren.

Hauptproduktionsstätten sind jedoch **Leber** und die Wände des **Dünndarms,** die zusammen ca. 90% der körpereigenen Cholesterinsynthese bestreiten.

Die gesamte körpereigene Cholesterinsynthese beträgt ca. 2-3 g/Tag, wovon auf die Leber ca. 1 g entfällt. Besonders wichtig ist dabei, daß die Synthese von Cholesterin *regulierenden Einflüssen* unterliegt. Sie wird gebremst durch mit der Nahrung zugeführtes Cholesterin, d.h. sie unterliegt einem sog. negativen Feedback-Mechanismus.

Wenn mit der Nahrung *mehr Cholesterin* aufgenommen wird, wird vom Organismus *weniger Cholesterin selbst* hergestellt, wenn *wenig* Nahrungscholesterin zugeführt wird, *steigt* die körpereigene *Synthese* wieder.

Die bedeutsame Folge ist, daß durch sogenannte cholesterinarme Nahrungsmittel auf Dauer der Blut-Cholesterin-Spiegel nicht entscheidend gesenkt werden kann!

Auf die erniedrigte Cholesterinzufuhr reagiert nämlich der Organismus mit einer erhöhten Eigenproduktion. Dementsprechend führt die Zufuhr höherer Mengen Cholesterins auch nicht zu einer Erhöhung der Cholesterinspiegel, weil dann die körpereigene Cholesterinproduktion gesenkt wird. Gegenteilige „wissenschaftliche" Befunde beruhen auf einer zu kurzen Versuchsdauer. Der Körper braucht nämlich ca. 4 Wochen, um seine Eigenproduktion an Cholesterin dem Angebot in der Nahrung anzupassen.

Die Zufuhr sog. „cholesterinarmer" Lebensmittel ist daher im Hinblick auf eine dauerhafte Cholesterinsenkung sinnlos!

Zahlreiche experimentelle Studien zeigten eindeutig, daß die zusätzliche Aufnahme von 100 mg bis 1 g Cholesterin/Tag den Cholesterinspiegel nur unwesentlich erhöhte, teilweise trat trotz der erhöhten Zufuhr sogar eine Senkung ein. Ca. 75% aller Personen zeigten auf eine erhöhte oder erniedrigte Cholesterinzufuhr keinerlei Änderungen des Cholesterinspiegels.

Das geschwindigkeitsbestimmende Enzym in der Eigensynthese des Cholesterins ist die sog. **HMG-CoA-Reduktase.**

Dies ist von Bedeutung, weil die „modernen" Cholesterinsenker (die sog. HMG-CoA-Reduktase-Hemmer oder auch CSE-Hemmer = Cholesterin-Synthese-Enzym-Hemmer) die Aktivität dieses Enzyms hemmen und damit die Eigensynthese des Cholesterins vermindern. Dies führt dann tatsächlich zu einer deutlichen Senkung des Cholesterinspiegels im Blut.

Eine andere und die eigentlich entscheidende Frage ist allerdings, ob sich dies auch günstig auf die Arteriosklerose auswirkt.

Die tägliche Cholesterinzufuhr beträgt ca. 0,3-0,6 g (300-600 mg/Tag). Dies ist ungefähr die Menge, die auch der Urmensch schon aufgenommen hat. Cholesterin kommt in allen Lebensmitteln tierischen Ursprungs vor, jedoch nicht in pflanzlichen Lebensmitteln. Besonders reich an Cholesterin sind Eier mit einem Cholesteringehalt von ca. 200-300 mg pro Ei.

Eier enthalten sehr viel Cholesterin, weil aus dem Ei ein neues Leben, das Küken, entstehen soll und gerade dafür viel Cholesterin benötigt wird.

Anmerkung:

Auf den Verzehr von Eiern zu verzichten, ist die häufigste Maßnahme von Menschen, die sich „cholesterinbewußt" ernähren wollen. Entsprechend den obigen Ausführungen wird aber die Bedeutung von Eiern in der Senkung des Cholesterins gewöhnlich weit überschätzt. Niemand braucht u.U. wegen des Cholesterins auf sein Frühstücksei zu verzichten. Nutzlos ist es auch, sog. „cholesterinarme" Eier oder Eiprodukte, eine neue Kreation der Nahrungsmittelindustrie, zu sich zu nehmen.

Die Unterfraktionen (Plasmalipoproteine) des Cholesterins

Jahrzehntelang wurde nur das Cholesterin (= Gesamt-Cholesterin) im Blut gemessen. Da Cholesterin als weitgehend wasserunlösliche Substanz aber gar nicht im Blut transportiert werden kann, muß es zum Transport an Protein (= Eiweiß) gebunden werden. Man bestimmt also bei der sog. Cholesterinbestimmung immer das an Protein gebundene Cholesterin. Diese Transportsysteme, bestehend aus Cholesterin, Fetten (= Triglyceriden, Verbindungen von Fettsäuren mit Glycerin), sog. Phospholipiden (z.B. Cholin) und Proteinen (Eiweiß) bezeichnet man als **Lipoproteine,** d.h. Verbindungen von Lipiden mit Proteinen.

Diese Lipoproteine haben keine einheitliche Zusammensetzung, sondern bestehen aus Unterfraktionen mit verschiedenen Dichten, das heißt, sie sind verschieden schwer. Daher können diese Unterfraktionen mittels einer Zentrifuge aufgrund ihrer verschiedenen Dichte voneinander getrennt und die jeweilige Menge gemessen werden.

Nach der Dichte kann man nun unterscheiden:

VLDL-Cholesterin = Very Low Density Lipoprotein (Lipoprotein mit sehr niedriger Dichte)

LDL-Cholesterin = Low Density Lipoprotein (Lipoprotein mit niedriger Dichte)

HDL-Cholesterin = High Density Lipoprotein (Lipoprotein mit hoher Dichte)

Häufig wird nur die Summe des in diesen 3 Lipoproteinfraktionen enthaltenen Cholesterins bestimmt.

Die folgende Abbildung gibt die Zusammensetzung dieser Lipoproteine an.:

Jedoch steigen mit einer Erhöhung des Gesamt-Cholesterins das LDL- und VLDL-Cholesterin an, während sich das HDL-Cholesterin kaum ändert.

Ein hohes Gesamt-Cholesterin bedeutet daher häufig, *jedoch keineswegs immer,* ein hohes LDL-Cholesterin.

Wirkungen von LDL- und HDL-Cholesterin

LDL-Cholesterin zirkuliert im Blutplasma. Nach der „Cholesterinhypothese“ gelangt es in

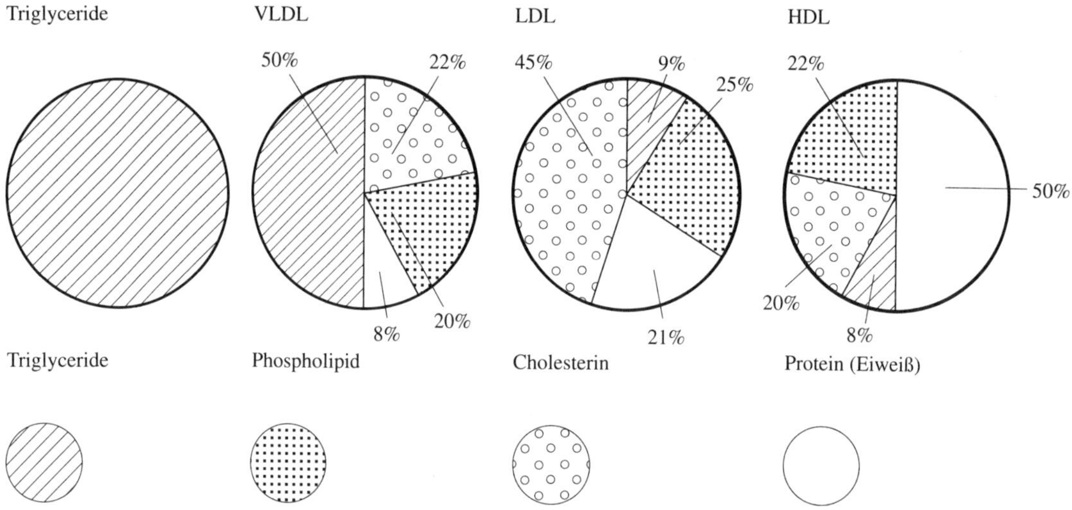

Abb. 14: Zusammensetzung der Lipoproteine

Um überhaupt eine vernünftige Aussage über die Bedeutung der Blutfette auf Herzerkrankungen machen zu können, müssen heute unbedingt neben dem Gesamtcholesterinwert auch LDL- und HDL-Cholesterin sowie die Triglyceride bestimmt werden.

Die wichtigsten Blutfette in unterschiedlichen Konzentrationen enthalten in allen Lipoprotein-Klassen:

Gesamt-Cholesterin
LDL-Cholesterin
HDL-Cholesterin
Triglyceride
VLDL-Cholesterin

Das Gesamt-Cholesterin besteht aus den drei Unterfraktionen VLDL-, LDL, und HDL-Cholesterin, wobei von der Gesamtmenge durchschnittlich 25% auf HDL-, 15% auf VLDL- und 60% auf LDL-Cholesterin entfallen.

die Arterienwand und deponiert dann sein Cholesterin an den Stellen der Arterienwand, wo das Endothel (= Oberfläche der Arterien) nicht mehr intakt ist, aus welchen Gründen auch immer. Damit werden Arterien verengt, die Arteriosklerose beginnt.

An Zelloberflächen der Leber befinden sich sog. LDL-Rezeptoren, welche das im Blut zirkulierende LDL-Cholesterin aus dem Blut entfernen. Ein hoher LDL-Spiegel zusammen mit einer evtl. geringeren Anzahl von LDL-Rezeptoren* führt dann zur Arteriosklerose. *Dies ist der Kernpunkt der Cholesterinhypothese.*

Das **HDL-Cholesterin** transportiert das Cholesterin aus den peripheren Geweben, z.B. aus den Arterienwänden, in die Leber zur Weiter-

* Bei der familiären Hypercholesterinämie sind infolge einer Erbanlage die LDL-Rezeptoren stark vermindert. Diese Erkrankung ist die einzige Cholesterin-Stoffwechselstörung, deren Behandlungsnotwendigkeit nicht umstritten ist.

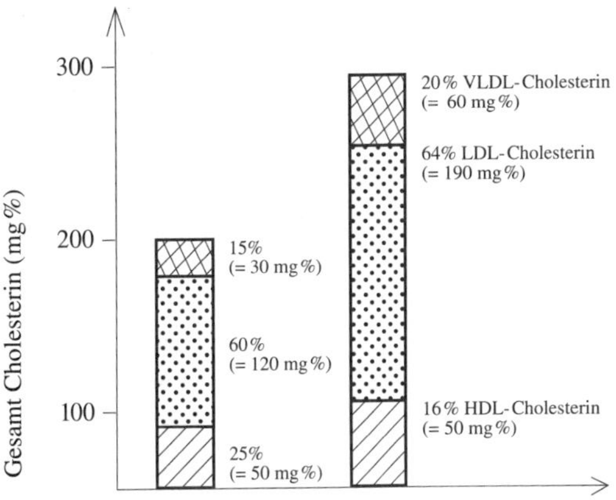

Abb. 15: Änderung der Cholesterin-Fraktionen mit steigendem Gesamt-Cholesterin (Beispiel):

verarbeitung und zum Abbau. Daher ist das HDL-Cholesterin das „gute schützende Cholesterin". Je höher es ist, desto günstiger ist es!

Kritik an den biochemischen Grundlagen der Cholesterinhypothese

Ist diese Hypothese nur ein Teil einer umfassenderen Theorie, die dann auch die Widersprüche und mangelnden Ergebnisse der Cholesterinhypothese erklärt?

Neuere Untersuchungen, Erkenntnisse und Hypothesen bezweifeln die hier beschriebenen Voraussetzungen für die Cholesterinhypothese.

Die *Lipoprotein-(a)-Hypothese = Vitamin-C-Hypothese* erklärt, in den Arterienwänden werde keineswegs vorwiegend LDL-Cholesterin, sondern Lipoprotein (a), eine Verbindung aus LDL-Cholesterin mit dem Protein Apolipoprotein (a), abgelagert. Während man zwar LDL weiter beobachten sollte, ist in Wirklichkeit Lipoprotein (a) der entscheidende Faktor. Lipoprotein (a) sei eine Art „Ersatzstoff" für fehlendes Vitamin C; daher auch der Ausdruck „Vitamin-C-Hypothese" (näheres siehe entsprechendes Kapitel S. 168).

Die *Antioxidanzienhypothese* sagt, nicht das LDL-Cholesterin an sich, sondern nur *oxidiertes* LDL sei schädlich. Die Oxidation sei durch Antioxidanzien zu verhindern (Näheres siehe entsprechendes Kapitel, S. 174). Es könnte sich daher in Zukunft zeigen, daß - wie es sich bereits in der Vergangenheit auch bei vielen anderen Hypothesen in den Naturwissenschaften zeigte - zwar an der Cholesterin-Hypothese „etwas dran" ist, sie jedoch nur ein Teil oder Spezialfall einer dann umfassenderen Erkenntnis ist.

4.2.3 Die Beziehungen zwischen Cholesterinspiegel und Herzerkrankungen

Die Diskussion über die Beziehungen zwischen einem erhöhten Cholesterinspiegel und Herzerkrankungen begann im Jahre 1956 mit einer Veröffentlichung von A. Keys (A. Keys, Ernährung und Entwicklung der koronaren Herzerkrankung, Journal of Diseases, **4,** 364 [1956]).

Er stellte fest, daß in sechs verschiedenen Ländern eine Beziehung zwischen der Höhe der Fettzufuhr und der Sterblichkeit an Herzerkrankungen bestand.

J. Yudkin sagt dazu in seinem Buch: Zucker – süß und gefährlich: „Diese Feststellung war mit Sicherheit ein bedeutender Beitrag zum Studium von Herzerkrankungen. Sie war verantwortlich für eine weltweite Flut von Untersuchungen; sie veränderte die Ernährung von Hunderttausenden von Menschen, und sie ermöglichte riesige Gewinne für manche Nahrungsmittelhersteller und Pharma-Unternehmen."

Entgegen der allgemeinen Meinung, daß Herzerkrankungen durch hohe Zufuhr von tierischen Fetten bedingt sei, zeigte Yudkin jedoch, daß in den gleichen sechs Ländern die Beziehung zwischen der Aufnahme von Zucker weit stärker war als die Beziehung zur Fettaufnahme.

Weitere Studien ergaben einen - allerdings sehr schwachen - Zusammenhang zwischen der Höhe der Cholesterinspiegel und der Sterblichkeit (Mortalität) an Herzerkrankungen. Inzwischen liegen genügend Untersuchungen vor zur Höhe der Cholesterinspiegel, daß man allmählich die Fakten von den Hypothesen trennen kann:

- Es trifft zu, daß eine Erhöhung des Cholesterinspiegels mit einem leicht erhöhten Risiko einer Herzerkrankung einhergeht. Allerdings ist das Risiko gering.
- In den USA gab es in den letzten Jahrzehnten einen Rückgang der kardialen Mortalität um 60% (!), während der Cholesterinspiegel nur um 3% zurückging. Es ist kaum zu erklären, wie diese geringe Senkung des Cholesterinspiegels zu einer so großen Verringerung der Mortalität führt.

Folgende andere Erklärungsmöglichkeiten bieten sich an:

Therapeutische Maßnahmen wie Bypass-Operationen und Ballondilatation

Starker Rückgang des Rauchens

Starke Steigerung des Verbrauchs an Vitaminen, insbesondere Vitamin C, Vitamin E, Vitamin A und Beta-Carotin (= orthomolekulare Medizin)

- Vergleicht man die Cholesterinspiegel von Gesunden mit Infarkt-Patienten, ergeben sich kaum Unterschiede.

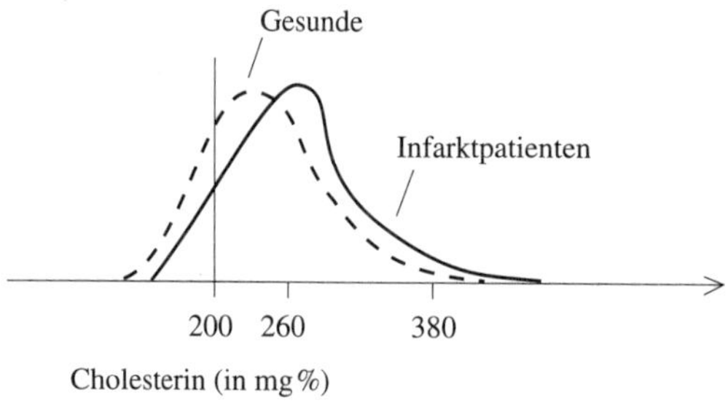

Abb. 16: Verteilung der Cholesterinwerte von gesunden und Infarkt-Patienten (in Göteborg/Schweden). (Nach Klepzig, Ztschr. Kardiologie **81,** 347 [1992]).

Cholesterinwerte sind altersabhängig. Bei 20jährigen liegen sie im Mittel bei 200 mg% (entspr. mg/dl)*, bei 60jährigen Männern um 245 mg% und bei Frauen um 265 mg%.

Die Cholesterinwerte sind bei Frauen und Männern unterschiedlich! Frauen haben höhere Werte.

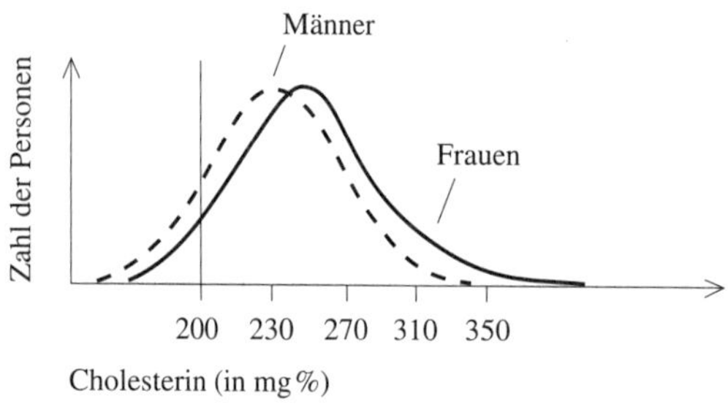

Abb. 17: Verteilung der Cholesterinwerte bei Frauen und Männern ** (45-65 Jahre)

Die Beziehung zwischen Cholesterinwert und Gesamt-Mortalität ist keineswegs linear, sondern U-förmig. Was heißt das im Klartext? Bei niedrigen Cholesterinwerten nimmt die Sterblichkeit wieder zu!

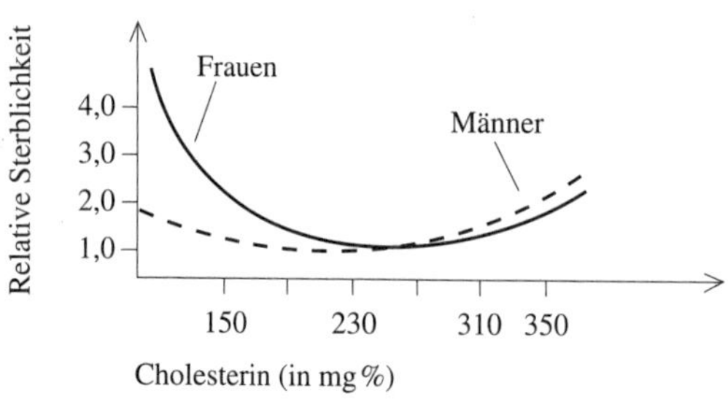

Abb. 18: Relative Sterblichkeit und Cholesterin (bei Frauen)** und Männern***

Die geringste Sterblichkeit lag bei Frauen zwischen 260 mg% und 280 mg%, bei Männern zwischen 190 mg% und 240 mg%.

Die koronare Herzerkrankung ist die Hauptursache auch bei Männern mit sog. niedrigem Cholesterin, und 30-40% aller Männer mit Herzinfarkt haben Cholesterinwerte unter 200 mg%.

Die „Deutsche Lipidliga" empfiehlt, die Grenze für einen „behandlungsbedürftigen" Cholesterinwert (= Behandlung durch Diät, falls dies nichts nützt, durch Medikamente) bei 200 mg% zu ziehen. Nach diesen Empfehlungen sind ca. 70—80% aller Deutschen im Alter von über 40 Jahren behandlungsbedürftig und „cholesterinkrank".

In einer Untersuchung an 12 europäischen Bevölkerungsgruppen (F. K. Gey, American Journ. Clin. Nutrition **53,** 326 S [1991]) wurde keine Beziehung zwischen den Cholesterinwerten und Herzerkrankungen festgestellt.

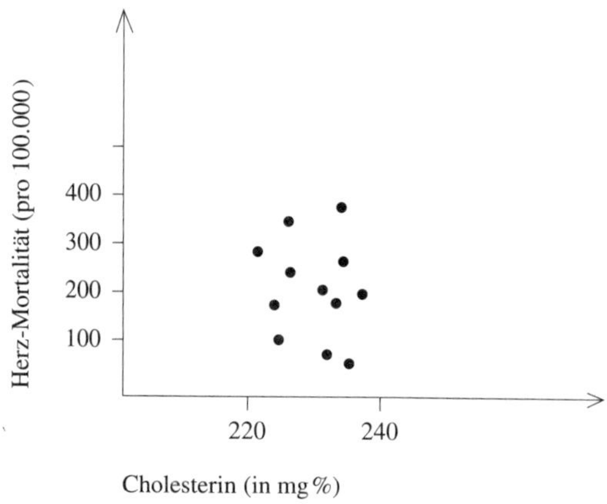

Abb. 19: Mittlerer Cholesterinwert und Mortalität an Herzerkrankungen (nach F. K. Gey)

Die Mortalität variierte um das ca. 4fache, obwohl der Cholesterinspiegel nur zwischen 220-240 mg% schwankte.

Zusammenfassend läßt sich feststellen, daß anscheinend ein schwacher Zusammenhang zwischen erhöhten Cholesterinwerten und Herzerkrankungen besteht, der jedoch keineswegs so eindeutig ist, wie dies meist in der Öffentlichkeit dargestellt wird.

Bei der sog. „familiären Hypercholesterinämie", gekennzeichnet durch extrem hohe Triglyceridwerte, sehr hohe

* Nach den jetzigen Empfehlungen der Deutschen Lipidliga waren alle Personen mit Werten über 200 mg% behandlungsbedürftig!

** B. Forette et al.: Lancet I, 870 (1989)

*** M. J. Martin et al.: Lancet II, 933 (1986)

Cholesterinwerte (größer als 400 mg%) und einer erblich bedingten Verminderung von LDL-Rezeptoren, ist jedoch der Zusammenhang eindeutig. Allerdings darf man diese Beziehungen nicht auf normale Personen übertragen.

Bewirkt Cholesterinsenkung einen Rückgang der Sterblichkeit und eine Steigerung der Lebenserwartung?

Falls ein erhöhter Cholesterinspiegel eine der Ursachen für die Arteriosklerose ist, müßte eine Senkung des Cholesterins zu einem Rückgang der Sterblichkeit an Herzerkrankungen und damit zu einer Verminderung der Gesamtsterblichkeit sowie zu einer erhöhten Lebenserwartung führen.

In der deutschen Öffentlichkeit wird der Eindruck erweckt, als ob dies eindeutig der Fall sei. Cholesterin ist in Mode. Keine Woche vergeht ohne Lipid-Symposium, keine Ärzte-Zeitschrift ohne Berichte darüber. Noch nie wurde für ein Behandlungskonzept so massiv geworben wie für die Senkung angeblich zu hoher Cholesterinwerte. Der „Segen" einer Senkung der Cholesterinwerte (durch Diät bzw. Medikamente) erscheint so eindeutig. *Dabei ist dies wissenschaftlich äußerst umstritten* und ein sehr brisantes Thema, wie im folgenden gezeigt wird:

Zunächst jedoch einige Werte zum besseren Verständnis der Problematik. *Was sind überhaupt „erhöhte" Cholesterinwerte?*

Im letzten Jahrzehnt wurde die Definition, was unter erhöhten Cholesterinwerten bzw. Fettwerten überhaupt zu verstehen ist, mehrmals geändert. (Allein dies ist schon ein Hinweis darauf, daß die „Cholesterinhypothese" evtl. nicht zutrifft.) Zur Zeit gibt die „Europäische Arteriosklerose-Gesellschaft" sowie die sogenannte „Nationale Cholesterin-Initiative" folgende „Zielwerte" an:

Nach den obigen Empfehlungen soll bei Nichterreichen dieser Zielwerte zuerst diätetisch behandelt werden. Werden dabei die Zielwerte nicht erreicht, soll sich eine Therapie mit Lipid-(Cholesterin-)Senkern anschließen.

Man sollte sich darüber im klaren sein, daß nach diesen Empfehlungen ca. 70-80% aller Deutschen über 40 Jahre als „cholesterinkrank" einzustufen und zu behandeln sind, da sie diese Zielwerte nicht erreichen!

Der Cholesterinwert kann entweder diätetisch (zumindest theoretisch) oder durch Medikamente, die sog. Cholesterin- oder Lipidsenker, gesenkt werden. Bei den Untersuchungen zur „Wirksamkeit" wird zwischen folgenden Studien unterschieden:

- Primärpräventions-Studien: Untersuchungen an Personen mit erhöhten Cholesterinwerten, aber ohne Herzerkrankung.
- Sekundärpräventions-Studien: Untersuchungen an Personen mit erhöhten Cholesterinwerten mit gleichzeitig bestehender Herzerkrankung.

Ziel einer cholesterinsenkenden Therapie

Das eigentliche Ziel einer „cholesterinsenkenden" Behandlung - zum Beweis der „Cholesterinhypothese" - ist *nicht,* wie häufig fälschlicherweise behauptet wird, die Cholesterinsenkung an sich, sondern einzig und allein die Senkung der Sterblichkeit an Herzerkrankungen und damit der Gesamt-Sterblichkeit. Diese Gesamt-Sterblichkeit ist deshalb so wichtig, weil es ja sein kann, daß die Cholesterinsenkung zwar die Anzahl der Herzerkrankungen vermindert, aber die Todesrate an anderen Erkrankungen erhöht.

Die Tabelle 56 stellt das Problem noch einmal schematisch dar:

Tab. 55: Zielwerte für Blutfette

Fettwert (Serumlipid bzw. -Lipoprotein)	**Ohne weiteren Risikofaktor* (in mg/dl)**	**Bei Vorliegen weiterer Risikofaktoren* (in mg/dl)**
Cholesterin	höchstens 200-215	höchstens 200
LDL-Cholesterin	höchstens 155	höchstens 135
HDL-Cholesterin	mindestens 35	mindestens 35
Triglyceride	höchstens 200	höchstens 200

* Risikofaktoren sind z. B. Rauchen, hoher Blutdruck, bestehende Herzerkrankungen, Vater und/oder Mutter sind (waren) herzkrank.

Tab. 56: Die „Cholesterinhypothese" — Therapien und Therapieziel

Behandlungsmethoden	Untersuchte Personen	Therapieziel
Diätetisch (cholesterinsenkende Diät) Medikamentös (Lipidsenker)	Primärprävention (erhöhtes Cholesterin, keine Herzerkrankungen) Sekundärprävention (erhöhtes Cholesterin bei vorhandener Herzerkrankung)	Verminderung der Sterblichkeit an Herzerkrankungen plus der Gesamt-Sterblichkeit (Ziel ist letztlich *nicht* Cholesterinsenkung)

Noch einmal, weil dies immer wieder falsch dargestellt wird: Als Beweis für die Richtigkeit der „Cholesterinhypothese" kann nicht die Senkung des Cholesterinwertes herangezogen werden, denn dies ist ja die Hypothese, sondern einzig und allein die Verminderung der Sterblichkeit!

Dem Patienten kann sein Cholesterinwert letzten Endes gleichgültig sein, weil er diesen Wert als „Krankheit" nicht spürt. Er ist am Erfolg, dem längeren Überleben, interessiert. Auch sogenannte „Regressionen" der Arteriosklerose sind ohne Bedeutung, wenn sie nicht zu einem längeren Überleben führen.

Senkt die empfohlene Diät überhaupt den Cholesterinwert?

Obwohl die entscheidende Frage diejenige nach der Verminderung der Sterblichkeit ist, wird an dieser Stelle zunächst überprüft, ob die „cholesterinsenkende = lipidsenkende" Diät tatsächlich, wie immer wieder behauptet, den Cholesterinwert senkt.

Nach den Empfehlungen der „Nationalen Cholesterin-Initiative" hat diese Diät die folgende Zusammensetzung:

Empfohlene Diät:

Kohlenhydrate:	50-60% der Kalorien
Fett:	nicht mehr als 30% der Kalorien, dabei jeweils ein Drittel als gesättigte, einfach ungesättigte und mehrfach ungesättigte Fettsäuren
Cholesterin:	höchstens 300 mg/Tag
Ballaststoffe:	ca. 35 g/Tag

Für den normalen Patienten ist es schwierig, diese Diät überhaupt richtig zu berechnen und einzuhalten. Praktisch gesehen dürfen keine Eier und eihaltigen Lebensmittel sowie keine Butter mehr gegessen werden, der Verbrauch an Milch und Milchprodukten (Käse) muß sehr eingeschränkt, der Verzehr von Fleisch muß vermindert werden. Dafür werden mehr pflanzliche Fette, z.B. Pflanzenöle, -margarine aufgenommen.

Diese Diät wird hinsichtlich der Cholesterinsenkung als sehr wirksam dargestellt (vgl. dazu: Nationale Cholesterin-Initiative, Deutsches Ärzteblatt 87, B 991 [1990]):

„Bei allen Hyperlipidämien (= erhöhte Blutfettwerte) sind diätetische Maßnahmen erforderlich und genügen bei der Mehrzahl der Patienten mit erhöhtem Lipid- (=Fett-)Spiegel als einzige Therapie. Dadurch lassen sich im Mittel die Cholesterinwerte um 15-20% senken . . . Die wichtigsten Ernährungsinterventionsstudien zeigen mehrheitlich, daß eine Verminderung der Aufnahme an Cholesterin und gesättigten Fetten zu einer signifikanten Reduktion (=deutlichen Verminderung) des Serum-Cholesterins in der Größenordnung von 15-20% führt." (Eigene Anmerkung: Es fällt auf, daß nur auf die Cholesterinsenkung, nicht auf Reduzierung von Herzerkrankungen hingewiesen wird.)

Die obigen Aussagen stehen im Gegensatz zu den wissenschaftlichen Ergebnissen über die Langzeitwirkungen von Diätformen zur Cholesterinsenkung. Im angesehenen British Medical Journal (L. E. Ramsay, Diätetische Senkung des Cholesterins: Es ist Zeit, darüber wieder nachzudenken, Br. Med. J. **303,** 953 [1991]) wurden 10 Langzeitstudien analysiert. Ergebnis: Trotz großem Aufwand an Betreuung und jahrelanger Einhaltung der empfohlenen Diät war im Durchschnitt nur eine *2%ige Senkung des Cholesterins* erreichbar!

Eine 15-20%ige Senkung war nur erreichbar mit einer weit strengeren Diät als der empfohlenen und dies nur in Krankenhäusern oder psychiatrischen Kliniken.

Tab. 57: Studien zur Cholesterinsenkung mit der *empfohlenen* lipidsenkenden Diät

Studienbezeichnung	Personenzahl	Dauer der Studie (Jahre)	Änderung Cholesterin in %
England (I)	1278	5-6	-0,9
Weltgesundheitsorganisation (Europa)	1848	4	-4
MR FIT	6428	6	-2
Diät und Infarkt	982	2	-3,5
Curzio	61	0,5	±0,0
Nordkarelien	2535	10	-2
Stanford	490	5	-0,6
Gothenburg	1473	10	-0,2
WHO (II)	824	4	-2,1
England (II)	5373	5-6	-1

Tab. 58: Studien zur Cholesterinsenkung mit strengeren Diäten (meist Krankenhauspatienten)

Studienbezeichnung	Ort der Studie	Personenzahl	Dauer (Jahre)	Änderung Cholesterin in %
Oslo	außerhalb Krankenhaus, extrem hohes Cholesterin (320 mg %)	604	5	-13,0
Leren	Krankenhaus	206	5	-13,9
Medical Research	Krankenhaus	169	2	-15,1
Research Committee	Krankenhaus	81	2	-8,1
Rose	Krankenhaus	13	2	-6,5
Minnesota	geschlossene Anstalt	4541	1	-13,5
Finnland	geschlossene Anstalt	300	4	-15,5
Dayton	Altersheim	163	2	-12,8

Zur ausführlichen Information sind die Ergebnisse in den beiden Tabellen 57 und 58 aufgeführt (nach L. E. Ramsay et al. BMJ **303,** 353 [1991]).

Es läßt sich also feststellen, daß die empfohlene lipidsenkende Diät meist wenig wirksam ist hinsichtlich der Cholesterinsenkung.

Nur mit einer *extrem fettarmen* Diät, deren Geschmacksqualität jedoch sehr eingeschränkt ist, läßt sich Cholesterin senken. Dabei besteht jedoch zusätzlich die Gefahr, daß das günstige HDL-Cholesterin ebenfalls gesenkt wird.

Fazit: Man sollte sich zwar an eine cholesterinsenkende Diät halten, wenn dies möglich ist, da zumindest die übermäßige Aufnahme von Fleisch und Fett vermindert wird. Allerdings sollte nicht erwartet werden, daß dadurch der Cholesterinwert fällt. Sinnvoller und wahrscheinlich auch einfacher ist es aber, sich an die Empfehlungen der orthomolekularen Medizin zu halten: „Weniger Zucker, etwas weniger Fleisch, mehr Fisch und mehr frisches Obst und Gemüse."

Vermindern cholesterinsenkende Medikamente (Lipidsenker) den Cholesterinspiegel?

Dies kann eindeutig mit „ja" beantwortet werden. Alle Lipidsenker senken den Cholesterinwert. Wie schon früher mehrfach festgestellt, ist dies jedoch nicht die entscheidende Frage. Entscheidend ist, wie die Sterblichkeit bzw. Lebenserwartung beeinflußt wird. Diese Problematik soll nachfolgend angesprochen werden.

In der deutschen Presse liest man laufend, daß die Cholesterinsenkung von Nutzen und mit allen Mitteln zu verfolgen sei, entweder durch eine „cholesterinsenkende" Diät und wenn diese – wie in den meisten Fällen – nichts nützt, mit Medikamenten, den „Lipidsenkern".

In den großen englischen und amerikanischen Zeitschriften liest sich das Cholesterin-Kapitel aber völlig anders.

Mehrere Wissenschaftler (M. F. Mildoon et al., British Medical Journal **301,** 309 [1990], D. J. D. Jakob et al., Circulation **86,** 1046 [1992]) haben die Ergebnisse der neuen und umfangreichen Studien über den *Nutzen* einer Cholesterinsenkung untersucht.

Es zeigte sich übereinstimmend, daß sich die Gesamt-Sterblichkeit – die letztlich einzig zählt – nicht verändert. Einem geringfügigen Rückgang der Todesfälle an koronaren Herzerkrankungen stand immer eine Zunahme der Todesfälle an anderen Ursachen gegenüber.

In diesen Analysen wurde das Ergebnis der neuesten Studie in Helsinki, Finnland, (mit Diät, Lipidsenkern und Blutdruckmitteln) noch gar nicht berücksichtigt (T. E. Strandberg, JAMA **226,** 1225 [1991]). Nach 10 Jahren hatte in der behandelten Gruppe die Herzinfarkt-Mortalität um 142% und die Gesamtmortalität um 45% zugenommen.

H. Klepzig et al. (Zeitschrift Kardiologie, **81,** 392 [1992]) faßte die Ergebnisse der Therapie zur Cholesterinsenkung (ohne die oben erwähnte „Helsinki-Studie"), zusammen. Es ergaben sich weder bei der sogenannten Primär- noch bei der Sekundär-Prävention Unterschiede, wie die Tabelle 60 zeigt (eher war sogar die *Nicht*-Behandlung erfolgreicher, d.h. es gab weniger Todesfälle):

In einer weiteren Analyse (U. Ravnskow, Brit. Med. Journ. **305,** 15 [1992]) aller 22 Studien, die durch eine Cholesterinsenkung (mit Diät oder Lipidsenkern) eine Veränderung der Sterblichkeit erreichen wollten, ergaben sich verblüffende Ergebnisse. Es ließ sich insgesamt keine Auswirkung weder auf die Gesamt-Mortalität noch auf die Mortalität an Herzerkrankungen nachweisen. Die Anzahl der „positiven" Studien war ebenso groß wie die der „negativen" Studien. Die positiven Studien wurden aber in

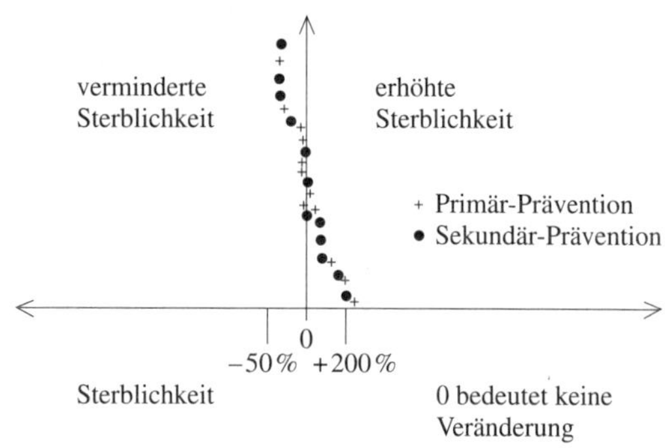

Abb. 20: Cholesterinsenkende* Behandlung: Veränderungen der Sterblichkeit

* Anmerkung: Neben der cholesterinsenkenden Behandlung wurde immer zusätzlich versucht, auf die Rauchgewohnheiten Einfluß zu nehmen.

Tab. 59: Veränderung der Mortalität nach Behandlung über 10 Jahre*

	Anzahl Personen	**Todesfälle durch Infarkt**	**Todesfälle insgesamt**
behandelt	612	34 (+ 142%)	67 (+ 45%)
unbehandelt	610	14	46

* Nach T. E. Strandberg et al., JAMA **226,** 1225 (1991).

Tab. 60: Mortalität bei cholesterinsenkender Behandlung im Vergleich zu unbehandelten Patienten

Art der Behandlung	**Zahl der Todesfälle** behandelt	nicht behandelt
Primär-Prävention (mit Diät bzw. Lipidsenkern)	1821	1704
Sekundär-Prävention (mit Diät bzw. Lipidsenkern)	921	877

der Presse und in Fachzeitschriften fünf- bis achtmal häufiger zitiert als negative Studien.

Der Autor schließt daraus, daß die weitverbreitete Meinung, Cholesterinsenkung vermindere die Sterblichkeit und erhöhe die Lebenserwartung, auf einer einseitigen Sichtweise der Medien beruht.

Die Abbildung 20, S. 166 zeigt die Ergebnisse aller 22 analysierten Studien im Hinblick auf die Gesamt-Mortalität.

Die Ergebnisse obiger Untersuchung wurden von Prof. E. Ernst, Wien, kommentiert (Fortschritte der Medizin, Heft 34, Seite 9 [1992]).

„Die Publikation liest sich wie ein Kriminalroman. In schlichten Worten lautet die Schlußfolgerung: Cholesterinsenkung bringt nicht den gewünschten Effekt bezüglich Morbidität und Mortalität. Der Grund, weshalb nahezu jeder Arzt und ein Großteil der Bevölkerung vom Gegenteil felsenfest überzeugt sind, liegt laut Meinung des Autors in der einseitigen Presse für Studien, die die Cholesterinhypothese stützen und gegen Daten, die ihr widersprechen. Man fragt sich unwillkürlich, kann das stimmen? Die Daten, die belegen, daß hohe Cholesterinwerte mit einer überproportional hohen Frequenz von kardiovaskulären Ereignissen einhergehen, sind unbestreitbar. Diese Assoziation bedeutet jedoch nicht, daß wir es hier mit einem echten Risikofaktor zu tun haben. Vielleicht handelt es sich um einen Risikoindikator. Der Unterschied liegt in der Kausalität von Beziehungen. Die Kausalität scheint gemäß der vorliegenden Analyse im Falle des Cholesterins (im krassen Widerspruch zu dem, was wir jahrelang gehört und gelesen haben) nicht gegeben zu sein. Somit wäre auch die Cholesterinsenkung sinnlos. Man könnte das vereinfachend mit ‚gelben Fingern' vergleichen. Zweifelsohne existiert eine deutliche Assoziation zwischen gelben Fingern (meist Finger zwei und drei der rechten Hand) und Lungenkrebs. Elimination des vermeintlichen Risikofaktors, z.B. durch Bleichen der Finger, wäre mit Sicherheit erfolglos. Der Grund: Rauchen ist der tatsächliche Risikofaktor und die gelben Finger stellen lediglich einen Risikoindikator dar.

Im Falle des Cholesterins könnte das bedeuten, daß Personen mit hohem Spiegel risikobelastet sind, daß man jedoch sehr viel kritischer prüfen muß, ob Cholesterinsenkung tatsächlich das Risiko reduziert. Möglicherweise existiert auch hier ein „gemeinsamer Nenner“, den wir bislang nur noch nicht als solchen erkannt haben, und den es eigentlich zu modifizieren gilt . . . Es steht außer Frage, daß wir zu diesem Thema in der nächsten Zeit sehr viel mehr hören werden.“

Bemerkenswert ist auch ein Kommentar in der Zeitschrift CIRCULATION (Band 86, Seite 1029 [1992]), immerhin die offizielle Zeitschrift der „American Heart Association“, mit der Überschrift: „Gesundheitspolitik und Blutcholesterin - Es ist Zeit, die Richtung zu ändern.“
Darin wird ein Umdenken in der Cholesterin-Politik gefordert. Statt die Untersuchung und Behandlung auf immer mehr Menschen auszudehnen, sollte man sich auf die wenigen Menschen konzentrieren, die von einer solchen Behandlung wirklich profitieren können. Die Betrachtung: Niedriges Cholesterin = niedriges Risiko, also muß hohes Cholesterin gesenkt werden, sei sicherlich zu oberflächlich.

Abschließend läßt sich feststellen, daß ein genereller Nutzen der Cholesterinsenkung nicht bewiesen ist und - im Gegensatz zu der in der Öffentlichkeit weitverbreiteten Meinung - die „Cholesterinhypothese“ immer noch eine Hypothese (d.h. nicht bewiesene Behauptung) und wissenschaftlich keineswegs allgemein gesichert ist.

Gesichert ist lediglich, daß bei genetisch bedingten sehr hohen Cholesterinwerten, nämlich der „familiären Hypercholesterinämie“, eine Behandlung sinnvoll ist.

Literatur zu Cholesterin

Die Veröffentlichungen zu Cholesterin sind äußerst umfangreich. Daher wird hier nur eine begrenzte Auswahl vorwiegend kritischer Publikationen angegeben.

Anonym: Günstiger Effekt einer cholesterinsenkenden Therapie bei koronarer Herzerkrankung wahrscheinlich durch einseitige Berücksichtigung positiver Studien vorgetäuscht. Arzneimittelbrief **26,** 123 (1992).

Anonym: Helsinki Herz-Studien: Zehn-Jahres-Ergebnisse ernüchternd. Münchner Medizinische Wochenschrift **134,** Nr. 10 (1992).

Berger, M.: Der Cholesterin-Non-Konsensus in der Primärprävention der koronaren Herzkrankheit. Zeitschrift für Kardiologie **82,** 399 (1993).

Bischoff, R.: Jagd auf den falschen Schurken. Bild der Wissenschaft, Heft 3, Seite 2 (1988).

Dulin, T. G. et al.: Cholesterol: Separating the Facts from the Fiction. Journal Orthomolecular Medicine, **5,** 91 (1990).

Dunnigan, M. G.: Should Clofibrate still be prescribed? British Medical Journal **305,** 379 (1992).

Ernst, E.: Was kann die Cholesterinsenkung leisten? Fortschritte der Medizin **110,** Nr. 34, Seite 9 (1992).

Forette, B. et al.: Cholesterol as a Risk Factor for the Mortality of Older Women. Lancet I, 870 (1989).

Garber, A. M.: Where to Draw the Line against Cholesterol. Annals Internal Medicine **111,** 625 (1989).

Gysling, E.: Lipidsenker: Unangenehme Wahrheiten. Pharmakritik **9,** Nr. 10, S. 39 (1987).

Hoffer, A.: Does Decreasing Cholesterol Levels Increase the Death Rate from Accidents, Homocides and Suicide. Journal Orthomolecular Medicine **6,** 44 (1991).

Hulley, S. B. et al.: Health Policy on Blood Cholesterol – Time to Change Directions. Circulation **86,** 1026 (1992).

Hunninghake, D. B. et al.: Diät-Therapie allein verbessert das Lipid-Profil offenbar nicht. Ärzte-Zeitung vom 13. Mai 1993.

Isles, G. G. et al.: Relation between Coronary Risk and Coronary Mortality in Women: Comparison with Men. Lancet **339,** 702 (1992).

Jacobs, D. et al.: Report of the Conference on Low Blood Cholesterol: Mortality Associations. Circulation **86,** 1046 (1992).

Kaltenbach, M.: Serumcholesterin und Koronarsklerose. Fortschritte der Medizin **109,** 411 (1991).

Klepzig, H.: Cholesterin: Zeit zum Umdenken? Fortschritte der Medizin **10,** Heft 34, Seite 12 (1992).

Klepzig, H.; Kaltenbach, M.: Cholesterinsenkung und Lebenserwartung: Eine kritische Stellungnahme. Zeitschrift für Kardiologie, **81,** 347 (1992).

Kovacsics, M.: Margarine kriegt ihr Fett ab – viele pflanzliche Aufstriche treiben den Cholesterinspiegel hoch. Süddeutsche Zeitung vom 28. 03. 1991.

Morgan, R. E. et al.: Plasma Cholesterol and Depressive Symtoms in Older Men. Lancet **341,** 75 (1993).

Muldoon, M. et al.: Lowering Cholesterol Concentrations and Mortality: A quantitative Review of Primary Prevention Trials. British Medical Journal, **301,** 309 (1990).

Nilsson, J. et al.: Lipid oxidation and atherosclerosis. Herz **17,** 263 (1992).

Oliver, M.: Reducing Cholesterin Does not Reduce Mortality. Journal American College Cardiology **12,** 8 (1988).

Oliver, M.: Doubts about Preventing Coronary Heart Disease. British Medical Journal, **304,** 393 (1992).

Ramsay, L. E. et al.: Dietary Reduction of Serum Cholesterol Concentration: Time to think again. British Medical Journal, **303,** 953 (1991).

Ravnskow, U.: Cholesterol Lowering Trials in Coronary Heart Disease: Frequency of Citation. British Medical Journal **305,** 15 (1992).

Smith, G. D. et al.: Should there be a moratorium on the use of Cholesterin Lowering drugs. British Medical Journal **304,** 431 (1992).

Strandberg, T. E. et al.: Long-Term Mortality after 5-year Multifactorial Primary Prevention of Cardiovascular Disease in Middle-Aged Men. Journal American Medical Association, **226,** 1225 (1991).

Willet, W. C. et al.: Trans-Fettsäuren in Margarine erhöhen das Risiko für die koronare Herzerkrankung. Ärzte-Zeitung vom 10. 03. 1993.

> „Eine Entdeckung besteht darin, etwas zu sehen, was viele andere vorher auch schon gesehen haben, aber dann in diesem Bekannten neue Zusammenhänge zu erkennen, die sonst noch niemand erkannt hat."
>
> *A. Szent-Györgyi,* Nobelpreisträger, Entdecker des Vitamin C.

4.2.4 Die „Lipoprotein-(a)-Hypothese" oder die „Vitamin-C-Hypothese" – Risikofaktor Lp (a)

Die Hypothese wurde von Linus Pauling und Matthias Rath aufgestellt und 1990 erstmals veröffentlicht (M. Rath, L. Pauling; Hypothesis: Lipoprotein (a) is a Surrogate for Ascorbate, Proceedings of the National Academy of Science, USA; **87,** 6204 [1990]).

Vereinfacht lautet sie:

Beim Menschen ist Lipoprotein (a) ein Ersatzstoff (Surrogat) für (fehlende) Ascorbinsäure = Vitamin C. Desgleichen ist Vitamin C ein Ersatz für Lipoprotein (a).

Erhöhtes Lipoprotein (a) bzw. fehlendes Vitamin C ist der entscheidende Risikofaktor für die Entstehung einer Arteriosklerose.

Vitamin-C-Mangel ist die Voraussetzung und der gemeinsame Nenner für die Entstehung der Arteriosklerose.

Es könnte durchaus der Fall sein, daß unter den vielen bedeutenden wissenschaftlichen Leistungen von Linus Pauling diese Hypothese seine wichtigste Leistung überhaupt ist.

Wegen der Bedeutung der Hypothese wird im folgenden aus der ersten Veröffentlichung dazu die Zusammenfassung zitiert:

„Das Konzept, daß Lipoprotein (a) [Lp (a)] ein Ersatzstoff für Ascorbinsäure (= Vitamin C) ist, wird nahegelegt durch die Tatsache, daß dieses Lipoprotein zwar immer im Blut des Menschen, der Menschenaffen und des Meerschweinchens gefunden wird, welche die Fähigkeit, Vitamin C selbst zu synthetisieren, im Laufe der Evolution verloren haben, jedoch Lp (a) äußerst selten im Blut anderer Tierarten vorkommt.

Gemeinsame Eigenschaften von Lp (a) und Vitamin C sind, in Übereinstimmung mit dieser Hypothese, die Beschleunigung der Wundheilung und anderer Reparaturvorgänge der Zelle, die Stärkung der extrazellulären Matrix (= äußere Zellmembran), z.B. in den Blutgefäßen, und die Verhinderung der Lipidperoxidation. Hohe Blutspiegel von Lp (a) stehen im Zusammenhang mit einem verstärkten Auftreten von Arteriosklerose, während erhöhte Vitamin-C-Werte zu einer Verringerung von Herzerkrankungen führen. Wir haben die Hypothese formuliert, daß beim Menschen (und anderen Tierspezies) Lp (a) ein Ersatzstoff für Vitamin C ist und die Beweise für diese Hypothese zusammengestellt.

Die Grundlagen für die Lp-(a)-Hypothese

Lipoprotein (a), kurz als Lp (a) bezeichnet,

ist ein Lipoprotein (=Verbindung aus Fetten mit Eiweiß), bestehend aus dem früher schon beschriebenen LDL-Cholesterin und einem Protein, dem sogenannten Apo-Protein (a), kurz Apo-a genannt.

Lp (a) = LDL-Cholesterin + Apo-a. Dabei umgibt das fadenförmige Apo-a das kugelförmige LDL-Cholesterin.

Hypothese, und anderen festgestellt, daß die Ablagerungen *nicht* vorwiegend aus LDL-Cholesterin, sondern aus Lp(a), zusammen mit dem „Klebeeiweiß" Fibrinogen, bestehen. (M. Rath et al.: Arteriosklerosis **9,** 579 [1989] sowie U. Beisiegel, M. Rath: European Heart Journal **11,** Suppl. E, 174 [1990]).

Die Anhäufung von Lp (a) befand sich insbe-

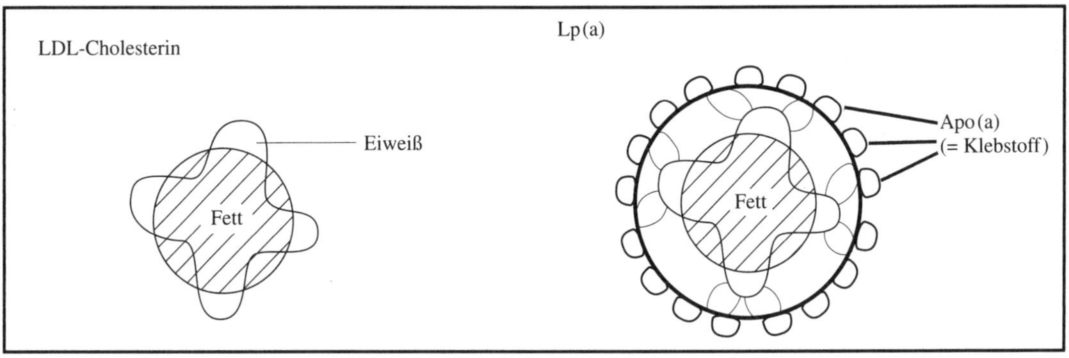

Abb. 21: Schematische Struktur des LDL-Cholesterins und Lp (a)

Das Apo-a ist aufgrund seiner Struktur eine Art Klebstoff, mit dem sich das Lp (a) an Zellwände anheften kann; d.h. Apo-a klebt das LDL-Cholesterin an die Innenseite von Arterien und verschließt sie dadurch.

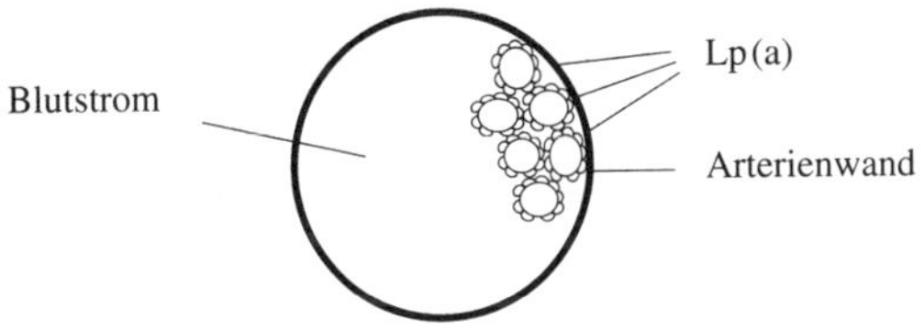

Abb. 22: Lp (a) und Arterien des Herzens (und Gehirns)

Dies hat die günstige Wirkung, daß Defekte in den Arterienwänden repariert werden. Bei überschießender Reaktion kann jedoch zuviel Lp (a) abgelagert und dadurch die Arterie verengt oder verschlossen werden.

Lp (a) wurde bereits 1963 im Blut des Menschen entdeckt, seine Aufgaben und Funktionen im Organismus blieben jedoch unklar.

Bis 1989 war man der Überzeugung, daß die fettigen Ablagerungen, die auf den Innenwänden (Intima) der Arterien von Menschen mit Arteriosklerose gefunden werden, zumindest zu einem wesentlichen Teil aus der Cholesterinfraktion LDL-Cholesterin bestehen. Dann wurde 1989 von M. Rath, einem der Entwickler der Lp(a)-

sondere an den sog. Plaques, d.h. dort, wo es Verletzungen der Zellwände gibt. Außerdem fand man bald darauf, daß diese Ablagerungen von Lp (a) nicht nur in den Koronararterien, sondern auch in den **Venen,** die Bypass-Patienten eingesetzt werden, gehäuft vorkommen.

Die Ablagerung von Lp (a) in der Gefäßwand festigt die Blutgefäße, bringt aber gleichzeitig die Gefahr eines Verschlusses, d.h. eines Infarktes mit sich.

Je höher der Blutspiegel an Lp (a), desto höher ist das Risiko, eine Arteriosklerose zu bekommen. Ein erhöhter Lp (a)-Spiegel ist der mit Abstand größte Risikofaktor (evtl. außer Rauchen).

Tab. 61: Blutspiegel des Risikofaktors Lp (a)

Blutspiegel (in mg/dl)	**Risiko**
unter 20*	gering
20-40	mäßig
über 40	sehr hoch

* Von 0-10 ist das Risiko höher als von 10-20; evtl. ist die Gefäßabdichtung bei sehr niedrigen Werten relativ schlecht.

Bei hohen Lp (a)-Werten ist das Risiko für Arteriosklerose und Schlaganfall ca. 5fach erhöht. Ein hoher Lp (a)-Spiegel ist ein 10fach (!) höheres Risiko als ein hoher Gesamtcholesterin- oder LDL-Cholesterin-Wert.

Zwischen Lp (a) und den anderen „Fettwerten“ (z.B. Gesamtcholesterin, LDL-, HDL-Cholesterin, Triglyceriden) gibt es keine Beziehungen. Dies bedeutet, daß jemand mit einem „normalen“ Cholesterinspiegel einen hohen Lp (a)-Wert haben kann und damit ein hohes Risiko, an einer Arteriosklerose oder einem Schlaganfall zu erkranken.

Übergewichtige zeigen hinsichtlich Lp (a) die gleiche Verteilungskurve wie Normalgewichtige. Übergewicht erhöht also nicht Lp (a), und Abnehmen hat keine Senkung von Lp (a) zur Folge.

Eine lipidsenkende (cholesterinsenkende) Diät beeinflußt Lp (a) ebenfalls nicht. Verhältnismäßig dramatisch zeigten dies Untersuchungen, bei denen Rhesusaffen von einer extrem fettarmen auf eine extrem fettreiche Ernährung umgestellt wurden: Obwohl sich die LDL-Cholesterin-Werte der Tiere verzehnfachten, änderte sich ihr Lp (a)-Wert nicht. Lipidsenkende Medikamente beeinflussen ebenfalls den Lp (a)-Spiegel nicht.

Auch die „modernen“ Cholesterinsenker, die sog. HMG-Reduktase-Hemmer, senken Lp (a) nicht!

Aber:
Natürliche, orthomolekulare Substanzen senken Lp (a), nämlich:
Vitamin C
Niacin = Vitamin B_3 (Nicotinsäureamid, Nicotinsäure)
Omega-3-Fettsäuren

Diabetiker haben erhöhtes Lp (a). Je schlechter der Diabetes eingestellt ist, desto höher ist das Lp (a). Eine gute Einstellung des Diabetes mit Insulin senkt jedoch Lp (a). Niereninsuffizienz sowie Dialyse (Blutwäsche mit künstlicher Niere) führt meist zu einer starken Erhöhung von Lp (a).

Lp (a) kommt in meßbaren Mengen nur im Blut des Menschen, der Menschenaffen (sowie einiger Altweltaffen) und des Meerschweinchens vor. Dies sind Tierspezies, die nicht selbst Vitamin C herstellen können, sondern auf die Zufuhr von außen mit der Nahrung angewiesen sind. Lebewesen, die selbst Vitamin C herstellen können, besitzen kein oder sehr wenig Lp (a).

Lp (a) ist in der Evolution eine relativ erst seit kurzem auftretende Substanz. Erst vor ca. 40 Millionen Jahren läßt sie sich an den Vorfahren des Menschen und der Menschenaffen nachweisen. Dies ist übrigens exakt der Zeitpunkt, an dem dieser Vorfahr die Fähigkeit zur Eigensynthese von Vitamin C verloren hat.

Lp (a) ist in der Struktur seiner Apo-a-Komponente sehr ähnlich dem Eiweiß Plasminogen, das Blutgerinnsel, z.B. an den Arterienwänden, auflösen kann. Es ist möglich, daß wegen seiner ähnlichen Struktur Lp (a) diese günstige Substanz Plasminogen blockiert, ohne gleichzeitig die Aufgaben des Plasminogens ersetzen zu können. Die Blutwerte von Lp (a) schwanken beim Menschen um den Faktor 1000 (!); dies zeigt, daß es sich um eine evolutionär neue Substanz handelt.

Lp (a) ist einer der wichtigsten Risikofaktoren für die Arteriosklerose. Ein hoher Lp (a)-Wert ist die Erklärung für das scheinbar unerklärliche Auftreten von Arteriosklerose bei Menschen, die ein normales Gewicht haben, normales Cholesterin besitzen, weder Bluthochdruck noch Diabetes haben, nicht rauchen und außerdem noch Sport treiben. Nach den bisherigen Theorien dürften solche Menschen nicht herzkrank werden, trotzdem bekommen auch solche Personen Herzinfarkte.

Vitamin C

ist unentbehrlich für die effektive Synthese der Eiweißstoffe Kollagen und Elastin. Diese Eiweiße sind als Bindegewebe entscheidend für die Stabilisierung der Innenwände der Blutgefäße. Bei der Synthese von Kollagen und Elastin wird Vitamin C verbraucht. Ein Vitamin-C-Mangel führt daher zu einer Schwächung der Gefäßwände, weil diese nicht ausreichend durch Einlagerung von Kollagen und Elastin gefestigt werden können.

Bei starkem Vitamin-C-Mangel, nämlich der Erkrankung Skorbut, werden daher die am meisten belasteten Gefäße, das sind die Koronararterien, durchlässig; es kommt zu Blutungen, die letztlich zum Tode führen.

Vitamin C ist das stärkste Antioxidans und schützt vor der Oxidation der Fette (Lipidperoxidation), zusammen mit Vitamin E.

Es ist hier interessant anzumerken, daß Freßzellen (Makrophagen) viel Vitamin C als Oxidationsschutz aufnehmen.

Vitamin C hat nur für den Menschen, die Menschenaffen (und einige Altweltaffen) und Meerschweinchen Vitamin-Charakter, d.h. nur diese Tierarten können Vitamin C nicht selbst herstellen.

Vitamin-C-Mangel steht im Zusammenhang mit arteriosklerotischen Veränderungen. Auch beim Meerschweinchen läßt sich durch einen chronischen Vitamin-C-Mangel experimentell eine Arteriosklerose erzeugen.

Die Zusammenhänge zwischen Lp (a), Vitamin C und Arteriosklerose

Aus den bisherigen Ausführungen geht hervor, daß zwischen Lp (a) und Vitamin C verblüffende Zusammenhänge bestehen. Sie werden in der folgenden Tabelle gegenübergestellt.

Tab. 62: Zusammenhänge zwischen Lipoprotein (a) und Vitamin C

Lipoprotein (a)	**Vitamin C**
kommt *nur* beim Menschen, Menschenaffen und Meerschweinchen in nennenswerten Mengen vor	ist *nur* beim Menschen, Menschenaffen und Meerschweinchen ein Vitamin
tritt erst seit ca. 40 Mio. Jahren auf	ist erst seit 40 Mio. Jahren ein Vitamin
dichtet Arterien im Herzen und Arterien in anderen Organen durch Ablagerungen ab	stärkt Arterien durch Synthese von Kollagen und Elastin; Mangel führt zu undichten Gefäßen
ist ein Antioxidans	ist ein Antioxidans
starke Erhöhung führt zu Arteriosklerose	Mangel führt zu Arteriosklerose

Nur Menschen, Menschenaffen (und Meerschweinchen) entwickeln eine Arteriosklerose.*

Die in Tabelle 62 aufgeführten Zusammenhänge führen nun zu der Hypothese:

Lipoprotein (a) ist ein Ersatzstoff für Vitamin C und umgekehrt: Vitamin C ist ein Ersatzstoff für Lipoprotein (a). Beide Substanzen können einander ersetzen.

Vor ca. 40 Millionen Jahren verlor der gemeinsame Vorfahr von Mensch und Menschenaffe die Fähigkeit, Vitamin C selbst zu synthetisieren. Wahrscheinlich war damals das Vitamin-C-Angebot so groß, daß keine Notwendigkeit mehr bestand, es selbst herzustellen.

Danach kamen jedoch Zeiten, in denen das Angebot an Vitamin C in der Nahrung stark zurückging.

Ein Vitamin-C-Mangel, d.h. skorbutartige Zustände, traten auf. Um den schlimmsten Auswirkungen, nämlich dem Bluten der Arteriengefäße, entgegenzutreten, gelang es einigen unserer Vorfahren, den „Ersatzstoff" Lipoprotein (a) zu entwickeln, der als eine Art Klebstoff die undichten Gefäße abdichtete. Damit konnten die schlimmsten Auswirkungen eines Vitamin-C-Mangels überwunden werden.

Der – für die Evolution allerdings nur theoretische – Nachteil bestand darin, daß der Klebstoff Lp (a) bei überschießender Herstellung im Laufe der Zeit, d.h. im Alter von 40 Jahren und mehr, die Gefäße verschließen und damit eine Arteriosklerose entstehen konnte. Praktisch hatte dies damals für die Evolution kaum Auswirkungen, weil für die natürliche Auslese der Tod durch Herzinfarkt im reifen und – für damalige Verhältnisse – hohen Alter von 40 Jahren ohnehin ziemlich belanglos war.

Welche Erkenntnisse – zusätzlich zu den in der Tabelle aufgeführten – sprechen nun für die Richtigkeit der Hypothese:

- Vitamin C senkt Lp (a)-Spiegel. Während die lipidsenkende Diät und die üblichen Lipidsenker Lp (a) kaum beeinflussen, senkt die Gabe von Vitamin C die Lp (a)-Werte. Elf Patienten mit koronarer Herzerkrankung und erhöhten Lp (a)-Werten wurde 14 Wo-

* Bei anderen Tieren (Pflanzenfressern) führen nur hohe Mengen an Cholesterin zu einer Arteriosklerose.

chen Vitamin C verabreicht. Das Lp (a) sank im Mittel um 27%.

Tab. 63: Vitamin C und Lp (a)

Lp (a) vorher:	70 (mg/dl)
Lp (a) nachher: (mit Vitamin C)	51 (mg/dl)

Nach M. Rath, J. Orthomol. Med. **7,** 81 (1990)

- Vitamin C verhindert die Entwicklung einer Arteriosklerose im Tierversuch. Durch eine Vitamin-C-arme Ernährung läßt sich beim Meerschweinchen eine Arteriosklerose erzeugen, wobei sich Lp (a) in den Arterien ablagert. Gibt man den Tieren ausreichend Vitamin C, entwickelt sich keine Arteriosklerose.
- Erhöhtes Lp (a) ist der stärkste Risikofaktor für die Arteriosklerose, ca. 5-10fach wichtiger als erhöhtes LDL-Cholesterin. Hohe LDL-Werte *allein* sind kein Risikofaktor. Erst bei gleichzeitig erhöhtem Lp (a) steigt das Risiko stark an. Dies erklärt, warum nur ein Teil der Patienten, auch bei stark erhöhten LDL-Werten, eine koronare Herzerkrankung bekommt und auch Personen mit einem normalen bis erniedrigtem LDL-Cholesterin eine Arteriosklerose bekommen können.

Auch die widersprüchlichen Ergebnisse der Studien zur Cholesterinsenkung werden jetzt erklärbar. Die Senkung des Cholesterins, bzw. LDL-Cholesterins ist im Hinblick auf Herzerkrankungen nur bei *den* Patienten erfolgreich, bei denen nicht *gleichzeitig* Lp(a) erhöht war. Daher haben Methoden zur Cholesterinsenkung nur Teilerfolge, und die Ergebnisse scheinen verwirrend, weil ja bei den durchgeführten großen Untersuchungen Lp(a) nicht gemessen wurde.

Die relativ schwache Beziehung zwischen der Häufigkeit der Arteriosklerose und einem erhöhten Cholesterinspiegel liegt darin begründet, daß zwar der wichtigste Risikofaktor Lp(a) ist, dieses Risiko aber evtl. durch erhöhtes Cholesterin oder LDL-Cholesterin noch gesteigert wird.

- Hohe Vitamin-C-Zufuhr schützt vor Herzerkrankungen. Es ist seit langem bekannt, daß bei reichlicher Aufnahme von Obst und Gemüse (= Vitamin-C-reiche Ernährung) weit weniger Herzerkrankungen auftreten. Eine kürzlich durchgeführte Untersuchung an fast 12000 Amerikanern zeigte, daß eine Vitamin-C-Aufnahme zwischen täglich mindestens 300 - 600 mg mit einer Verringerung der Herzerkrankungen um ca. 40% und einer Erhöhung der Lebenserwartung um ca. 6 Jahre einherging.

- Ein hoher Blutspiegel an Vitamin C schützt vor Herzerkrankungen und Schlaganfällen (sog. Basel-Studie). Ähnliche Ergebnisse ergab eine Studie in Schottland.
- Niacin (= Nicotinsäureamid, Nicotinsäure), das Vitamin B_3, senkt die Lp (a)-Werte um ca. 30%, anscheinend durch Verminderung der Synthese von Lp (a). Nicotinsäure wurde früher auch als Lipidsenker eingesetzt. Es ist interessant festzustellen, daß es bei der Verwendung von Nicotinsäure immer auch zu einer Verringerung der Mortalität an Herzerkrankungen *und* der Gesamt-Mortalität kam.
- Rauchen ist einer der größten Risikofaktoren für die Entstehung einer Arteriosklerose. Entgegen der populären Meinung ist dabei keineswegs Nikotin das „Herzgift".

  Rauchen erhöht auch nicht das Cholesterin. Schädlich sind jedoch mit Sicherheit die

Tab. 64: Abnahme der Mortalität in % bei zusätzlicher regelmäßiger Aufnahme von 300mg-600 mg Vitamin C/Tag im Vergleich zur üblichen Mortalitätsrate in den USA

	Gesamt-Mortalität	**Herzerkrankungen**	**Krebs**
alle Personen	−23%	−34%	−18%
Männer	−35%	−42%	−22%
Frauen	−10%	−25%	−15%

Nach Enstrom et al., Epdemiology **3,** 194 (1990)

im Rauch enthaltenen Freien Sauerstoffradikale und die sonstigen Freien Radikale. Raucher haben niedrige Vitamin-C-Spiegel, weil Vitamin C zur Abwehr der Freien Radikale verbraucht wird. Es wäre äußerst interessant, bei Rauchern in einer größeren Untersuchung die Lp (a)-Werte zu bestimmen, zusammen mit den Vitamin-C-Spiegeln.

Die wichtigsten Argumente für die Lp (a)-Hypothese (= Vitamin-C-Hypothese) sind zusammengefaßt:

- Lp (a) ist vor ca. 40 Millionen Jahren bei Vorfahren des Menschen entstanden.
- Vitamin C hat seit ca. 40 Millionen Jahren für Vorfahren des Menschen Vitamin-Charakter.
- Lp (a) dichtet Gefäßwände der Arterien ab.
- Vitamin C schützt über die Eiweiße Kollagen und Elastin die Gefäßwände.
- Ein hohes Lp (a) ist der wichtigste Risikofaktor für die Arteriosklerose.
- Vitamin C senkt Lp (a).
- Niacin (Nicotinsäure, Nicotinsäureamid) senkt Lp (a) und reduziert das Risiko von Herzerkrankungen.
- Hohe Spiegel an Cholesterin bzw. LDL-Cholesterin sind vor allem bei gleichzeitig erhöhtem Lp (a) ein Risiko.
- Lp (a) wird durch lipidsenkende Diät nicht beeinflußt.
- Lp (a) und Viatmin C sind beide Antioxidanzien. (Lp (a) übernimmt bei Vitamin-C-Defizit antioxidative Funktionen.)
- Durch Vitamin-C-Mangel läßt sich tierexperimentell (beim Meerschweinchen) Arteriosklerose mit Lp(a)-Ablagerung erzeugen und durch Vitamin-C-Gabe vermeiden.
- Hohe Vitamin-C-Zufuhr verringert die Häufigkeit von Herzerkrankungen.
- Hohe Blutspiegel an Vitamin C vermindern das Risiko des Auftretens von Herzerkrankungen.
- Raucher haben ein erhöhtes Risiko für Herzerkrankungen, und ihr Blutspiegel an Vitamin C ist erniedrigt.
- Lipidsenkende Diät und Lipidsenker sind wahrscheinlich nur wirksam bei erhöhtem Cholesterin (bzw. LDL-Cholesterin) *bei gleichzeitig erhöhtem Lp(a).* Dies erklärt die widersprüchlichen Ergebnisse der Cholesterin-Hypothese. Sie ist nämlich wahrscheinlich nur ein „Spezialfall" der Lp(a)-Hypothese und kann in diese integriert werden.

Zusammenfassend läßt sich feststellen, daß die Lp (a)-Hypothese (oder Vitamin-C-Hypothese) die Ursachen der Entstehung der Arteriosklerose ausgezeichnet erklärt, besser als die Cholesterin-Hypothese.

Möglicherweise ist die Cholesterin-Hypothese nur ein „Spezialfall" der weitaus umfassenderen Lp (a)-Hypothese.

Literatur

Lipoprotein (a) und Arteriosklerose

Armstrong, V.: Lipoprotein (a), ein weiterer Risikofaktor für Atherosklerose. Fortschritte der Diagnostik, 2. Jahrgang, Juni 1991, S. 34.

Beisiegel, U. et al.: Lipoprotein (a) in the arterial wall. European Heart Journal **11,** (Suppl. E.), 174 (1990).

Berg, K.: A new serum type system in man – The Lp(a) System. Acta Pathol. **59,** 369 (1963).

Genest, J. et al.: Prevalence of Lp(a) in Coronary Artery Disease. Am. J. Cardiology **67,** 1039 (1991).

Hahmann, H. W. et al.: Lipoprotein (a): Einer der wichtigsten Risikofaktoren für frühzeitige Arteriosklerose bei Männern. Ellipse 30, März 1992.

Heyden, S.: Lipoprotein (a). Ernährungsumschau **39,** 458 (1992).

Lawn, R.: Lipoprotein (a) in Heart Disease. Scientific American **266,** No. 6, 26 (1992).

Mayer, J. et al.: Diagnostische Bedeutung von Lipoprotein (a). Deutsche Medizinische Wochenschrift, **117,** 1845 (1992).

Pauling, L., Rath, M.: An Orthomolecular Theory of Human Health and Disease. Journ. Orthomolecular Medicine **6,** 135 (1991).

Rath, M. et al.: Detection and Quantification of Lipoprotein (a) in the Arterial Wall of 107 Coronary Bypass Patients. Arteriosclerosis **9,** 579 (1989).

Rath, M.: Lipoprotein (a)-Reduction by Ascorbate. Journ. Orthomolecular Medicine **7,** 81 (1992).

Rath, M.: Solution to the Puzzle of Human Evolution. Journ. Orthomolecular Medicine **7,** 73 (1992).

Rath, M., Pauling, L.: Apoprotein (a) is an Adhesive Protein. Journ. Orthomolucelar Medicine **6,** 139 (1991).

Rath, M., Pauling, L.: A Unified Theory of Human Cardiovascular Disease Leading the Way to the Abolition of the Disease as a Cause for Human Mortality. Journ. Orthomolecular Medicine **7,** 5 (1992).

Rath, M., Pauling, L.: Immunological Evidence for the Accumulation of Lipoprotein (a) in the atherosclerotic lesion of the hypoascorbic guinea pig. Proceedings National Academy Science, USA, **87,** 9388 (1990).

Seed, B. M. et al.: Relationship of Serum lipoprotein (a) concentration to coronary heart disease in patients with familial hypercholesterolemia. New Engl. Journ. Med. **322,** 1494 (1990).
Steinberg, D. et al.: Beyond cholesterol – Modifications of low density lipoprotein that increase its atherogenicity. New England Journal Medicine **320,** 915 (1989).
Steinmetz, A. et al.: Lipoprotein (a) als Risikofaktor für Arteriosklerose. Der Internist, **33,** 24 (1992).

Lp (a), Lp (a)-Senkung, Vitamin C und Arteriosklerose

Bolton-Smith, C. et al.: The Scottish Heart Study II. Antioxidant Vitamins and Fibre. European Journal Clinical Nutrition **46,** 85 (1992).
Cannner, P. L. et al.: Fifteen Year Mortality in Coronary Drug Project patients: Long-Term Benifit with Niacin. Journ. American College Cardiology **8,** 1245 (1986).
Carlson, L. A. et al.: Pronounced lowering of Serum levels of Lipoprotein Lp(a) in hyperlipidemic subjects treated with nicotinic acid. Journal Internal Medicine **226,** 271 (1989).
Engstrom, J. E. et al.: Vitamin C Intake and Mortality among a Sample of the United States Population. Epidemiology **3,** 194 (1992).
Gavish, D. et al.: Lipoprotein (a) Reduction by Acetyl-Cysteine. Lancet **337,** 203 (1991).
Gey, F.: Erhöhte kardiale Mortalität bei niedrigem Vitamin C. Ärzte-Zeitung vom 19.02.1993.
Gey, F. K. et al.: Plasma levels of Antioxidant Vitamins in Relation to ischemic Heart Disease and Cancer. American Journal Clinical Nutrition **45,** 1368 (1987).
Gey, F. K. et al.: Poor Plasma Status of Carotene and Vitamin C is associated a with higher mortality from ischemic heart disease and stroke: Basel Prospective Study. Clinical Investigation **71,** 3 (1993).
Ginter, E.: Vitamin C Deficiency, Cholesterol Metabolism and Atherosclerosis. Journ. Orthomolecular Medicine **6,** 166 (1991).
Guillauseau, P. J.: Lipoprotein (a) in Diabetic Patients with and without Chronic Renal Failure. Diabetes Care **15,** 976 (1992).
Haffner, S. M.: Lipoprotein (a) and Diabetes. Diabetes Care **16,** 835 (1993).
Haffner, S. M. et al.: Increased Lipoprotein (a) Concentrations in Chronic Renal Failure. Journ. American Soc. Nephrology **3,** 1156 (1992).
Herrmann, W. et al.: Beeinflussung des atherogenen Risikofaktors Lp(a) durch Fischölaufnahme bei Patienten mit moderatem physischem Training. Medizinische Klinik **84,** 429 (1989).
Hoffer, A.: Niacin, Coronary Disease and Longevity. Journ. Orthomolecular Medicine **4,** 211 (1989).
Kostner, G. et al.: HMG Co A Reductase Inhibitors lower LDL-Cholesterol without Reducing Lp(a) Levels. Circulation **80,** 1313 (1989).
Pauling, L.: Vitamin C and Cardiovascular Disease. Medical Science Research **19,** 398 (1991).
Pauling, L., Rath, M.: Gesundheit und Krankheit des Menschen: Eine orthomolekulare Theorie. Beziehung zwischen Lipoprotein(en) und Ascorbinsäure. Journal für orthomolekulare Medizin **1,** 11 (1993).
Rath, M., Pauling, L.: Hypothesis: Lipoprotein (a) is a surrogate for ascorbate. Proceedings Nat. Acad. Science, USA, **87,** 6204 (1990).
Rath, M., Pauling, L.: Solution to the Puzzle of Human Cardiovascular Disease. Its Primary Cause is Ascorbate Deficiency Leading to the Deposition of Lipoprotein (a) in the Vascular Wall. Journal Orthomolecular Medicine **6,** 125 (1991).
Riemersma, R. A. et al.: Risk of Angina pectoris and Plasma Concentrations of Vitamin A, C and E and Carotene. Lancet **337,** 1 (1991).
Seed, M.: Syntheserate des Lp(a) wird durch Nicotinsäure vermindert. Ärzte-Zeitung vom 02.09.1992.
Webb, A. T. et al.: Lipoprotein (a) in Patients on maintenance hemodialysis. Nephrol. Dial. Transplant **8,** 609 (1993).
Weismann, H.: Vitamin C stärker antiatherogen als Vitamin E. Neue Ärztliche vom 11. März 1991.

4.2.5 Die „Antioxidanzien-Hypothese" - Risikofaktor Lipidperoxidation, Sauerstoff und Freie Radikale

Die Hypothese lautet:

> Arteriosklerose ist wesentlich verursacht durch einen Mangel an Antioxidanzien. Durch diesen Mangel werden Fette, insbesondere das LDL-Cholesterin, durch Sauerstoff und Freie Radikale angegriffen = oxidiert (Lipidperoxidation) und als oxidierte Fette in den Gefäßwänden abgelagert.

Die Antioxidanzien wurden bereits ausführlich in Kapitel C 2 beschrieben. Sauerstoff und Freie Radikale können körpereigene Strukturen und Substanzen angreifen und schädigen. Besonders leicht werden dabei die in den Fetten (Lipiden) enthaltenen ungesättigten Fettsäuren verändert. Diesen Vorgang nennt man **Lipidperoxidation.**

Diese Veränderung der Fette im Körper ist prinzipiell vergleichbar mit dem „Ranzigwerden" anderer Fette, z.B. Butter. Bei diesem „ranzig werden" handelt es sich ebenfalls um eine Lipidperoxidation.

Die Antioxidanzien, vor allem die „antioxidativen" Vitamine C, E, A und Beta-Carotin, aber auch Spurenelemente, z.B. Selen als Bestandteile antioxidativer Enzyme, verhindern bzw. vermindern die Lipidperoxidation.

Übrigens kann sich jeder mit einem einfachen Experiment von der schädlichen Wirkung des Sauerstoffs und dem günstigen Einfluß von Antioxidanzien selbst überzeugen. Nehmen Sie einen Apfel und schneiden ihn in zwei Hälften. Auf die Schnittfläche der einen Hälfte streuen Sie etwas Vitamin-C-Pulver (oder eine „zerbröselte" Vitamin-C-Tablette), die andere Hälfte lassen Sie unbehandelt. Lassen Sie beide Hälften mit der Schnittfläche nach oben einige Stunden liegen. Die nichtbehandelte Hälfte wird braun, trocknet aus und schrumpelt. Die mit Vitamin C behandelte Hälfte bleibt weiß und unverändert.

Der Grund: Der Sauerstoff der Luft greift die Zellen und deren Inhaltsstoffe an und verändert sie. Die Oberfläche wird braun. Vitamin C macht als Antioxidans Sauerstoff und Freie Radikale unschädlich und schützt Zellen und Zellinhalt.

Vergleichbare Vorgänge würden in Ihrem Körper ablaufen, falls kein Schutz durch Antioxidanzien besteht.

Entstehung der Arteriosklerose nach der Antioxidanzien-Hypothese (vereinfacht)

Die im LDL-Cholesterin enthaltenen ungesättigten Fettsäuren werden durch Sauerstoff und Freie Radikale oxidiert (= Lipidperoxidation). Dieses „oxidierte" LDL-Cholesterin wird - im Gegensatz zu normalem LDL-Cholesterin - von den Makrophagen als Fremdstoff angesehen. Makrophagen sind im Blut befindliche Zellen, die dort als eine Art „Polizei" tätig sind und Fremdstoffe bekämpfen. Die Makrophagen nehmen daher die als schädliche Fremdstoffe angesehenen oxidierten LDL-Partikel in ihrem Innern auf und werden damit zu sog. „Schaumzellen", die sich an den Gefäßwänden festsetzen können.

Schließlich platzen diese Schaumzellen und setzen das LDL-Cholesterin in den Gefäßwänden frei. Es kommt zu Plaquesbildung (Plaques sind herdförmige Veränderungen) an der Innenschicht (Intima) der Gefäße. Dies ist der erste und wichtigste Schritt für die Entstehung der Arteriosklerose.

Nach der Antioxidanzien-Hypothese ist also nicht normales Cholesterin bzw. LDL-Cholesterin der „Übeltäter", sondern vorwiegend die oxidierte Form.

Daraus ergibt sich der logische Schluß, daß durch die Gabe von Antioxidanzien wegen der Vermeidung bzw. Verringerung der Lipidperoxidation die Entstehung der Arteriosklerose günstig beeinflußt werden könnte.

Vorab sei außerdem schon festgestellt, daß die Antioxidanzien-Hypothese natürlich sowohl Beziehungen zur Vitamin-C-Hypothese wie zur Cholesterin-Hypothese hat. Vitamin C ist ja das stärkste Antioxidans, während *mehr* schädliches, „oxidiertes" LDL-Cholesterin auch einfach evtl. dadurch entstehen könnte, wenn *mehr* von der Ausgangssubstanz LDL-Cholesterin im Blut vorhanden ist.

Überprüfung der Antioxidanzien-Hypothese

Falls die Antioxidanzien-Hypothese zutrifft, müßte nachzuweisen sein, daß Antioxidanzien die Oxidation von Fetten hemmen und daß ihre erhöhte Zufuhr zu einem Rückgang der Häufigkeit der Arteriosklerose bzw. eine geringere Aufnahme zu mehr Herzerkrankungen führt. Dies ist anscheinend tatsächlich der Fall.

Zur Erinnerung noch einmal die wichtigsten Antioxidanzien:

Vitamin C Vitamin E Vitamin A Beta-Carotin	antioxidative Vitamine
Selen	Spurenelement als Bestandteil des antioxidativen Enzyms Glutathion-Peroxidase

Antioxidanzien und Fett- (= Lipid-) Peroxidation

Im Laborversuch kann man zeigen, daß oxidativer Streß zu einem raschen Verbrauch an Antioxidanzien führt. Unmittelbar nach dem (teilweisen) Zusammenbruch der antioxidativen Systeme beginnen die ungesättigten Fettsäuren im LDL-Cholesterin zu oxidieren. Reichert man die Zellen oder das LDL-Cholesterin mit Vitamin E an, wird weit weniger oxidiert.

Zwischen dem Umfang der Lipidperoxidation und dem Gehalt an Antioxidanzien im Blut besteht ein Zusammenhang. Im Blut von Patienten mit einer koronaren Herzerkrankung findet man mehr Lipidperoxide als bei Gesunden bei gleichzeitig erniedrigten Werten an Antioxidanzien.

Reichert man bei gesunden Personen durch die zusätzliche Gabe von Vitamin E das Blut mit Vitamin E an, so geht die Lipidperoxidation zurück. Eine Verdoppelung des Vitamin-E-Gehalts vermindert die Oxidation um ca. 50%. Da dabei in der Wirkung zwischen den einzelnen Personen größere Unterschiede bestehen, spielen wahrscheinlich auch noch andere Antioxidanzien (z.B. Vitamin C, Beta-Carotin, Selen) eine wichtige zusätzliche Rolle.

Beim Rauchen werden viele Freie Radikale aufgenommen. Rauchen fördert daher die Lipidperoxidation. Gibt man Rauchern jedoch hohe Mengen an Vitamin C und E, werden weit weniger Fette oxidiert.

Zusammenfassend läßt sich daher feststellen, daß Antioxidanzien die Lipidperoxidation hemmen.

Tierexperimente

Eine chronische Unterversorgung mit Vitamin C oder E führt bei Affen (und Meerschweinchen) zu einer Arteriosklerose.

Beziehungen zwischen Antioxidanzien und Arteriosklerose

In Studien an vielen Bevölkerungsgruppen wurde festgestellt, daß niedrige Blutspiegel an Vitamin C und Vitamin E (sowie Vitamin A und Beta-Carotin) einer der größten Risikofaktoren für das Auftreten von Herzerkrankungen sind, weitaus wichtiger als „klassische" Risikofaktoren, wie z.B. hohes Cholesterin oder erhöhter Blutdruck.

Je niedriger die Blutwerte an Antioxidanzien waren, desto mehr Herzerkrankungen traten auf.

Die folgende Abbildung zeigt ein Beispiel für diese Beziehungen.

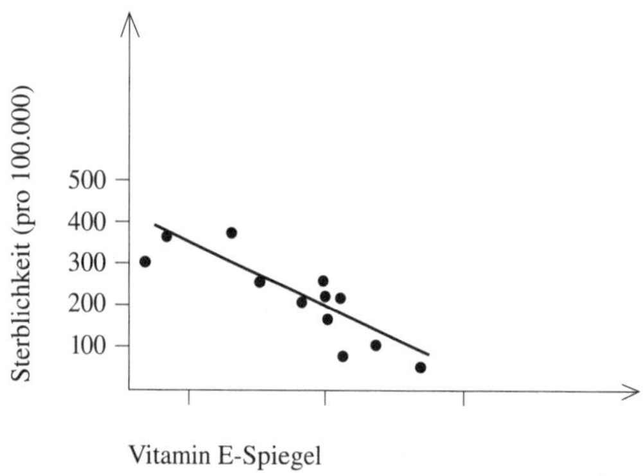

Abb. 23: Vitamin-E-Spiegel und Häufigkeit von Herzerkrankungen in verschiedenen europäischen Ländern *

* Nach F. K. Gey et al., Am. J. Clin. Nutrition **53,** 3265 (1991)

Alle bisherigen Untersuchungen ergaben, daß niedrige Blutspiegel an Antioxidanzien immer mit einem erhöhten Risiko an Herzerkrankungen (und Krebs) verbunden sind. Dabei erhöht sich das Risiko noch einmal sehr stark, falls nicht nur *eine* antioxidative Substanz, sondern gleichzeitig *mehrere* Antioxidanzien erniedrigt sind.

Nicht nur zwischen der Häufigkeit von Herzerkrankungen und antioxidativen Vitaminen besteht ein Zusammenhang, auch niedrige Blutspiegel des antioxidativen Spurenelements Selen führen zu einem vermehrten Auftreten von Herzerkrankung (und Krebs). Dieser Zusammenhang gilt inzwischen als gesichert.

Mehrere Untersuchungen mit einer sehr großen Anzahl an Personen zeigten, daß hohe Aufnahmen an Antioxidanzien mit einer verringerten Sterblichkeit an Herz-Kreislauf-Erkrankungen verbunden sind (Tabellen 65 und 66).

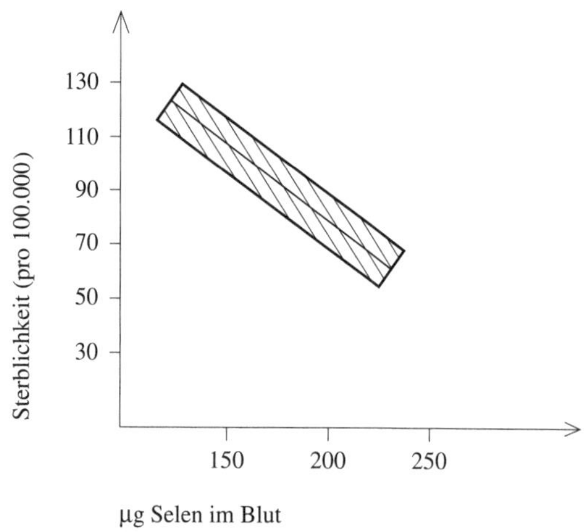

Abb. 24: Sterblichkeit an Herz-Kreislauf-Erkrankungen und Selen-Spiegel im Blut **

** Nach K. Schmidt, W. Beyer: VitaMinSpur **1,** Suppl. (1988)

Tab. 65: Risiko für Herzerkrankungen und Schlaganfall bei niedrigem Blutspiegel an Vitamin C und Beta-Carotin***

Antioxidans	Risiko einer Herzerkrankung	Risiko eines Schlaganfalls
niedriges Vitamin C	+ 25%	+ 28%
niedriges Beta-Carotin	+ 53%	+ 107%
niedriges Vitamin C *plus* niedriges Beta-Carotin	+ 96%	+ 300%

*** Nach F. K. Gey: Clin. Investigation **71,** 3 (1993)

Tab. 66: Einfluß einer hohen Zufuhr an Vitamin C bzw. Vitamin E auf die Sterblichkeit durch Herzerkrankungen

Untersuchte Personen	Viel Vitamin C	Viel Vitamin E	Rückgang der Sterblichkeit an Herzerkrankungen
4479 Männer*	mehr als 300 mg		- 42%
6879 Frauen*	mehr als 300 mg		- 25%
87245 Frauen**		mehr als 75 mg	- 34%
39910 Männer***		mehr als 75 mg	- 36%

* E. Enstrom et al.: Epidemiology **3,** 194 (1992)
** E. B. Rimm et al.: New Engl. Journ. Med. **328,** 1450 (1993)
*** M. J. Stampfer et al.: New Engl. Joun. Med. **328,** 1444 (1993)

In einer Untersuchung wurde in den USA an Ärzten mit bestehender Arteriosklerose Beta-Carotin als Antioxidans verabreicht. Es zeigte sich eine Verringerung der Herzinfarkte und der Sterblichkeit um ca. 40-50%.

Zusammenfassend läßt sich sagen, daß sehr viele Daten für die Richtigkeit der Antioxidanzien-Hypothese sprechen und bisher keine Ergebnisse bekannt wurden, welche dieser Hypothese widersprechen.

Die Antioxidanzien-Hypothese sowie die ihr verwandte Vitamin-C-Hypothese erklären sogar die widersprüchlichen Ergebnisse der Überprüfung der Cholesterin-Hypothese.

Eine **Cholesterin-Diät** ist fettärmer und daher in vielen Fällen reicher an Antioxidanzien, weil häufig mehr Obst und Gemüse mit mehr Antioxidanzien aufgenommen wird. Obwohl durch die Diät Cholesterin kaum gesenkt wird, ergeben sich teilweise günstige Wirkungen, weil diese Diät die Zufuhr an Antioxidanzien erhöht.

Bei der Verabreichung von **Lipidsenkern** kommt es zur Senkung von LDL-Cholesterin. Daher steht weniger LDL-Cholsterin zur Oxidation oder für die Lp(a)-Bildung zur Verfügung. Allerdings werden eventuell diese günstigen Wirkungen durch Nebenwirkungen der Arzneimittel wieder aufgehoben.

Außerdem erklären die beiden Hypothesen auch die Schädlichkeit des Rauchens, zu der die Cholesterin-Hypothese nichts sagen kann. Rauch enthält sehr viele Freie Radikale; diese aggressiven Substanzen verbrauchen viel Vitamin C und Antioxidanzien; daher verursacht Rauchen nachgewiesenermaßen einen relativen Mangel an Vitamin C und Antioxidanzien und steigert die Lipidperoxidation.

Literatur

Die Literatur zu der Antioxidanzien-Hypothese ist sehr umfangreich und wird jeden Tag durch neue Veröffentlichungen umfangreicher, so daß nur eine sehr begrenzte Auswahl zitiert werden kann.

Biesalski, H. K.: Antioxidative Vitamine in der Arteriosklerose-Prävention. Therapiewoche **42,** 2168 (1992).

Bolton-Smith, C. et al.: The Scottish Heart Study. The antioxidant Vitamins and Fibre. European Journal Clinical Nutrition, **46,** 85 (1992).

Diplock, A. T.: Optimale Aufnahme von antioxidativen Vitaminen und Carotinoiden. VitaMinSpur **8,** 11 (1993).

Editorial, Antibodies to oxidized LDL in atherosclerosis. Lancet **339,** 899 (1992).

Enstrom, J. E. et al.: Vitamin C Intake and Mortality among a Sample of the United States Population. Epidemiology **3,** 194 (1992).

Esterbauer, H. et al.: Antioxidative Vitamine und degenerative Erkrankungen. Deutsches Ärzteblatt **87,** Heft 47 (1990).

Gey, K. F. et al.: Inverse Relation between plasma Vitamin E and Mortality from ischemic Heart Disease. American Journal Clin. Nutrition **53,** 326 S (1991).

Gey, K. F. et al.: Plasma Levels of antioxidant Vitamins in Relation to ischemic Heart Disease and Cancer. American Journ. Clin. Nutrition **45,** 1368 (1987).

Gey, K. F. et al.: Poor Plasma Status of Carotene and Vitamin C is associated with higher Mortalitiy from Ischemic Heart Disease and Stroke. Clinical Investigation **71,** 3 (1993).

Gey, K. F. et al.: Lipids, Lipoproteins and Antioxidants in Cardiovascular Disease. Biochemical Society Transactions **18,** 1041 (1990).

Müller, U. et al.: Einfluß einer Supplementierung mit antioxidativen Vitaminen auf Meßwerte des Lipidmetabolismus. VitaMinSpur **7,** 181 (1992).

Parthusarathy, S. et al.: Role of oxidized low density Lipoprotein in Atherogenesis Progression. Lipid Research **31,** 127 (1992).

Regnström, J. et al.: Susceptibility to low-density lipoprotein oxidation and coronary atherosclerosis in men. Lancet **339,** 1184 (1992).

Riemersma, R. et al.: Risk of angina pectoris and Plasma Concentrations of Vitamin A, C and Carotene. Lancet **337,** 1 (1991).

Rimm, E. B. et al.: Vitamin E Consumption and the Risk of Coronary Heart Disease in Men. New Engl. Journ. Medicine **328,** 1450 (1993).

Salonen, J. T. et al.: Autoantibody against oxidized LDL and progression of carotoid atherosclerosis. Lancet **339,** 883 (1992).

Stampfer, M. J. et al.: Vitamin E Consumption and the Risk of Coronary Heart Disease in Women. New England Journal Medicine **328,** 1444 (1993).

Steinberg, D.: Antioxidants in the Prevention of Human Atherosclerosis. Circulation **85,** 2338 (1992).

Tolonen, M.: Antioxidanzien bei Tumorerkrankungen, Herz-Kreislauf-Erkrankungen und vorzeitigem Altern. VitaMinSpur **7,** 171 (1989).

Im folgenden werden keine Original-Veröffentlichungen zitiert, sondern Kurzbesprechungen von Publikationen und Vorträgen:

Antioxidanzien; erhöhte kardiale Mortalität bei niedrigem Vitamin C. Ärzte-Zeitung vom 19. 2. 1993.

Antioxidanzien – Mit Vitaminen gegen Atherosklerose. Münchener Medizinische Wochenschrift **134,** Nr. 17, 94 (1992).

Antioxidanzien – Vitamin E senkt in hoher Dosierung deutlich die Häufigkeit der koronaren Herzerkrankung. Ärzte-Zeitung vom 25. 05. 1993.

Arteriosklerose – Zigarettenrauchen fördert die Bildung oxidierter Fettsäuren, aber Vitamin C und E hemmen die Peroxidation. Ärzte-Zeitung vom 15. 04. 1992.

Biesalski, H. K.: Vitamin E als natürliches Antioxidans. Präventive Bedeutung und Bedarf. Med. Mod. Pharm. **16,** 197 (1993).

Jackson, R. L. et al.: A biological defence mechanism for the Prevention of atherosclerosis. Med Res. Reviews **13,** 161 (1993).

Koronare Herzerkrankungen und Vitamin-Spiegel sind stark korreliert. Ärzte-Zeitung vom 29. 10. 1992.

Lipidoxidation fördert Atherogenese. Selecta 7 (1993).

Plasma-LDL-Cholesterin Koronarkranker wird leichter oxidiert als das Gesunder. Ärzte-Zeitung vom 26. 08. 1991.

Vitamin C stärker antiatherogen als Vitamin E. Neue Ärztliche vom 11. 03. 1991.

Vitamin C und E wirken gemeinsam besonders effektiv als Radikalfänger – Antioxidative Substanzen zur Krebs- und Arteriosklerose-Prophylaxe. Ärzte-Zeitung vom 08.04.1993.

Vitamin E gegen Herzinfarkt: Studien belegen den vorbeugenden Nutzen der Substanz. Süddeutsche Zeitung vom 17. 06. 1993.

4.2.6 Die „Homocystein-Hypothese" – Risikofaktor erhöhtes Homocystein, verursacht durch einen Mangel an B-Vitaminen?

Die Hypothese:

> Der gestörte Abbau und damit die Anhäufung von Homocystein ist ein wichtiger Grund für die Entstehung und das Fortschreiten der Arteriosklerose und damit für das Auftreten von Herzerkrankungen und Schlaganfällen.
>
> Durch Verabreichung von B-Vitaminen, insbesondere B_6, B_{12}, Folsäure sowie evtl. B_2, kann Homocystein gesenkt und damit der Risikofaktor vermindert oder völlig ausgeschaltet werden.

Was ist Homocystein?

Homocystein entsteht im Organismus beim Abbau der essentiellen Aminosäure Methionin. Die Substanz ist anscheinend relativ giftig und muß daher umgehend weiter abgebaut werden. Homocystein ist in der Nahrung übrigens nicht enthalten. Wegen der Giftigkeit von Homocystein sind die Blutspiegel niedrig.

Was ist zum schnellen Abbau von Homocystein nötig?

Zur Weiterverarbeitung und Abbau von Homocystein sind im wesentlichen drei Enzyme nötig.

Damit diese Enzyme optimal arbeiten können, werden als zusätzliche Substanzen (= Cofaktoren) vor allem benötigt die

Vitamine B_6, B_{12}, Folsäure

sowie in geringerem Maße Vitamin B_2 und Vitamin C.

In der folgenden Abbildung sind die wichtigsten Stoffwechselwege schematisch dargestellt.

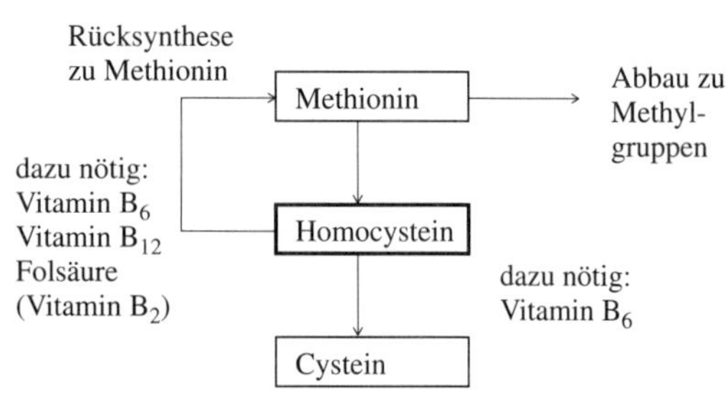

Abb. 25: Homocystein-Stoffwechsel

Entstehung erhöhten Homocysteins und seine Auswirkungen

Es gibt Hinweise, daß Homocystein die Oxidation von LDL-Cholesterin (siehe Antioxidanzien-Hypothese) fördert und das Gefäßendothel (= Zellen, welche die Innenseite der Blutgefäße bedecken) schädigt.

Stark erhöhtes Homocystein (ca. 200 μg/l) tritt bei einem sehr seltenen, erblich bedingten angeborenen Defekt von **Enzymen** im Stoffwechsel von Methionin und Homocystein auf. Kinder mit diesem Leiden sterben früh an arteriosklerotischen Gefäßverschlüssen, die stark der Arteriosklerose von Erwachsenen ähneln.

Auch bei einem chronischen, relativen Mangel der für die Enzym-Herstellung notwendigen Vitamine, nämlich insbesondere der Vitamine B_6, B_{12} und Folsäure sowie von B_2 und C, können bei Erwachsenen erhöhte Homocystein-Werte (ca. 20-100 μg/l) auftreten.

Die Frage ist nun, ob so verursachte hohe Homocystein-Spiegel in einem Zusammenhang stehen zu arteriosklerotischen Gefäßverschlüssen und damit zu Herzerkrankungen und Schlaganfällen. Außerdem muß geklärt werden, ob sich durch die Gabe von entsprechenden Vitaminen nicht nur die Homocystein-Werte senken lassen, sondern auch die Häufigkeit von arteriosklerotischen Gefäßveränderungen vermindert wird.

Erhöhtes Homocystein und arteriosklerotische Gefäßveränderungen (= Herzerkrankungen, Schlaganfälle)

Zahlreiche Untersuchungen der letzten Jahre zeigten eindeutig, daß ein Zusammenhang besteht zwischen einer Erhöhung der Homocystein-Werte und einer vermehrten Häufigkeit von arteriosklerotischen Gefäßveränderungen, z.B. koronaren Herzerkrankungen, Schlaganfällen und sog. peripheren Verschlußkrankheiten (= Gefäßverschlüsse z.B. in Armen, Beinen).

Außerdem wurde festgestellt, daß erhöhte Werte von Homocystein einhergehen können mit erniedrigten Blutspiegeln vor allem von Vitamin B_6, B_{12} und Folsäure.

Im folgenden werden die Ergebnisse einiger Studien kurz erläutert:

Ein erhöhter Homocystein-Wert wurde bei 42% der Patienten mit zerebrovaskulären Erkrankungen (=Störungen der Hirndurchblutung) und 30% mit einer koronaren Herzerkrankung festgestellt (R. Clarke et al., New Engl. J. Med. **324,** 1149 [1991]). Gesunde Personen zeigten normale Werte. Danach wird Homocystein als Risikofaktor für arteriosklerotische Erkrankungen angesehen.

In einer weiteren Untersuchung (J. B. Ubbink et al., Klin. Wochenschrift **69,** 527 [1991]) zeigten 40% der Patienten mit Angina pectoris erhöhte Homocystein-Werte.

Alle bisher durchgeführten Studien weisen nach, daß bei Personengruppen mit arteriosklerotischen Gefäßveränderungen erhöhte Homocystein-Werte vorlagen.

Kann erhöhtes Homocystein gesenkt werden?

Nachdem gezeigt werden konnte, daß erhöhte Homocystein-Werte mit einem erhöhten Risiko

Tab. 67: Homocystein-Werte und arteriosklerotische Gefäßerkrankungen

Studie (Autor)	Zahl der untersuchten kranken Personen	Homocystein-Werte
Genest	170	Patienten hatten erhöhte Werte
Brattström	142	40% der Patienten hatten erhöhte Werte
Ubbink	163	41% der Patienten hatten erhöhte Werte
Taylor	214	Patienten hatten erhöhte Werte
Clark	123	33% der Patienten hatten erhöhte Werte
Malinow	1066*	Patienten hatten erhöhte Werte
Stampfer	271	Patienten hatten erhöhte Werte

* Zusammenfassung mehrerer Studien.

an arteriosklerotischen Gefäßerkrankungen einhergehen, erhebt sich die Frage, ob und wie erhöhte Werte gesenkt werden können. Da erhöhte Homocystein-Spiegel oft bei erniedrigten Werten von Vitamin B_6, B_{12} und Folsäure auftreten, und diese Vitamine eine entscheidende Rolle im Stoffwechsel von Homocystein spielen, bietet sich die Verabreichung dieser Vitamine an. Tatsächlich zeigt sich, daß durch die Verabreichung von Vitamin B_6, B_{12}, Folsäure (und Vitamin B_2) erhöhte Homocystein-Werte in diesen Fällen problemlos gesenkt werden können.

Verringert die Senkung erhöhter Homocystein-Werte durch entsprechende Vitamine auch die Häufigkeit arteriosklerotischer Gefäßerkrankungen?

Ob diese Frage mit ja beantwortet werden kann, ist bisher nicht geklärt. Es ist nur bekannt, daß eine Ernährung mit viel frischem Obst und Gemüse (= viel Vitamin B_2, B_6, Folsäure) zu einem geringeren Auftreten von Arteriosklerose führt. Ob die zusätzliche Gabe dieser Vitamine zu einer Verminderung der Häufigkeit von Herzerkrankungen (und Schlaganfällen) führt, können nur zukünftige größere Untersuchungen zeigen. Da diese Vitamine jedoch keine Nebenwirkungen haben, erscheint es vernünftig, zusätzlich als Vorsichtsmaßnahme diese Vitamine einzunehmen.

Literatur

Brattström, L. et al.: Hyperhomocysteinemia in Stroke. European Journal Clinical Investigation **22,** 214 (1992).

Clarke, R. et al.: Hyperhomocysteinemia: An independent Risk Factor for Vascular Disease. New Engl. J. Med. **324,** 1149 (1991).

Gaßmann, B.: Gesundheitsrisiken und Vitaminstatus. Ernährungs-Umschau **40,** 561 (1993).

Genest, J. J. et al.: Plasma Homocysteine Levels in Men with Premature Coronary Artery Disease. Journ. American College Cardiology **16,** 114 (1990).

Malinow, M. R.: Hyperhomocysteinemia: A Common and Reversible Risk Factor for Occlusive Atherosclerosis. Circulation **81,** 2004 (1990).

McCully, K. S.: Micronutrients, Homocysteine Metabolism and Atherosclerosis. In: *Bendich, A. et al.:* Micronutrients in Health and Disease Prevention. Marcel Dekker Inc. New York (1991).

Naurath, H. J.: Homocystein fördert Gefäßsklerose und Demenz. Ärzte-Zeitung vom 15.06.1993.

Riezler, R.: Vitamin-B-Mangel führt zu erhöhten Homocystein-Werten. Ärzte-Zeitung vom 15.06.1993.

Seydel, W.: Homocystein: Gefahr für Herz, Hirn und Gefäße. Selecta **26,** 24 (1993).

Stampfer, M. J. et al.: A prospective Study of Plasma Homocysteine and Risk of Myocardial Infarction in US Physicians. Journ. American Medical Association **286,** 877 (1992).

Taylor, L. M. et al.: The Association of Elevated Plasma Homocysteine with Progression of Symptomatic Peripheral Arterial Disease. Journal Vascular Surgery **13,** 128 (1991).

Ubbink, J. B. et al.: The Prevalence of Homocysteinemia and Hypercholesterinemia in Angiographically Defined Coronary Heart Disease. Klinische Wochenschrift **69,** 527 (1991).

Ubbink, J. B. et al.: Vitamin B_{12}, B_6 and Folate: Nutritional Status in Men with Hyperhomocysteinemia. Am. J. Clin. Nutrition **57,** 47 (1993).

Zidek, W.: Vitamin-B-abhängige Enzyme steuern Homocystein-Stoffwechsel. Ärzte-Zeitung vom 15.06.1993.

4.2.7 Risikofaktor: Relativer Mangel an Omega-3-Fettsäuren

Wie auf S. 122 bereits ausführlich erläutert, besteht in unserer modernen Ernährung ein relativer Mangel an Omega-3-Fettsäuren und ein Ungleichgewicht zwischen der Aufnahme von Omega-6-Fettsäuren (hauptsächlich in pflanzlichen Ölen enthalten) und Omega-3-Fettsäuren (hauptsächlich in Fisch, aber auch in Wild enthalten).

Um das Gleichgewicht wieder herzustellen, sollten mehr Omega-3-Fettsäuren aufgenommen werden.

Zahlreiche Studien an verschiedenen Bevölkerungsgruppen zeigen eindeutig einen Zusammenhang zwischen einer erhöhten Aufnahme von Omega-3-Fettsäuren (in Form von Fisch) und einer verminderten Sterblichkeit an Herzerkrankungen.

In der folgenden Auswahl sind die wichtigsten günstigen Wirkungen im Hinblick auf die Arteriosklerose aufgelistet.

Viele klinische Untersuchungen ergaben, daß Omega-3-Fettsäuren alle wesentlichen Faktoren, welche die Entstehung und das Fortschreiten der Arteriosklerose verhindern, günstig beeinflussen. Dazu gehören der Blutdruck, die wichtigsten Einflüsse auf die Blutgerinnung wie die Blutungszeit, die Blutviskosität, die Thrombozyten, das Fibrinogen sowie die Blutfette. Bei den Blutfetten senken Omega-3-Fettsäuren nicht nur Cholesterin und Triglyceride, sondern auch das Lipoprotein (a).

Alle Wirkungen der Omega-3-Fettsäuren können daher als antiarteriosklerotisch (gegen die Arteriosklerose = Herzerkrankungen gerichtet) angesehen werden.

Auswahl der wichtigsten günstigen Wirkungen der Omega-3-Fettsäuren auf die Arteriosklerose:
senken Blutdruck
verlängern Blutungszeit[1)]
verringern Blutviskosität[1)]
verringern Thrombozyten-Aggregation[1)]
erhöhen Überlebenszeit der Blutplättchen[1)]
senken Lipoprotein (a)
senken Blutfette
senken Fibrinogen[1) 2)]
[1)] Alle diese Wirkungen sind günstig im Hinblick auf die Blutgerinnung!
[2)] Erhöhtes Fibrinogen ist ein wesentlicher Risikofaktor für das Auftreten von Arteriosklerose!

In mehreren klinischen Untersuchungen bei Patienten mit Arteriosklerose (z.B. nach Herzinfarkt bzw. einer Ballon-Dilatation der Herzgefäße) wurde festgestellt, daß die Gabe von Omega-3-Fettsäuren (in Form von Fischöl bzw. Fisch) das Fortschreiten einer Arteriosklerose verlangsamt und damit die Sterblichkeit durch Herz- und Gefäßerkrankungen verringert.

So wurde beispielsweise den Patienten nach einem ersten Herzinfarkt entweder eine „lipidsenkende" Diät (1018 Patienten), eine „ballaststoffreiche" Diät (1017 Patienten) oder zusätzlich 1,5 g Fischöl/Tag (1015 Patienten) verordnet. Bei den Patienten, die Fischöl bekamen, war gegenüber den beiden anderen Diäten sowohl die Mortalität an Herzerkrankungen wie die Gesamt-Mortalität nach zwei Jahren um 29% gesunken.

Bei Patienten nach einer Ballon-Dilatation ist die sog. „Restenose-Rate" (= Wiederverschluß der gedehnten Herzgefäße) das größte Problem. Durch Gabe von Fischöl konnte die Restenose-Rate von 33 bis 40% auf 11 bis 22% gesenkt werden.

Die bisherigen Ergebnisse deuten darauf hin, daß die Omega-3-Fettsäuren - im Gegensatz zu den klassischen Lipidsenkern - nicht nur die Sterblichkeit an Herzerkrankungen, sondern auch die Gesamt-Sterblichkeit zu senken vermögen.

Hinweis:
Herzkranken Patienten wird häufig das Arzneimittel Acetylsalicylsäure (z.B. Aspirin) in niedriger Dosierung als Vorsorge vor dem Auftreten eines Herzinfarkts empfohlen oder ärztlich verordnet. Diese Maßnahme ist sinnvoll. Wie Acetylsalicylsäure wirken auch Omega-3-Fettsäuren günstig auf die Blutgerinnung Die zusätzliche Aufnahme von Omega-3-Fettsäuren (in Form von Fischöl bzw. Fisch) hat keine negativen Auswirkungen auf die Einnahme von Acetylsalicylsäure, sondern ist ein zusätzlicher Schutz.

Zur optimalen Aufnahme an Omega-3-Fettsäuren bei bereits bestehenden Herzerkrankungen dürften ca. 0,4-0,5 g/Tag ausreichen. Eine solche Menge ist zum Beispiel in ca. 1 bis 1,5 g Fischöl enthalten. (Zur Vorsorge vor Arteriosklerose genügen wahrscheinlich bereits geringere Mengen.) Außerdem ist es sicherlich günstig, anstelle von Fleisch mehr Fisch zu essen. Höherer Verzehr von Omega-3-Fettsäuren schadet nicht! Als „orthomolekulare" Substanz haben Omega-3-Fettsäuren keine Nebenwirkungen, außer einem eventuellen Aufstoßen mit Fischgeschmack.

Literatur

Barr, M. L. et al.: Effect of changes in fat, fish and fibre intake on death and myocardial infarction. Lancet **2,** 757 (1989).

Dehmer, G. J. et al.: Reduction in the rate of early restenosis after coronary angioplasty by a diet supplemented with n-3 fatty acids. New Engl. Journ. Medicine **319,** 733 (1988).

Dolecek, T. A.: Epidemiological Evidence of Relationship between dietary polyunsaturated Fatty Acids and Mortality in the Multiple Risk Intervention Trial. Proc. exp. biol. Med. **200,** 177 (1992).

Engel, S.: Kardiovaskulare Effekte von Fischöl. Zeitschrift für ärztliche Fortbildung **86,** 547 (1992).

Leaf, A., Weber, P. C.: Cardiovascular effects of Omega-3-Fatty Acids. New England Journ. Medicine **318,** 549 (1988).

Leaf, A.: Health Claims: Omega-3-Fatty Acids and Cardiovascular Disease. Nutrition Reviews **50,** 150 (1992).

Milner, M. R. et al.: Usefulness of Fishoil supplements in preventing clinical evidence of restenosis after percutaneous transluminal coronary angioplasty. American Journal Cardiology **64,** 294 (1989).

Schacky, C. von: Prophylaxis of atherosclerosis with Omega-3-Fatty acids: A comprehensive strategy. Annales Internal Medicine **107,** 890 (1987).

Schacky, C. von: Prävention der Koronarsklerose mit Omega-3-Fettsäuren? Münchener Medizinische Wochenschrift **135,** 34 (1993).

Singer, P.: Mechanismen der Blutdrucksenkung durch Omega-3-Fettsäuren. Ernährungs-Umschau **40,** 328 (1993).

Weber, P. C. et al.: Hochungesättigte Fettsäuren vom Omega-3-Typ: Prävention und Therapie. Münchener Medizinische Wochenschrift **127,** 681 (1985).

4.2.8 Weitere Risikofaktoren sowie für das Herz wichtige orthomolekulare Substanzen

Erhöhtes **Fibrinogen** wird als weiterer Risikofaktor für die Entstehung arteriosklerotischer Gefäßveränderungen, die zu Herzerkrankungen und Schlaganfällen führen können, angesehen. Fibrinogen ist ein Eiweiß, das die Blutgerinnung fördert. Dies ist wichtig für die Schließung von Wunden. Ein Anstieg des Fibrinogens führt jedoch zu verstärkter Blutgerinnung, gesteigerter Thrombozyten-Aggregation* und einer Erhöhung der Viskosität (Zähigkeit) des Blutes.

Die orthomolukelaren Substanzen Omega-3-Fettsäuren (z.B. Fischöl) und Vitamin C senken das erhöhte Fibrinogen.

Von den Mineralien ist **Magnesium** besonders wichtig für das Herz. Von allen Organen weist das Herz den höchsten Gehalt an Magnesium auf. Daraus wird verständlich, daß ein Mangel an Magnesium schädliche Auswirkungen auf das Herz-Kreislauf-System haben kann. Vor allem ist Magnesium wichtig, um das Auftreten von Rhythmusstörungen zu verhindern. Eine ausreichende Aufnahme von Magnesium ist daher sowohl für die Prophylaxe (Vorsorge) wie als Grundlage der Behandlung von Herzerkrankungen notwendig.

Eine optimale Funktion der endothelialen Zellen (= Zellen an der Innenwand der Blutgefäße), der Herzzellen sowie möglichst aller sonstigen Zellen sind entscheidend für die Gesundheit des Herzens. Die vitale Leistungsfähigkeit des Herzens hängt ab von dem ausreichenden Vorhandensein aller Vitamine und Mineralstoffe. Daher müssen auch genügend *aller* anderen bisher nicht erwähnten Vitamine und Spurenelemente zur Verfügung stehen.

Besonders wichtig erscheinen auch die Energieträger für das Herz, nämlich **Carnitin** und **Coenzym Q_{10} (= Ubichinon).** Vor allem bei bereits vorhandener Herzerkrankung ist die zusätzliche Gabe dieser beiden orthomolekularen Substanzen dringend zu empfehlen.

* Thrombozyten sind Blutplättchen, die sich beim Vorgang der Stillung von Blutungen zusammenballen (=aggregieren), um Wunden zu verschließen. Dies ist ein äußerst wichtiger Vorgang. Bei einer zu starken Thrombozyten-Aggregation können sich jedoch in den Blutgefäßen Blutgerinnsel (= Thromben, Blutpfröpfe) bilden, welche die Gefäße teilweise oder ganz verschließen können.

4.3 Orthomolekulare Prophylaxe (Vorsorge) und Behandlung von Herz-Kreislauf-Erkrankungen

4.3.1 Ernährung und sonstige Maßnahmen

Auch bei bereits bestehenden Herz-Kreislauf-Erkrankungen braucht nicht von den allgemeinen Grundsätzen der „orthomolekularen Ernährung" abgegangen zu werden, nämlich:

- weniger Zucker
- etwas weniger Fleisch und Wurst (und Eier), dafür mehr Fisch
- häufiger (möglichst frisches) Obst und Gemüse
- keine zuckerhaltigen Limonaden- und Cola-Getränke
- wenig Alkohol
  (Bei einer solchen Ernährung wird automatisch auch der Fettverzehr verringert.)
- Für Raucher am wichtigsten: Mit dem Rauchen aufhören!

Außerdem ist es sinnvoll, Übergewicht zu reduzieren, Streß abzubauen und sich körperlich aktiv zu betätigen.

4.3.2 Orthomolekulare Substanzen

Wichtiger Hinweis:

Orthomolekulare Substanzen haben keinerlei negative Auswirkungen auf bei Herz-Kreislauf-Erkrankungen verordnete Arzneimittel. Sie können daher zusätzlich zu Arzneimitteln, wie z.B. blutdrucksenkenden Mitteln, Diuretika, Beta-Blocker, ACE-Hemmer, Kalziumantagonisten, Digitalis, Nitroglycerin, Acetylsalicylsäure etc., aufgenommen werden.

Herzwirksame Arzneimittel dürfen auf keinen Fall ohne Rücksprache mit dem Arzt abgesetzt werden.

Zur Prophylaxe und Behandlung von Herz-Kreislauf-Erkrankungen ist es sinnvoll, mög-

Tab. 68: Empfohlene orthomolekulare Substanzen und deren Dosierung zur Prophylaxe und Ernährungstherapie des Herz-Kreislauf-Systems*

Orthomolekulare Substanz	Tägliche Dosierung	Funktionen und Wirkungen in bezug auf Herz und Kreislauf
Vitamin C	mehr als 500 mg	Stabilisiert Blutgefäße, senkt Lipoprotein (a), senkt Blutdruck, Antioxidans, senkt Fibrinogen, senkt Homocystein
Vitamin E	100-200 mg	Antioxidans, verhindert Lipidperoxidation
Vitamin A	2000-5000 I.E.	Antioxidans, Membranstabilisator
Vitamin B_1	7,5-40 mg	optimiert Zellfunktion (Immunsystem)
Vitamin B_2	7,5-40 mg	optimiert Zellfunktion (Immunsystem), senkt Homocystein
Vitamin B_3 (= Nicotinamid)	50-200 mg	senkt Lipoprotein (a), (sowie Gesamtcholesterin und LDL-Cholesterin)
Vitamin B_6	7,5-40 mg	optimiert Zellfunktion (Immunsystem), senkt Homocystein
Vitamin B_{12}	5-15 μg	wichtig für Blutbildung, senkt Homocystein
Folsäure	0,4-1 mg	Blutbildung, senkt Homocystein
Pantothensäure	10-30 mg	optimiert Zellfunktion (Immunsystem)
Biotin	100-500 μg	optimiert Zellfunktion
Vitamin D	3-10 μg	Knochen
Vitamin K	30-120 μg	wichtig für Blutgerinnung und Knochenbildung
Beta-Carotin	10-20 mg	Antioxidans
Magnesium	100-200 mg	optimiert Funktion der Herzzellen, beugt Rhythmusstörungen vor
Eisen	8-20 mg	optimiert Zellfunktion
Zink	10-20 mg	optimiert Zellfunktion, wichtig für Herzzellen
Selen	50-100 μg	Antioxidans, optimiert Zellfunktion
Mangan	2-5 mg	optimiert Zellfunktion
Kupfer	0,5-4 mg	optimiert Zellfunktion
Chrom	30-150 μg	optimiert Zellfunktion
Molybdän	60-300 μg	optimiert Zellfunktion
Jod	150-300 μg	Antioxidans, reguliert Stoffwechsel
Omega-3-Fettsäuren	in Form von Fischöl ca. 1,5 g	regelt Blutgerinnung, vermindert „Zusammenkleben" des Blutes, senkt Blutdruck, senkt Lipoprotein (a), senkt Blutfette, senkt Fibrinogen
Carnitin	0,2-0,6 g	sorgt für Energieerzeugung im Herzen
Coenzym Q_{10} (= Ubichinon)	5-15 mg	sorgt für Energieerzeugung im Herzen, Antioxidans

* Anmerkung: Das Herz ist das am meisten beanspruchte Organ des Menschen wegen seiner ununterbrochenen Förderleistung. Das Blutgefäßsystem ist das größte Organ des Körpers. Die Blutgefäße des Menschen haben eine Länge von ca. 90 000 km. Jeder Teil des Menschen profitiert von einem gut funktionierenden Herz-Kreislauf-System.

lichst *alle* speziell für Herz und Gefäße wichtigen orthomolekularen Substanzen in zum Teil *hoher* Dosierung zu geben.

Zusätzlich sollen alle Substanzen zugeführt werden, welche sonst den Stoffwechsel der Zellen optimieren.

Es gilt der Grundsatz: Möglichst *alle* wichtigen Substanzen aufnehmen, denn das schwächste Glied bestimmt die Stärke einer Kette, sowie diese Substanzen in teilweise *hoher* Dosierung geben!

Die Tabelle 68 gibt die empfohlenen Substanzen und Dosierungen an.

5. Immunsystem und Krebs

Zwischen dem Immunsystem und Krebs bestehen zahlreiche Zusammenhänge. Beispielsweise zeigt sich dies darin, daß die orthomolekularen Substanzen, welche das Immunsystem stärken, auch die Krebsentstehung und das Fortschreiten einer Krebserkrankung hemmen. Aber ein starkes Immunsystem hat auch direkte Auswirkungen auf das Krebsgeschehen.

Das medizinische Fachgebiet der Tumorimmunologie befaßt sich mit den Immunfaktoren und den Vorgängen im Immunsystem, welche die Entstehung, das Wachstum und die Ausbreitung von Tumoren beeinflussen. Die Zusammenhänge zwischen Immunsystem und dem Krebsgeschehen sind jedoch so vielfältig, daß im Rahmen diese Buches nicht im Detail darauf eingegangen werden kann.

Was ist letzten Endes Krebs?

Aufgrund zahlreicher Beweise kann inzwischen als sicher angesehen werden, daß das grundlegende Ereignis, das die Umwandlung einer normalen Zelle in eine Krebszelle verursacht, im Zellkern auf der Ebene der Erb- und Steuersubstanz DNS* (= **Desoxyribonucleinsäure)** erfolgt. Der entscheidende Grund im Stoffwechsel für die Entstehung von Krebs ist eine Veränderung der DNS, ganz gleich aus welcher Ursache.

Die DNS der menschlichen Zelle enthält das gesamte Erbgut eines Menschen und ist die Grundlage der Vererbung. Außerdem steuert die DNS alle Vorgänge in den Zellen und damit den gesamten Stoffwechsel. In der DNS ist damit nicht nur der vollständige **„Bauplan"** des Menschen, sondern auch die komplette **„Betriebsanleitung"** enthalten.

Eine Veränderung in der DNS hat daher schwerwiegende Auswirkungen, weil damit letztlich die „Betriebsanleitung" für den Stoffwechsel verändert wird. Wird ein eventuell auftretender Fehler in dieser „Betriebsanleitung" nicht erkannt bzw. nicht beseitigt, kann dies zu einer Fehlsteuerung von Teilen der „Fabrik" Mensch, das heißt, z.B. zu Krebs führen.

Der entscheidende Teil der DNS besteht aus 4 sog. Nucleinbasen Adenin, Cytidin, Guanin und Thymidin. Aus diesen 4 Substanzen (=Buchstaben), kurz nach ihren Anfangsbuchstaben A, C, G und T genannt, bestehen der gesamte Bauplan und die Betriebsanleitung des Menschen. A, C, G und T sind die Buchstaben, die in der Beschreibung verwendet werden. Der Bauplan des Menschen besteht aus ca. drei Milliarden Buchstaben. (Bei Bakterien besteht der Bauplan z.B. nur aus 1 Million bis 10 Millionen Buchstaben, bei einigen Pflanzen bis zu 100 Milliarden Buchstaben.) Die Reihenfolge dieser 4 Buchstaben ist der Text des Buches Mensch.

Wie umfangreich ist dieses Buch?

Ein dickes Buch mit ungefähr 1000 Seiten enthält ca. 3 Millionen Buchstaben. Der Bauplan des Menschen besteht daher aus einer Bibliothek mit ca. 1000 dicken Büchern. Bei der Vererbung bzw. jeder Teilung einer Zelle muß dieser Bauplan vollständig Buchstabe für Buchstabe abgeschrieben (oder kopiert) werden, möglichst ohne jeden Fehler, eine unglaubliche Aufgabe und Leistung des Organismus. Ein „Schreibfehler" beim Abschreiben kann zu einem Entgleisen des Zellstoffwechsels der Zelle und damit zu Krebs führen. Nehmen wir vergleichsweise an, im Text eines Buches steht irgendwo das Wort „Tag"; wird beim Abschreiben versehentlich statt des Buchstabens „g" der Buchstabe „t" eingesetzt, ergibt sich das Wort „Tat". Dies kann eventuell den Sinn völlig verändern! Es ist vergleichbar einem Fehler beim „Abschreiben" der DNS.

Fehler in der DNS können auftreten durch äußere Einflüsse, z.B. Strahlung, chemische Substanzen (Karzinogene), aggressive Stoffe wie Freie Radikale, Viren, aber auch durch Fehler beim „Kopieren" der Betriebsanleitung bei der Zellteilung. Der Organismus hat Abwehrsysteme, um solchen äußeren Einflüssen und Veränderungen vorzubeugen, bzw. auftretende Fehler zu erkennen und zu reparieren.

So gibt es natürliche orthomolekulare Substanzen, die als Anti-Karzinogene wirken, z.B. Antioxidanzien.

Das Immunsystem ist die Polizei und gleichzeitig das Reparatursystem des Organismus. Es erkennt und bekämpft nicht nur körperfremde Organismen, z.B. Bakterien, sondern auch nicht mehr richtig funktionierende Körperzellen und versucht, diese Zellen entweder zu reparieren oder zu vernichten.

Die Entstehung von Krebs sowie die Kontrollmechanismen zu seiner Verhinderung kann man stark vereinfacht wie folgt darstellen:

* Die DNS wird manchmal auch als DNA bezeichnet, stammend aus dem Englischen für Desoxyribonucleinacid.

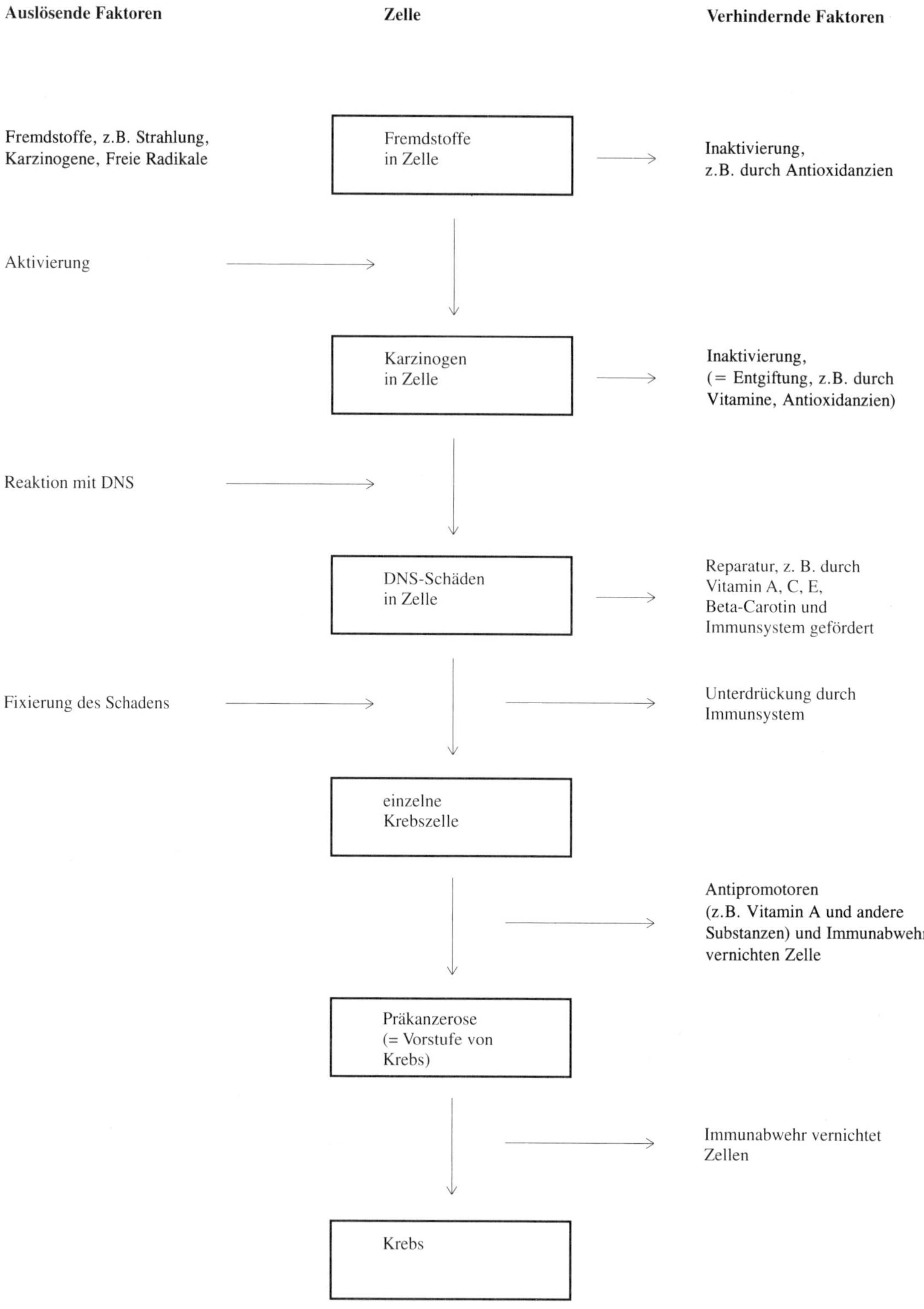

Abb. 26: Schematische Darstellung der Karzinogenese (=Entstehung von Krebs) und Kontrollmechanismen (nach Roche, Medizin-Lexikon)

Die Häufigkeit, mit der Krebserkrankungen infolge von Umwelteinflüssen entstehen, wird auf ca. 80-90% geschätzt, wobei Ernährungseinflüsse von großer Bedeutung sind (ca. 40-60% aller Erkrankungen). Dabei spielt die Ernährung weniger eine Rolle als Förderer (Promotor), sondern als Verhinderer (Anti-Promotor oder Inhibitor), weil viele Mikronährstoffe, z.B. Vitamin A, Beta-Carotin, Vitamin C, Vitamin E, Selen, Zink, Eisen, Mangan, Kupfer als erste Verteidigungslinie gegenüber krebsauslösenden Stoffen wirksam sind.

Die Entwicklung von Krebs ist zumeist ein über Jahrzehnte ablaufender Vorgang mit einer Anfangsphase von ca. 15-20 Jahren, einer stillen (in situ) Phase von ca. 10 Jahren und einer Verbreitungsphase von 1-5 Jahren. Dabei herrscht ein kompliziertes Wechselspiel zwischen krebsfördernden und krebshemmenden Substanzen und Reparaturvorgängen, wobei das Immunsystem besonders wichtig ist.

5.1 Krebs, Ernährung und orthomolekulare Substanzen

Im Rahmen der Ernährung werden zahlreiche körperfremde Substanzen natürlichen und künstlichen Ursprungs aufgenommen. Derzeit bestehen ungerechtfertigte Zweifel, ob die unvermeidliche Aufnahme von Schadstoffen im Rahmen der Ernährung bedeutsam für die Krebsentstehung ist. Aus naturwissenschaftlicher Sicht werden andere Ernährungsfaktoren als bedeutsamer eingestuft. Dabei ist im Hinblick auf die Ernährung die mangelnde Zufuhr von bestimmten orthomolekularen Substanzen, welche die Krebsentstehung hemmen, wahrscheinlich der entscheidende Faktor. Die Tabelle 69, S. 188 zeigt die wichtigsten Ernährungsfaktoren und orthomolekularen Substanzen, welche die Karzinogenese (= Krebsentstehung) beeinflussen.

5.2 Prävention (Vorsorge) und adjuvante (zusätzliche) Ernährungsbehandlung von Krebserkrankungen

Die einzelnen Ernährungsfaktoren und orthomolekularen Substanzen:

Überhöhte Energie- (Fett-) und Eiweißzufuhr

> Wichtiger Hinweis:
> Durch Ernährung und Aufnahme orthomolekularer Substanzen läßt sich das Immunsystem stärken und höhere Konzentrationen wichtiger krebshemmender Substanzen werden im Organismus erreicht. Es handelt sich dabei aber um eine sog. adjuvante, das heißt *ergänzende* Behandlung. Andere, vom Arzt verordnete Maßnahmen, die natürlich mit dem Patienten gründlich besprochen werden müssen, wie z.B. Operationen, Strahlentherapie, Chemotherapie, dürfen auf keinen Fall außer acht gelassen werden!

Einige Tierexperimente und Untersuchungen an verschiedenen Bevölkerungsgruppen zeigen einen Zusammenhang zwischen einer sehr hohen Zufuhr an Fett bzw. Eiweiß (Protein) und einer erhöhten Krebsrate. Es ist nicht klar, ob dies mit dem Fett bzw. Eiweiß an sich zusammenhängt oder mit einem relativen Mangel an bestimmten (antioxidativen) Vitaminen, da eine solche Ernährungsweise arm an Vitaminen ist. Eine fettreiche Ernährung ist außerdem automatisch arm an Ballaststoffen. Auch dies könnte der tiefere Grund für eine vermehrte Krebshäufigkeit sein.

Alkohol, insbesondere hochprozentige Alkoholika, fördern anscheinend das Auftreten von Krebs der Speiseröhre. Ebenso begünstigt Alkohol Leber-, Dickdarm- und Brustkrebs. Wahrscheinlich erleichtert Alkohol das Eindringen von karzinogenen Substanzen in die Zellen und fördert über sein Abbauprodukt Acetaldehyd die Karzinogenese.

Tabakrauch enthält karzinogene Substanzen und Freie Radikale. Dadurch kann die DNS angegriffen und verändert werden. Zigarettenrauch ist das mit Abstand wichtigste Umweltgift im Hinblick auf die Krebsentstehung.

Hoher Verzehr von **Kochsalz,** vor allem an getrocknetem und gesalzenem Fisch und geräuchertem Fleisch, führt anscheinend zu einem gehäuften Vorkommen von Magenkrebs. Sicherlich ist Kochsalz selbst kein Karzinogen, aber evtl. fördert es andere krebserzeugende Stoffe. Allerdings besteht auch die Möglichkeit, daß die betreffenden Menschen zu wenig frisches

Tab. 69: Auswirkungen von Ernährungsfaktoren und orthomolekularen Substanzen auf die Krebsentstehung (Karzinogenese)

fördernd	**hemmend, schützend**
überhöhte Energiezufuhr (vor allem Fett) überhöhte Eiweißzufuhr Alkohol Tabakrauchen Kochsalz (?) in Lebensmitteln natürlich vorkommende Karzinogene, z. B. Benzpyren, Amine und Nitrosamine Pilzgifte (Mykotoxine), insbesondere Aflatoxine	Ballaststoffe und Kohlenhydrate (*nicht* Zucker) *Vitamine* Vitamin A – Antioxidans Vitamin C – Antioxidans Vitamin E – Antioxidans Beta-Carotin – Antioxidans Vitamin D Nicotinamid (?) Vitamin K (?) *Spurenelemente* Selen – Antioxidans Mangan Zink Kupfer (?) Eisen (?) Omega-3-Fettsäuren (?) Kalzium

? = entsprechende Wirkung vermutet, aber nicht gesichert

Gemüse und damit zu wenig (antioxidative) Vitamine aufnehmen.

Mit der Nahrung nehmen wir auch *natürlich* vorkommende **Karzinogene** auf, z.B. Benzpyren sowie beim Braten und Grillen auftretende Amine. Dies ist nur schwierig zu vermeiden. Krebsgefährdete Personen sollten jedoch nicht unbedingt am offenen Feuer gegrilltes Fleisch zu sich nehmen.

Sogenannte **Nitrosamine** sind beim Menschen wahrscheinlich karzinogen, vor allem für die Entstehung von Magenkrebs. Nitrosamine sind in sehr geringen Mengen teilweise in Nahrungsmitteln enthalten, entstehen aber vor allem aus Nitrat, bzw. Nitrit auch im Magen. Vitamin C (und Vitamin E) verhindern diese Reaktion und damit die Entstehung der schädlichen Nitrosamine!

Gifte aus Schimmelpilzen (Mykotoxine), insbesondere Aflatoxine, sind vielfach krebserregend. Sie finden sich bei feuchter, warmer Lagerung besonders auf Getreideprodukten und Nüssen. Verschimmeltes sollte daher auf keinen Fall verzehrt werden.

Schützende Substanzen – Ballaststoffe

Eine erhöhte Zufuhr an Ballaststoffen vermindert die Krebshäufigkeit, insbesondere die Häufigkeit von Dickdarmkrebs. Dies könnte darauf zurückzuführen sein, daß Ballaststoffe die Konzentration von karzinogenen Stoffen im Dickdarm verdünnen und/oder die Verweilzeit des Stuhls im Dickdarm verringern. Eine ballaststoffreiche Ernährung ist eine Ernährung mit viel Obst und Gemüse sowie mit Getreide-, vor allem Vollkornprodukten.

Antioxidative Vitamine

In der Prävention und der adjuvanten Behandlung von Krebserkrankungen spielen die antioxidativen Vitamine A, C, und E sowie Beta-Carotin eine überragende Rolle. Sie machen die Freien Radikale unschädlich. Wie vorher schon beschrieben, können Freie Radikale mit der DNS der Zelle reagieren und damit als Auslöser und Förderer der Krebsentstehung wirken. Zahlreiche Laboruntersuchungen, Tierexperimente und Untersuchungen am Menschen zeigen die bedeutende Rolle der antioxidativen Vitamine bei Krebs. Wie schon vielfach betont, liegen jedoch die dafür benötigten Zufuhrmengen weit höher als die bisher zur Verhinderung von Mangelerscheinungen empfohlenen Mengen. Die benötigten Mengen können nicht allein mit der Zufuhr durch die Nahrung, sondern nur durch eine Supplementierung der Nahrung erreicht werden!

Niedrige Blutspiegel der antioxidativen Vitamine gehen immer mit einem erhöhten Risiko des Auftretens von Krebserkrankungen einher, eine erhöhte Aufnahme führt zu einem geringeren Risiko.

Selbst nicht resorbierte Anteile der antioxidativen Vitamine E und C schützen im Darm vor Krebs, weil sie dort antioxidativ wirken!

Einige Beispiele (aus vielen)

An 2975 Personen wurden die Blutspiegel an Vitamin A, C, E und Beta-Carotin untersucht. Über einen Zeitraum von 7 Jahren wurde die Sterblichkeit an Krebserkrankungen untersucht. Alle später an Krebs verstorbenen Personen hatten bereits zu Beginn der Studie deutlich erniedrigte Blutspiegel an Vitamin C, Vitamin E und Beta-Carotin (R.F. Gey et al.: Am. J. Clin. Nutrition **45,** 1368 [1987]). Bei einer Untersuchung an ca. 90 000 Frauen in der USA zeigte sich, daß Frauen, die wenig Vitamin A und Beta-Carotin aufnehmen, ein erhöhtes Risiko für Brustkrebs haben. (D. J. Hunter et al.: New England J. Medicine **329,** 234 [1993]).

Bei einer Studie an ca. 12 000 Personen in Kalifornien führte eine hohe Aufnahme von Vitamin C zu einem Rückgang der Sterblichkeit an Krebs, bei Männern um 22% und bei Frauen um 15% (J.E. Enstrom et al.: Epidemiology **3,** 194 [1992]).

Vitamin C zeigte fast immer eine schützende Wirkung. Von 46 Untersuchungen, in denen die Vitamin-C-Aufnahme ermittelt wurde, fand man bei 33 dieser Studien einen deutlichen Effekt von Vitamin C. Bei einer Langzeituntersuchung über 8 Jahre an ca. 36 000 Personen in Finnland wurde festgestellt, daß ein niederer Blutspiegel an Vitamin E das Krebsrisiko um ca. 50% erhöhte. Eine starke Schutzwirkung von Beta-Carotin und Vitamin E, vor allem im Hinblick auf Lungenkrebs, wurde an ca. 26 000 Personen in Maryland, USA, gefunden.

Speziell die Linxian-Studie hat an ca. 30 000 Erwachsenen eindeutig gezeigt, daß die Supplementierung mit Vitamin E, Beta-Carotin und Selen das Risiko einer Krebserkrankung signifikant senkte (Blot et al.: J. Nat. Cancer Institute **5,** 1483 [1993]).

Eine Ernährung mit relativ viel Obst und Gemüse – eine solche Ernährung ist immer relativ reich an „antioxidativen" Vitaminen — zeigt einheitlich ein geringeres Risiko, an Krebs zu erkranken.

Die Tabelle 70 listet die dazu bisher durchgeführten 170 (!) Studien auf.

Von allen antioxidativen Vitaminen, nämlich Vitamin A (sowie seinem Provitamin Beta-Carotin), Vitamin C und E liegen zahlreiche Studien vor, die ihre schützende Wirkung zeigen. In Tab. 71, S. 190 sind beispielsweise Untersuchungen zu Vitamin E aufgelistet. Für andere Vitamine liegen vergleichbare Ergebnisse vor.

Spurenelemente

Selen spielt eine wichtige Rolle bei der Prävention und ergänzenden Behandlung von Krebserkrankungen. Selen schützt als Bestandteil antioxidativer Systeme vor Freien Radikalen.

Tab. 70: Ernährung mit viel Obst und Gemüse (=reich an Vitaminen, besonders antioxidativen Vitaminen) und Krebsrisiko *

Krebsart bzw. Krebsort	Anzahl der Untersuchungen	Anzahl der Untersuchungen mit Ergebnis: Risiko gesenkt
Alle Krebsarten	170 (156***)	132 (128 = 82% positiv***)
Lunge	25	24
Kehlkopf	4	4
Mund	9	9
Speiseröhre	16	15
Magen	19	17
Dickdarm	35	20
Blase	5	3
Bauchspeicheldrüse	11	9
Gebärmutter	8	7
Eierstock	4	3
Brust	14	8
Prostata**	14	4
Verschiedene	8	6

* Nach G. Block et al.: Nutrition and Cancer **18,** 1-29 (1992)
** Prostatakrebs ist anscheinend durch Ernährung relativ wenig zu beeinflussen
*** Ergebnisse ohne Prostatakrebs

Tab. 71: Studien zur Höhe der Zufuhr von Vitamin E und Krebsrisiko*

Krebsart	**Untersuchte Personen (Zahl)**	**Ort der Studie**	**Ergebnis**	**Literatur**
Lunge, Dickdarm	4224	Schweiz	Niedrige Vitamin-E-Spiegel bedingen erhöhtes Risiko	Journ. Nat. Cancer Inst. **7,** 53 (1988)
Brust	5004	England	5fach erhöhtes Risiko bei niedrigen Blutspiegeln verglichen mit höchsten Blutspiegeln	British Journ. Cancer **44,** 321 (1984)
Alle Krebsarten	12000	Finnland	ca. 10fach erhöhtes Risiko bei gleichzeitig niedrigen Vitamin-E- und Selenwerten	British Medical Journal **290,** 417 (1985)
Lunge	25800	USA	2,5fach erhöhtes Risiko bei niedrigem Vitamin E	New Engl. J. Med. **315,** 1250 (1986)
Alle Krebsarten	22000	England	Niedrige Vitamin-E-Werte korrelieren mit Häufigkeit von Krebs	British Journ. Cancer **56,** 69 (1987)
Alle Krebsarten	21170	Finnland	Niedrigeres Krebsrisiko bei hohen Vitamin-E-Werten	Am. J. Epidemiol., **127,** 28 (1988)
Magen und Darm	32260	Finnland	Höheres Krebsrisiko bei niedrigem Vitamin E	Int. J. Cancer, **42,** 846 (1988)
Magen	1016	Italien	5fach erhöhtes Risiko bei niedrigem Vitamin C+E	Int. J. Cancer, **45,** 886 (1990)
Alle Krebsarten	25800	USA	Vitamin E schützt vor Krebs	Am. J. Clin. Nutr. **53,** 2605 (1991)

* Vitamin E Fact Book, VERIS, La Grange, USA

Selen wirkt im Tierversuch bei verschiedenen Krebsarten. Niedrige Selenwerte im Blut zeigen einen Zusammenhang mit einem erhöhten Auftreten von Krebs. Je geringer in einer Gegend der Selengehalt des landwirtschaftlich genutzten Bodens und damit die Selenkonzentration in den Lebensmitteln war, desto häufiger trat Krebs auf. In Finnland, einem Land mit wenig Selen im Boden, wird inzwischen Selen Futtermitteln zugesetzt, um den Selengehalt der Lebensmittel zu erhöhen.

In Deutschland sind die landwirtschaftlich genutzten Böden relativ arm an Selen. Andere Spurenelemente wie Zink, Kupfer, Eisen und Mangan sind ebenfalls wie Selen Bestandteile von antioxidativ wirksamen Enzymen. Sie könnten daher auch präventiv wirken, obwohl dies bisher nicht eindeutig nachgewiesen ist. Auf jeden Fall stärken sie die Immunabwehr.

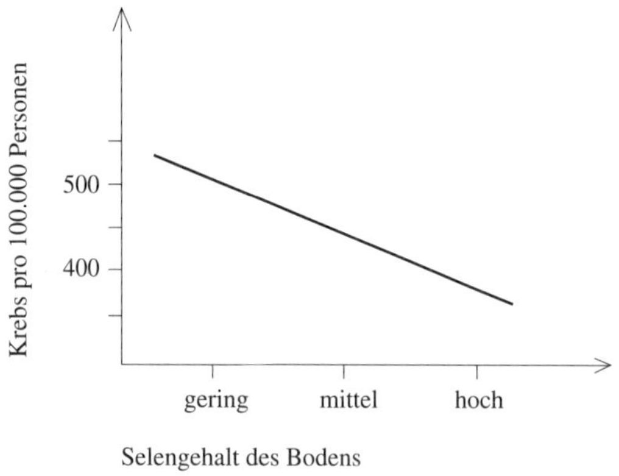

Abb. 27: Selengehalt des Bodens und Krebshäufigkeit

Ob **Omega-3-Fettsäuren** (z.B. Fischöle) eine Rolle in der Verhinderung von Krebserkrankungen spielen, ist nicht sicher. Bei der Prävention von Dickdarmkrebs zeigen Omega-3-Fette unter Umständen eine günstige Wirkung. Evtl.

verbessern sie allgemein die Immunabwehr.

5.3 Schlußfolgerungen für orthomolekulare Ernährung und Gabe orthomolekularer Substanzen

Aus den bisher vorliegenden Untersuchungen ergeben sich relativ klare Schlußfolgerungen für die richtige Ernährung und die Gabe orthomolekularer Substanzen zur Prävention (Vorsorge) von Krebs und die adjuvante (=ergänzende) Ernährungsbehandlung bei Krebserkrankungen.*

Ernährung

Die grundlegenden Prinzipien der orthomolekularen Ernährung gelten auch bei der Prävention und „Ernährungsbehandlung" von Krebs.**

- Verminderung der Aufnahme von Zucker
- Weniger Fleisch und Wurst, dafür mehr frischen Fisch
- Mehr frisches Gemüse, Obst und Getreideerzeugnisse
- Weniger Alkohol
- Vor allem: Nicht rauchen!

Zusätzlich sollte der Verzehr von Geräuchertem und Gepökeltem vermindert werden. Vollkornprodukte sind sinnvoll. Ranziges oder Angeschimmeltes nicht verzehren!

* Es sei noch einmal darauf hingewiesen, daß eine ergänzende Ernährungsbehandlung eine eventuell notwendige sonstige Therapie *nicht ersetzen,* sondern nur ergänzen kann!

** Diese Empfehlungen sind praktisch fast identisch mit denen für die Ernährung bei Arteriosklerose und Herzinfarkt. Dies ist nur auf den ersten Blick verwunderlich. Tatsächlich beruht die Entstehung von Krebs bzw. Arteriosklerose auf der Ebene der Zelle wahrscheinlich auf ähnlichen Ursachen, nämlich einem Angriff von schädlichen Stoffen, z.B. Freien Radikalen auf Zellstrukturen (bei Krebs auf die DNS, bei Arteriosklerose auf Fette) sowie einem relativen Mangel an schützenden orthomolekularen Substanzen.

Orthomolekulare Stoffe

Um den stark erhöhten Bedarf bestimmter Vitamine, insbesondere auch während und nach Chemotherapie sowie vor und nach Strahlentherapie und Operationen zu decken, ist es wichtig, Vitamine und Spurenelemente in teilweise hoher Dosierung *zusätzlich* aufzunehmen, um einen optimalen Schutz sicherzustellen. Selbst mit der besten „Vorsorge-Diät" ist es nicht möglich, die notwendigen *hohen* Dosierungen zu erreichen. Außerdem wird dadurch gewährleistet, daß *alle* Vitamine und *alle* wichtigen Spurenelemente in der notwendigen Menge aufgenommen werden.

Auch hier gilt: Alle Vitamine und Spurenelemente in der *richtigen,* teilweise *hohen* Dosierung!

Immer wieder wird richtigerweise Krebskranken empfohlen, zusätzlich vor allem die antioxidativen Vitamine A, C und E sowie Selen einzunehmen. Dies ist ein wichtiger Schritt zur Vor- und Nachsorge. Es kann jedoch gar nicht eindringlich genug darauf hingewiesen werden, daß die *zusätzliche* Einnahme möglichst *aller* Vitamine und Antioxidanzien in *hoher* Dosierung sowie von Spurenelementen in ausreichender Dosierung von größter Bedeutung ist (vgl. dazu: „Steckt die konventionelle Krebstherapie in der Sackgasse?" In natura-med **8,** 359 [1993]).

Die bisher vorliegenden Untersuchungen über den Zusammenhang zwischen einem relativen Mangel an bestimmten orthomolekularen Nährstoffen und Krebshäufigkeit zeigen fast immer eine Beziehung zwischen einer niedrigen Zufuhr (oder erniedrigtem Blutspiegel) und einer erhöhten Krebshäufigkeit. Dies ist ein sehr starker Hinweis, daß ein echter Zusammenhang besteht, vor allem auch deshalb, weil viele Laborergebnisse und Tierversuche und erste Ergebnisse beim Menschen diese Beziehungen immer wahrscheinlicher machen. Inzwischen wurden beispielsweise allein vom Nationalen Krebs-Institut der USA (National Cancer Institute) 28 großangelegte Studien zu diesem Thema begonnen.

Eine Interventionsstudie mit Beta-Carotin, Vitamin E und Selen (Linxian-Studie) brachte bereits eine Verringerung der Mortalität durch Krebs um 13% und der Gesamtsterblichkeit um 9% nach 5 Jahren.

In Anbetracht der fehlenden Nebenwirkungen sowie der bisher bereits vorliegenden äußerst positiven Ergebnisse ist insbesondere gefährdeten Personen dringend anzuraten, nicht auf den 100%igen wissenschaftlichen Beweis zu warten, sondern sich jetzt schon vorsorglich „orthomolekular" zu ernähren und eine orthomolekulare Ernährungsbehandlung durchzuführen.

Tab. 72: Empfohlene orthomolekulare Substanzen (Vitamine und Spurenelemente) und deren Dosierung zur Prävention (Vorsorge) und ergänzenden „Ernährungsbehandlung" von Krebserkrankungen und Stärkung des Immunsystems

Orthomolekulare Substanz	**Tägliche Dosierung**	**Funktionen und Wirkungen, insbesondere im Hinblick auf Krebs**
Vitamin C	mehr als 500 mg	Antioxidans, verhindert Bildung von Nitrosamin, stimuliert Immunsystem und steigert Immunabwehr
Vitamin E	100-300 mg	Antioxidans, hemmt Bildung von Nitrosamin, steigert Immunabwehr
Vitamin A	2000-5000 I.E.	Antioxidans, unterstützt die Zellteilung und Zelldifferenzierung
Vitamin B_1	7,5-40 mg	optimiert Zellfunktion (Immunsystem!)
Vitamin B_2	7,5-40 mg	optimiert Zellfunktion (Immunsystem!)
Vitamin B_3 (Nicotinamid)	50-200 mg	inhibiert (hemmt) möglicherweise Krebs
Vitamin B_6	7,5-40 mg	optimiert Zellfunktion (Immunsystem!)
Vitamin B_{12}	5-15 μg	wichtig für Blutbildung
Folsäure	0,3-1 mg	Folsäuremangel erhöht Krebsrisiko (besonders Gebärmutter, Dickdarm, Speiseröhre), wichtig für Blutbildung
Pantothensäure	10-30 mg	optimiert Zellfunktion (Immunsystem!)
Biotin	100-500 μg	optimiert Zellfunktion (Immunsystem!)
Vitamin D	3-10 μg	hemmt eventuell Krebswachstum
Vitamin K	30-120 μg	hemmt eventuell Krebswachstum, mögliches Antioxidans
Beta-Carotin (Provitamin A)	10-20 mg	Antioxidans, unterstützt Zellteilung und Zelldifferenzierung, steigert Immunabwehr
Selen	50-200 μg	Bestandteil eines antioxidativen Enzyms, im Tierversuch vor Krebs schützend, Mangel erhöht evtl. Krebsanfälligkeit
Eisen	5-15 mg	Bestandteil eines antioxidativen Enzyms, optimiert Immunabwehr
Zink	10-20 mg	optimiert Immunabwehr, Bestandteil antioxidativer Systeme
Mangan	2-5 mg	Bestandteil antioxidativer Systeme, optimiert Immunabwehr
Kupfer	0,5-4 mg	Bestandteil antioxidativer Systeme, optimiert Immunabwehr
Chrom	30-150 μg	Immunabwehr
Molybdän	60-300 μg	Immunabwehr
Jod	150-300 μg	Immunabwehr

Literatur

Die entsprechende Literatur ist äußerst umfangreich, daher werden nur einige Publikationen beispielsweise zitiert.

Biesalski, S. H.: Rauchen, Lungenkrebsrisiko und antioxidative Vitamine. Aktuelle Ernährungsmedizin **16,** 269 (1991).

Biesalski, H.: Vitamine schützen vor Lungenkrebs. Selecta Nr. 18 (1992).

Biesalski, H. K.: Wirksamkeit von Beta-Carotin bei der Prävention von Krebs. Wunsch oder Wirklichkeit? VitaMinSpur **5,** Suppl. I, 3 (1990).

Block, G.: The Data Support a Role for Antioxidants in Reducing Cancer Risk. Nutrition Reviews **50,** 207 (1992).

Blot, W. J. et al.: Nutrition Intervention Trial in Linxian, China. J. Nat. Cancer Institut **85,** 1483 (1993).

Bravermann, E. R. et al.: Essential Trace Elements and Cancer. Journal Orthomolecular Psychiatry **11,** 28 (1982).

Brubacher, G. et al.: Vitamine und Krebsprävention. VitaMinSpur **2,** 188 (1987).

Butterworth, C. E.: Folate Deficiency and Cancer, in Micronutrients in Health and Disease Prevention. Editor: *Bendich, A.* Marcel Dekker Inc., New York (1991).

Cahill, R. J. et al.: Vitamin C vermindert Profilferation von Kolonzellen. Ärzte-Zeitung vom 27. 07. 1993.

Chandra, R. K.: Nutrition and Immunoregulation. Significance for Host Resistence to Tumors and Infectious Diseases in Humans and Rodents. Journal Nutrition **122,** 754 (1992).

Chandra, R. J.: Nutrition and Immunity. Lessons from the past and new insights into the future. American Journal Clinical Nutrition **53,** 1087 (1991).

Clemens, M.R.: Freie Radikale in der chemischen Karzinogenese und Rolle der Radikalfänger Vitamin E und C in der modernen Medizin (Herausgeber K. Schmidt, MKM Verlag, 1993).

Clemens, M. R.: Free Radicals in Chemical Carcinogenesis. Klinische Wochenschrift **69,** 1123 (1991).
Daniel, H. et al.: Ernährung und Immunsystem. Deutsche Apotheker Zeitung **131,** 61 (1991).
Enstrom, J. E. et al.: Vitamin C Intake and Mortality among a Sample of the United States Population. Epidemiology **3,** 198 (1992).
Esterbauer, H. et al.: Antioxidative Vitamine und degenerative Erkrankungen. Deutsches Ärzteblatt 87, Nov. 1990.
Frei, B. et al.: Antikanzerogene Wirkung von Vitamin C. Die neue Ärztliche vom 10. 01. 1989.
Garewal, H. et al.: Intervention Trial with Beta-Carotene in Precancerous Condition of the upper Aerodigestive Tract, in Micronutrients in Health and Disease Prevention. Editor *Bendich, A.* Marcel Dekker Inc., New York (1991).
Gey, K. F. et al.: Plasma Levels of Antioxidant Vitamins in Relation to Heart Disease and Cancer. American Journ. Clinical Nutrition **45,** 1368 (1987).
Hunter, D. J. et al.: Ein Vitamin-A-Mangel erhöht das Risiko für ein Mamma-Karzinom. Ärzte-Zeitung vom 28. 07. 1993.
Kasper, H.: Krebsprophylaxe durch antioxidative Vitamine möglich. Ärzte-Zeitung vom 15. 07. 1992.
Knekt, P.: Epidemiological Studies of Vitamin E and Cancer Risk, in Micronutrients in Health and Disease Prevention. Editor: *Bendich, A.* Marcel Dekker Inc., New York (1991).
Kohlmeier, L.: Antioxidanzien und Krebsverhütung. Bundesgesundheitsblatt **12,** 556 (1990).
Poppel, G. et al.: Effect of Beta-Carotene on Immunological Indexes in Healthy Male Smokers. American Journal Clinical Nutrition **57,** 402 (1993).
Rabast, U.: Ernährungseinflüsse in der Entstehung und Prävention von Tumorerkrankungen. Aktuelle Ernährungsmedizin **17,** 215 (1992).
Rodriguez, J. R. et al.: Cancer, Immunology and Aging: The Nutritional Influence of Vitamin C. Journal Orthomolecular Medicine **7,** 203 (1992).
Schleicher, P.: Immuntherapie für adjuvante Krebsbehandlung immer bedeutender. Ärzte-Zeitung vom 25. 01. 1993.
Schmidt, K. et al.: Vitamin E – aktueller wissenschaftlicher Erkenntnisstand. VitaMinSpur **5,** 1 (1990).
Steinmetz, A. et al.: Viel Gemüse und Obst verringern Lungenkrebsrisiko. Ärzte-Zeitung vom 12. 05. 1993.
Wargowich, M. W.: Fish Oil and Colon Cancer, Gastroenterology **103,** 1096 (1992).
Wolfram, D. I.: Wie das Risiko für Krebs gemindert werden kann. Ärzte-Zeitung vom 26. 03. 1993.
VERIS Inc.: Humanstudien über Antioxidation im Blut und Krebsrisiko. In: Vitamin-E-Research Summary (1993).
Ziegler, R. G. et al.: Vegetables, Fruits and Carotenoids and the Risk of Cancer, in Micronutrients in Health and Disease Prevention. Editor: *Bendich, A.* Marcel Dekker Inc., New York (1991).
Zöller, J.: Vitamingabe schützt offenbar vor Dysplasien im Mund. Ärzte-Zeitung vom 14. 06. 1993.

6. Rheumatische Erkrankungen

Unter der Bezeichnung rheumatische Erkrankungen (= Rheuma, Rheumatismus) versteht man ganz allgemein Erkrankungen des Muskel-Skelett-Systems, die mit Schmerzen und Funktionseinschränkungen einhergehen. („Rheuma" ist griechisch und bedeutet Fluß, d.h. also der Fluß von Krankheitsstoffen bzw. Schmerzen.)

Rheumatische Erkrankungen können in vielfältigen Formen und aus den verschiedensten Gründen auftreten. Die medizinische Einteilung in die verschiedenen Formen erfolgt nach diagnostischen, therapeutischen und praktischen Gesichtspunkten.

Im folgenden wird unter den zahlreichen Formen des Rheumatismus nur die „chronische Polyarthritis", auch als „rheumatoide Arthritis" bezeichnet, besprochen; dies ist diejenige Erkrankung, die im allgemeinen vom Laien als „Rheuma" bezeichnet wird.

„Arthritis" bedeutet Gelenkentzündungen, „Poly" heißt mehrere oder viele. „Chronisch" bezeichnet eine langandauernde Entwicklung. Eine chronische Polyarthritis ist daher eine sich langsam und schleichend entwickelnde, langandauernde Entzündung mehrerer oder vieler Gelenke.

Die *Ursachen* für die Entstehung einer rheumatoiden Arthritis sind bis heute nicht eindeutig geklärt. Es wird angenommen, daß es sich vorwiegend um eine „Autoimmun-Erkrankung" handelt. Solche Erkrankungen gehen ganz oder teilweise auf die Bildung von Antikörpern zurück, die sich gegen den eigenen Gesamtorganismus bzw. Organsysteme richten.

In Deutschland sind mehr als eine Million Menschen von Rheuma betroffen, dabei ca. dreimal häufiger Frauen als Männer. Entgegen einem weit verbreiteten Vorurteil ist Rheuma in südlichen Ländern mit einem warmen, trockenen Klima keineswegs seltener als in kalten, nassen Gegenden. Auch der Krankheitsverlauf ist vergleichbar. Bei naßkaltem Wetter leiden die Patienten aber mehr unter ihren Beschwerden. Bei Rheuma kommt es zu entzündlichen Prozessen am Bindegewebe der Gelenke. Das Leiden tritt in Schüben auf, begleitet von starken Schmerzen, zudem versteifen sich zunehmend die Gelenke. **Rheuma** ist eine sog. „entzündliche Erkrankung".

6.1 Konventionelle (herkömmliche) Behandlung von Rheuma

Neben allgemeinen Maßnahmen (z.B. physikalische Therapie, Ruhigstellung im akuten Schub) wird eine Rheuma-Behandlung mit Medikamenten durchgeführt. Da die Ursache der rheumatischen Schmerzen ein entzündlicher Vorgang ist, ist eine entzündungshemmende Therapie zusammen mit der Schmerzbekämpfung die wichtigste Behandlungsform des Rheumas. Dazu werden zunächst „nicht-steroidale" Entzündungshemmer (Antiphlogistika) und Schmerzmittel eingesetzt, z.B. Diclofenac, Acetylsalicylsäure. Alle diese Mittel werden als „Antirheumatika" bezeichnet. Reichen diese nicht aus, setzt man Kortikosteroide ein. Beide Medikamentengruppen werden jedoch wegen ihrer möglichen Nebenwirkungen zunehmend eingeschränkter und vorsichtiger verwendet.

Um den rheumatischen Entzündungsprozeß zu stoppen, verordnet man verschiedene weitere Arzneimittel, z.B. Methotrexat, Azathioprin, Sulfasalizin. Eventuell werden in Zukunft gentechnisch hergestellte Zytokine und Antikörper angewendet.

Die gesamte konventionelle Rheumabehandlung befindet sich in einem grundlegenden Wandel. Das entscheidende Problem ist dabei die Auswahl geeigneter Arzneimittel, auf die der Patient anspricht, ohne daß ihre Toxizität (Giftigkeit) eine langfristige Behandlung verhindert. Wegen der Kompliziertheit der Behandlung sollte möglichst ein Spezialist zugezogen werden.

6.2 Orthomolekulare Ernährung und orthomolekulare Substanzen zur ergänzenden Behandlung von Rheuma (= rheumatischer Arthritis)

Schon vor ca. 2500 Jahren vermutete der „Begründer" der Medizin, der griechische Arzt

Hippokrates, einen Zusammenhang zwischen Ernährung und Rheuma. Noch zu Beginn dieses Jahrhunderts lehnte jedoch die Medizin einen Einfluß der Ernährung auf Rheuma ab, da keine Nachweismethoden zur wissenschaftlichen Überprüfung einer entsprechenden Wirkung zur Verfügung standen. Erst in neuester Zeit hat sich die Ansicht geändert. Inzwischen steht fest: *Die Art der Ernährung hat einen Einfluß auf Rheuma!*

Diese Meinungsänderung ist auf die Entdeckung von Entzündungsmediatoren (=Vermittlern oder Überträgerstoffen von Entzündungen), wie z.B. Prostaglandinen, Leukotrienen, Thromboxanen, zurückzuführen. Dabei handelt es sich um Stoffwechselprodukte von in unserer Nahrung enthaltenen Fettsäuren, vor allem der Arachidon- bzw. Eicosapentaen-Säure, die entzündliche Prozesse, wie z.B. Rheuma, beeinflussen.

Fasten ist eine wirksame Behandlungsmethode. Eine Besserung des Entzündungsgeschehens wird nach zwei bis drei Tagen festgestellt, aber meistens tritt nach Beendigung des Fastens ein Rückfall auf. Eine lakto-vegetarische Diät (= fleischlose Ernährung mit Milch- und Pflanzenprodukten) verlängert die Wirkung des Fastens und führt häufig zu einer Besserung der Beschwerden.

Wie lassen sich diese Ergebnisse wissenschaftlich erklären? Rheuma ist ein entzündlicher Prozeß. Dabei werden aus der natürlichen Fettsäure Arachidonsäure, die im menschlichen Organismus nur begrenzt selbst hergestellt wird, sondern vor allem mit tierischen Produkten, insbesondere mit Fleisch zugeführt wird, Stoffwechselprodukte, wie Prostaglandine, Thromboxane und Leukotriene, freigesetzt, welche die entzündliche Reaktion der Gelenke auslösen und auch deren Ausmaß bestimmen. Die in der Rheumabehandlung verwendeten Arzneimittel, aber auch die natürliche orthomolekulare Eicosapentaensäure (aus Fisch, bzw. Fischöl), hemmen die Umwandlung der Arachidonsäure in die Entzündungsmediatoren. Die geringere Aufnahme von Arachidonsäure beim Fasten oder Verzicht auf Fleisch ist ebenfalls günstig. In der folgenden Abbildung 28 werden die Vorgänge sehr vereinfacht dargestellt.

Die Entstehung von entzündungsfördernden Mediatoren aus Arachidonsäure wird also verringert durch Arzneimittel („Antirheumatika"), durch eine niedrigere Zufuhr von Arachidonsäure mit der Nahrung (z.B. weniger Fleisch) sowie eine erhöhte Aufnahme an der mit Arachidonsäure konkurrierenden Eicosapentaensäure (= mehr Fisch, bzw. Fischöl), die entzündungshemmend wirkt. Arachidonsäure (eine C20:4- Omega-6-Säure) und Eicosapentaensäure (eine C20:5- Omega-3-Säure) benutzen wegen ihrer chemischen Ähnlichkeit die gleichen Enzymsysteme. Aus Arachidonsäure entstehen jedoch entzündungsfördernde (= rheumaverstärkende) Substanzen, aus Eicosapentaensäure entzündungshemmende (= rheumavermindernde Stoffe). Zwischen beiden Säuren besteht daher eine Beziehung. Je mehr Eicosapentaensäure vorhanden ist, desto weniger rheumafördernde Folgeprodukte aus Arachidonsäure können entstehen.

Fasten, bzw. eine lakto-vegetarische Ernährung führen zu einer geringeren Aufnahme von

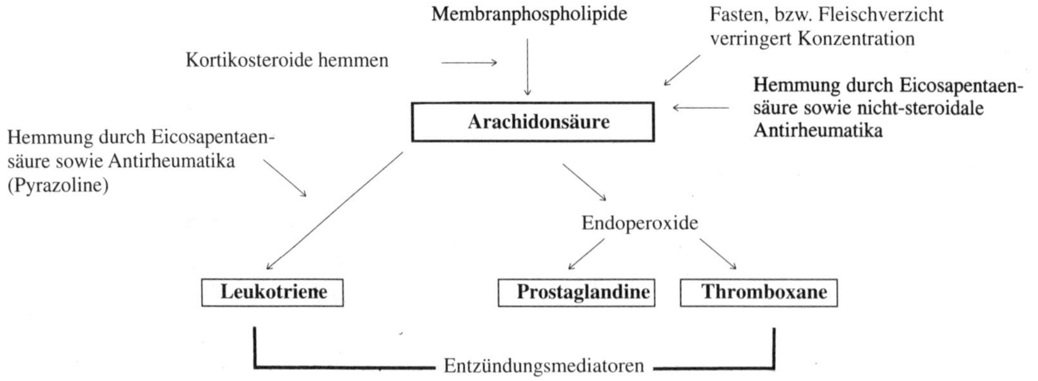

Abb. 28: Entzündungsmediatoren aus Arachidonsäure und deren Beeinflussung

Arachidonsäure in den Organismus und damit zu einer geringeren Konzentration dieser entzündungsfördernden Säure. Die in Fischen bzw. Fischölen enthaltende Eicosapentaensäure hemmt die Bildung der entzündungsfördernden Stoffe aus der Arachidonsäure, und aus ihr entstehen zudem entzündungshemmende Substanzen.

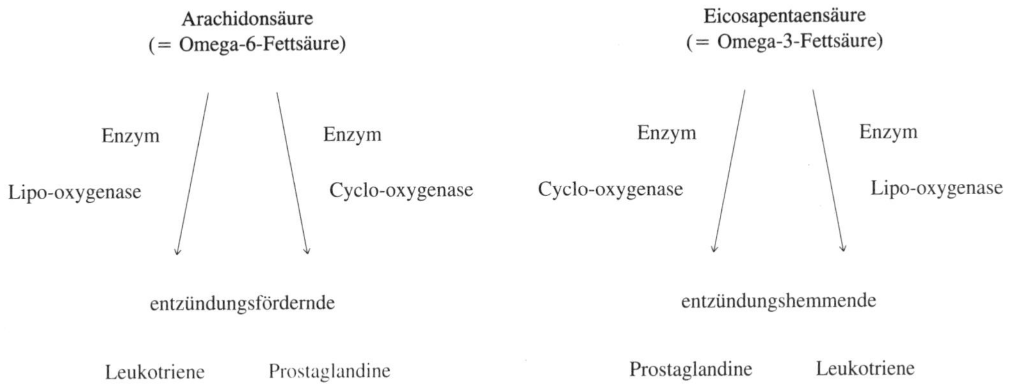

Abb. 29: Zusammenhänge und Konkurrenz zwischen Arachidonsäure (aus Fleisch, tierischen Fetten) und Eicosapentaensäure (vorwiegend aus Fisch) im Stoffwechsel

Da beide Fettsäuren um die gleichen Enzyme konkurrieren, stellen sich je nach ihrer Konzentration verschiedene Gleichgewichte zwischen entzündungsfördernden, bzw. entzündungshemmenden Prostaglandinen und Leukotrienen ein.

Die in Fischen bzw. Fischölen enthaltene Eicosapentaensäure müßte sich daher nach diesen biochemischen Erkenntnissen, evtl. auch zusammen mit einer verringerten Aufnahme an Arachidonsäure (aus tierischen Produkten), günstig auf Rheuma auswirken. Ist dies nun tatsächlich auch der Fall?

An Ratten kann man Rheuma künstlich erzeugen und damit im Tierversuch studieren. Es zeigte sich, daß unter der Gabe von Fischöl (= Eicosapentaensäure) die Gelenkschwellungen zurückgingen, während unter Sonnenblumenöl (= viel Omega-6-Fettsäuren) eine Verschlechterung eintrat.

Untersuchungen an verschiedenen Bevölkerungsgruppen ergaben, daß bei fleischarmer bzw. fischreicher Ernährung Rheuma sehr selten auftritt. Eskimos, die sich ja fischreich ernähren, haben praktisch kein Rheuma! Mehrere klinische Untersuchungen zeigten, daß sich die Gabe von Fischöl auf Rheuma günstig auswirkt. Vor allem tritt eine Verringerung in der Anzahl der schmerzhaften Gelenke und der Morgensteifigkeit sowie eine Verbesserung der Griffstärke ein. Man kann davon ausgehen, daß die Wirkung des Fischöls noch gesteigert, bzw. die Dosierung reduziert werden kann, falls gleichzeitig einige Fleischmahlzeiten durch Fisch ersetzt werden.

Zahlreiche weitere Nährstoffe beeinflussen entzündliche Vorgänge günstig. Dazu gehören vor allem die antioxidativen Vitamine wie Vitamin A (einschließlich seines Provitamins Beta-Carotin) und C sowie vor allem Vitamin E, aber auch die Spurenelemente Selen, Zink, Kupfer und Mangan als Bestandteile antioxidativer Enzymsysteme. Da mit pflanzlichen Nährstoffen mehr dieser Antioxidanzien zugeführt werden, ist dies eine zusätzliche Erklärung für die nachgewiesene Wirksamkeit einer überwiegend vegetarischen Ernährung bei Rheuma.

Mit der zusätzlichen *hochdosierten* Gabe von **Vitamin E** wurden bei Rheumakranken bereits ausgezeichnete Erfolge erzielt, wobei in vielen Fällen die Ergebnisse ebenso günstig waren wie bei Verabreichung von Antirheumatika, ohne daß Vitamin E die Nebenwirkungen dieser Arzneimittel hervorruft.

Mit den anderen Antioxidanzien gibt es bisher noch keine so intensiven Untersuchungen wie mit Vitamin E. Allerdings kann man aufgrund

Tab. 73: Einige klinische Studien zur Fischölgabe bei Rheuma

Zahl der Patienten	Studiendauer	Studienart	Kontrollgruppe	Ergebnis	Veröffentlicht in
37	12 Wochen	prospektiv, doppel-blind, Placebo: Olivenöl	Olivenöl	Verminderung schmerzhafter Gelenke und der Morgensteifigkeit,	Lancet I, 184 (1985)
40	14 Wochen	prospektiv, doppel-blind, Cross-over	Olivenöl	Verminderung der Anzahl schmerzhafter Gelenke, Verbesserung der Arbeitsfähigkeit	Ann. Intern. Med. **106,** 497 (1987)
49	24 Wochen	prospektiv, doppel-blind,	Olivenöl	Schmerzindex geht zurück	Arthritis & Rheuma **31,** 530 (1988)
49	15 Monate	prospektiv, blind, Vergleich mit Omega-6-Fettsäuren	Omega-6-Fettsäuren	Verminderung der Gabe von Schmerzmedikamenten	J. Rheumatol, 15, 1471 (1988)
44	12 Wochen	prospektiv, doppel-blind, Placebo	Olivenöl	Verminderung schmerzhafter Gelenke, Griffstärke verbessert	Lancet II, 503 (1989)
26	6 Monate	prospektiv, blind Placebo	Olivenöl	Nachlassen der Schmerzaktivität	Arthritis & Rheuma **49,** 76 (1990)
28	12 Wochen	prospektiv, doppel-blind, Placebo	Olivenöl	Abnahme Schmerzindex, Verminderung befallener Gelenke	Ann. Rheuma **49,** 76 (1990)
16	12 Wochen	prospektiv, doppel-blind, Cross-over	Olivenöl	Abnahme Gelenkschwellung und Morgensteifigkeit	Eur. Journ. Clin. Invest. **21,** 67 (1991)
51	12 Wochen	prospektiv, doppel-blind Placebo	Olivenöl	Abnahme der morgendlichen Gelenksteifigkeit	Ärzte-Zeitung vom 13. 04. 93
60	?	kontrolliert, normale bzw. niedrige Aufnahme von Fleisch, Placebo-kontrolliert	Maisöl	Abnahme der Zahl der geschwollenen Gelenke und der Morgensteifigkeit, Verbesserung der Griffstärke	Ärzte-Zeitung vom 13. 04. 93

der vorliegenden physiologischen Kenntnisse davon ausgehen, daß sie ebenfalls eine positive Wirkung bei Rheuma haben. So ist ja beispielsweise bekannt, daß Vitamin C die Wirkung von Vitamin E steigern kann. Zudem hemmen die Vitamine A und C neben Vitamin E die Umwandlung der Arachidonsäure in die Entzündungsmediatoren. Das gleiche trifft wahrscheinlich auf die Spurenelemente zu.

Häufig beobachtet man bei Rheumakranken, insbesondere bei Frauen, langfristig auch das Entstehen einer Osteoporose. Einer der Gründe hierfür dürfte eine Verminderung der körperlichen Aktivität wegen der rheumatischen Erkrankung sein, eventuell spielt aber der entzündliche Prozeß der rheumatoiden Arthritis selbst eine Rolle. Deshalb muß eine „Rheumadiät" so beschaffen sein, daß dabei eine Osteoporose nicht begünstigt wird. Diese bedeutet, eine ausreichende Versorgung mit Vitamin D und Kalzium muß sichergestellt sein.

Obwohl sicherlich noch weitere wissenschaftliche Untersuchungen sinnvoll sind und bereits durchgeführt werden, läßt sich heute mit Bestimmtheit sagen, daß sich die 2500 Jahre alte Vermutung des „Vaters der Medizin" Hippokrates bestätigt hat: *Es gibt einen Zusammenhang zwischen Rheuma und Ernährung.* Außerdem läßt sich die Zusammensetzung der erforderlichen Diät wissenschaftlich in ihren grundlegenden Prinzipien auch genau begründen, nämlich:

- Niedrige Zufuhr von Arachidonsäure (und anderen Omega-6-Fettsäuren)
- Hohe Zufuhr an Eicosapentaensäure (und anderen Omega-3-Fettsäuren)
- Hohe Zufuhr von antioxidativen Vitaminen
- Ausreichende Zufuhr von Spurenelementen und Kalzium
- Ausreichende Versorgung mit Vitamin D

Als praktische Folgerung aus diesen Erkenntnissen kann man nun eine wissenschaftlich begründete „Rheumadiät" ableiten, die ohne eine allzugroße Veränderung der bisherigen Ernährungsgewohnheiten zu erreichen ist. Diese Ernährung ist sogar praktisch identisch mit den Grundprinzipien der orthomolekularen Ernährung.

Außerdem sollten nicht zuviele hochungesättigte Pflanzenöle, insbesondere Maiskeimöl, Sonnenblumenöl oder Diätmagarine verzehrt werden, da diese Öle viel Omega-6-Fettsäuren (Linolsäure!) enthalten, die zumindest teilweise in Arachidonsäure umgewandelt werden. Besser als diese Öle sind Olivenöl, Walnußöl und normale Pflanzenmargarine, da sie relativ weniger Omega-6-Fettsäuren enthalten und relativ mehr Omega-3-Fettsäuren.

Da mit der normalen „Rheumadiät" die wünschenswerten Mengen Eicosapentaensäure und antioxidative Vitamine nicht erreicht werden können und außerdem der Mindestbedarf an den Spurenelementen sowie an Vitamin D und Kalzium gesichert werden muß, ist eine Supplementierung der „Rheumadiät" mit orthomolekularen Substanzen unbedingt zu empfehlen. Die Substanzen und ihre Dosierungen sind in der Tab. 75, S. 200 angegeben.

Zusammenfassung

Der (die) Rheumapatient(in) sollte die Ernährung umstellen, wobei am wichtigsten die Verringerung des Fleischverzehrs ist. Günstig ist dabei beispielsweise der Ersatz von zwei Fleischmahlzeiten durch zwei Fischmahlzeiten pro Woche, gleichzeitig ist eine Reduzierung des sonstigen Fleischverbrauchs sinnvoll. Zusätzlich sind möglichst die in der Tabelle 75 aufgeführten orthomolekularen Substanzen, nämlich Fischöl, Antioxidanzien, Spurenelemente, Vitamin D und Kalzium in den angegebenen Dosierungen sowie evtl. die sonstigen Vitamine aufzunehmen als Nahrungsergänzung. Die verordneten Anti-Rheumatika werden zunächst weiter eingenommen, da wie bei jeder ergänzenden orthomolekularen Behandlung die Wirkung wegen der allmählichen Umstellung des Stoffwechsels nur langsam eintritt. (Merke: So wie die Entwicklung der Rheumaerkrankung langsam vor sich ging, braucht auch eine Änderung in den natürlichen Vorgängen im Organismus seine Zeit.) Dann (nach ca. 1-2 Monaten) sollte, abhängig von der jeweiligen Krankheitssituation (z.B. Gelenkschmerzen, Morgensteifigkeit, Griffstärke), versucht werden, die Einnahme der antirheumatischen Arzneimittel allmählich in Abstimmung mit dem Arzt zu reduzieren.

Literatur

Adam, O.: Gibt es eine Rheumadiät? Therapeutikon **9**, 402 (1992).
Adam, O.: Fischöl und Antioxidanzien ergänzen die Therapie der chronischen Polyarthritis. Ärzte-Zeitung 154, 24 (1992).
Adam, O.: Ernährungstherapie bei Rheumakranken erfolgreich. Ärzte-Zeitung vom 02. 04.1992.

Tab. 74: Zusammensetzung der empfohlenen Ernährung für Rheumakranke

Lebensmittel	**Begründung**
weniger Fleisch und Fleischprodukte	Verringerung der Aufnahme von Arachidonsäure
mehr Fisch	Erhöhung der Aufnahme von Eicosapentaensäure und anderer Omega-3-Fettsäuren
mehr Obst und Gemüse	Erhöhung der Zufuhr antioxidativer Vitamine

Tab. 75: Ergänzung der Nahrung mit orthomolekularen Substanzen bei Rheuma

Orthomolekulare Substanz	**Tägliche Dosierung**	**Wirkung**
Fischöl	2-3 g	Versorgung mit Eicosapentaensäure, entzündungshemmend
Vitamin A	2000-3000 I.E.	Antioxidans, entzündungshemmend
Beta-Carotin (Provitamin A)	10-20 mg	Antioxidans
Vitamin E	mind. 100 mg	Antioxidans, entzündungshemmend
Vitamin C	500-1000 mg	Antioxidans
Vitamin D	3-10 μg	Osteoporose-Prävention
Selen	50-100 μg	Antioxidans (Enzym-Bestandteil)
Eisen	5-20 mg	Antioxidans (Enzym-Bestandteil)
Zink	10-20 mg	Antioxidans (Enzym-Bestandteil)
Kupfer	0,5-4 mg	Antioxidans (Enzym-Bestandteil)
Mangan	2-5 mg	Antioxidans (Enzym-Bestandteil)
Kalzium	100-400 mg	Osteoporose-Prävention

Um Ungleichgewichte in den Vitaminen und Spurenelementen zu verhindern, sollten auch die übrigen Vitamine und Spurenelemente zusätzlich aufgenommen werden.

Adam, O.: Mit einer „Rheumadiät" lassen sich die Gelenkbeschwerden deutlich bessern. Ärzte-Zeitung vom 13. 04. 1993.

Bach, G.: Rheuma: Vitamin E ist Diclofenac ebenbürtig. Selecta Nr. **17,** 43 (1993).

Belch, J. J. et. al.: Effects of altering dietary essential fatty acids on requirements of nonsteroidal antiinflammatory drugs in patients with rheumatoid arthritis. Ann. Rheumatic Diseases **47,** 96 (1988).

Blankenhorn, G.: Klinische Wirksamkeit von Vitamin E bei aktivierten Arthrosen. Zeitschrift Orthopädie **24,** 340 (1988).

Blankenhorn, G. et. al.: Möglichkeiten und Grenzen der Antioxidans-Therapie entzündlich rheumatischer Erkrankungen mit hoch dosiertem Vitamin E. Akt. Rheumatol. **10,** 125 (1985).

Carthcart, E. S. et. al.: Dietary n-3-fatty acids and arthritis. Journal Internal Medicine **225,** 217 (1989).

Cleland, L. G. et. al.: Clinical and biochemical effects of dietary fishoil supplements in rheumatoid arthritis. Journ. Rheumatology **15,** 1471 (1988).

Diethelm, U.: Eine Woche Fasten lindert akuten Rheuma-Schub. Welt am Sonntag vom 27. 06. 1993.

Engel, S. et. al.: Omega-3-Fettsäuren bei rheumatoider Arthritis, Rheuma, Schmerz und Entzündung **11,** 40 (1991).

Espersen, G. T. et. al.: Plasma Cytokine Levels in patients with rheumatoid arthritis in relation to dietary supplements with n-3-fatty acids. European Journal Clinical Investigation **21,** II, 25 (1991).

Kragh, J. et. al.: Controlled Trial of Fasting and One-Year Vegetarian Diet in Rheumatoid Arthritis. Lancet I, 899 (1991).

Kremer, J. M. et. al.: Effects of manipulation of dietary fatty acids on clinical manifestation of rheumatoid arthritis. Lancet I, 184 (1985).

Kremer, J. M. et. al.: Fish oil fatty acids supplementation in Rheumatoid Arthritis, a double-blind, controlled, cross-over study. Annals of Internal Medicine **106,** 497 (1987).

Kremer, J. M. et. al.: Different Doses of Fish Oil Fatty Acid Supplementation in Rheumtoid Arthritis. Arthritis and Rheuma **31,** 530 (1988).

Lawrence, G. D.: Effects of dietary lipids on adjuvant-induced arthritis in rats. Nutrition Research **10,** 283 (1990).

Leslie, G. A. et. al.: A fish oil diet reduces the severity of Collagen induced arthritis after onset of the disease. Clin. Exp. Immunology **73,** 328 (1988).

Link, P., Dreher, R.: Vitamin E versus Diclofenac in der Therapie der aktivierten Arthrose. Kassenarzt Heft **22,** 48 (1990).

McColl, S. R. et. al.: Dietary supplementation with Omega-3-fatty acids reduces severity of adjuvant-induced arthritis in rats. British Journal Rheumatology **25,** 106 (1986).

Meyer-Franzen, P.: Vitamin E in der Rheumatherapie; effektiv gegen Schmerzen, kaum Nebenwirkungen. Ärztliche Praxis **42,** Nr. 33, 22 (1990).

Nielsen, G. L. et. al.: Effects of Supplementation with n-3-fatty acids on clinical disease variables in patients with rheumatoid arthritis. Europan Journal Clinical Investigation **21,** II, 67 (1991).

Panush, R. S.: Nutritional Therapy for Rheumatic Diseases. Annals Internal Medicine **106,** 619 (1987).

Pike, M. C.: Anti-inflammatory effects of dietary lipid modification. Journal Rheumatology **16,** 718 (1987).

Scherak, O. et. al.: Hochdosierte Vitamin-E-Therapie bei Patienten mit aktivierter Arthrose. Zeitschrift für Rheumatologie **49,** 369 (1990).

Schiff, A.: Vitamin E – ein natürliches Antiphlogistikum in der Rheumatherapie. Gesundes Leben **3,** 29 (1992).

Schmidt, K.: Mit Vitamin E gegen die gestörte Down-Regulation bei chronischen Entzündungen. Therapiewoche **38,** 307 (1988).

Sperling, R. J. et. al.: Effects of dietary supplementation with fish oil in rheumatoid arthritis. Arthritis and Rheuma **30,** 988 (1987).

Stammers, T. B. et. al.: Fish oil in Arthritis. Lancet II, 503 (1989).

Tempel, H. et. al.: Effects of Fish Oil Supplementation in Arthritis. Ann. Rheumatology **49,** 76 (1990).

Varming, K. et. al.: Fish oil reduces Neutrophils. European Journal Clinical Investigation **21,** II, 72 (1991).

Weber, P. C.: Nahrungs- und Membranfettsäuren, Zellfunktionen und Zivilisationskrankheiten. Pharmazeutische Rundschau, Heft 10, Oktober 1987.

7. Psychische (seelische) Erkrankungen

7.1 Orthomolekulare Grundlagen

Das Gehirn ist dasjenige Organ, in welchem sich der Mensch am meisten von allen anderen Lebewesen unterscheidet. Seine besondere Bedeutung geht auch daraus hervor, daß es mit einem durchschnittlichen Gewicht von ca. 1400 Gramm zwar nur ca. zwei Prozent des Gesamtgewichts des Menschen ausmacht, jedoch ungefähr 20-25 Prozent seines Energieaufwands und Stoffwechsels beansprucht, das heißt mindestens das 10fache seines eigenen Gewichts.

Der für das Funktionieren des komplizierten menschlichen Gehirns nötige extrem hohe Aufwand erklärt eventuell, warum sich der wahrscheinlich größte Überlebensvorteil eines Lebewesens, nämlich hohe Intelligenz, in der Evolution erst so spät und bisher nur einmal, nämlich beim Menschen, entwickelt hat. Der Energie- und Stoffwechselbedarf eines komplizierten Gehirns ist so hoch, daß es in der Evolution außer dem Menschen keinem Lebewesen gelang, während der allmählichen Entwicklungsphase des Gehirns gleichzeitig die dazu nötige hohe *zusätzliche* Energie in Form einer erhöhten regelmäßigen Nahrungsaufnahme zur Verfügung zu stellen.

Intellektuelle Fähigkeiten und psychische Befindlichkeiten sind das Ergebnis und die Summe der Aktivität von Milliarden von Nervenzellen und zahlreicher Stoffwechselvorgänge im Gehirn. Es kann deshalb aus theoretischen Erwägungen davon ausgegangen werden, daß eine Veränderung der geistigen Fähigkeiten und seelischen Zustände durch eine Änderung der Stoffwechselvorgänge und durch Veränderungen der Konzentration körpereigener Substanzen, z.B. durch Mangelzustände, im Gehirn hervorgerufen werden können. Die prinzipiellen Behandlungsmethoden psychischer Störungen sind die Psychotherapie, die „chemische" Behandlung durch im Gehirn wirkende Arzneimittel (= Psychopharmaka) sowie eventuell die Schocktherapie. Linus Pauling schlug im Jahre 1968 (in Science **160,** 265 [1968]) eine weitere, die bisherigen Verfahren ergänzende Behandlungsmethode vor, die *orthomolekulare Therapie von psychischen Erkrankungen.* (Dies war übrigens die erste Erwähnung und damit die „Geburtsstunde" der orthomolekularen Medizin.)

Die orthomolekulare psychiatrische Therapie ist die Behandlung psychischer Störungen und Erkrankungen durch die Herstellung eines optimalen Stoffwechselzustands für das Gehirn, speziell durch optimale Konzentrationen der richtigen körpereigenen (orthomolekularen) Substanzen. Daß die Konzentrationen körpereigener Stoffe und ihre Veränderungen im Gehirn einen entscheidenden Einfluß auf die Gehirnfunktionen haben, ist seit langem bekannt und nachweisbar.

So besteht bei der ererbten Erkrankung Phenylketonurie (Häufigkeit: ca. ein Neugeborenes auf 10 000 Geburten) eine Störung im Stoffwechsel der körpereigenen Aminosäure Phenylalanin. Dies führt schließlich zu einer schweren geistigen Retardierung (Schwachsinn). Nach einer Frühdiagnose (heute routinemäßig bei Neugeborenen durchgeführt) kann jedoch der Ausbruch der Erkrankung durch eine spezielle Diät mit einer niedrigen Aufnahme der Aminosäure Phenylalanin verhindert und eine normale Entwicklung garantiert werden, d.h. es erfolgt eine günstige Veränderung der Konzentration orthomolekularer Stoffe im Gehirn. Bei einer chronischen Leberinsuffizienz (Minderleistung der Leber) kann bereits eine normale Zufuhr von Protein zu einer sog. „hepatischen Enzephalopathie" führen, das heißt zu psychischen Veränderungen, ausgelöst durch die Lebererkrankung. Die Ursache ist eine Verminderung der verzweigtkettigen Aminosäuren Isoleucin, Leucin und Valin sowie eine Erhöhung der aromatischen Aminosäuren Phenylalanin und Tryptophan in Blut und Gehirn, bedingt durch den gestörten Stoffwechsel der Leber. Gibt man nun eine Spezialdiät mit viel verzweigtkettigen und wenig aromatischen Aminosäuren, normalisieren sich die Konzentrationen der Aminosäuren und ihrer Folgeprodukte im Gehirn, und es tritt eine Besserung ein. Auch hier gilt also das orthomolekulare Prinzip, angewendet auf das Gehirn, nämlich Veränderung der Zufuhr führt zu anderen körpereigenen Konzentrationen und ermöglicht eine erfolgreiche Behandlung.

Mangelzustände zahlreicher Vitamine, z.B. Mangel an Vitamin B_1, B_6, Nicotinamid, Vitamin C, Vitamin B_{12} und Folsäure, führen außer zu körperlich erkennbaren Erkrankungen auch zu psychischen Veränderungen. Meistens treten dabei schon psychische Veränderungen auf, bevor sonstige Anzeichen irgendeines Mangels entdeckt werden können. Dies ist leicht erklärbar, da das äußerst komplizierte Gehirn und das Nervensystem auf Veränderungen des Stoffwechsels weitaus empfindlicher reagieren als andere Organe. Vitamin B_{12} ist von entscheidender Bedeutung für die geistige und seelische Gesundheit. Bei einem relativen Mangel an Vitamin B_{12} können zahlreiche psychische Veränderungen auftreten, wobei sich diese Störungen oft schon Jahre vor einem klinisch erkennbaren Mangel zeigen.

Mögliche psychische Veränderungen durch einen Mangel an Vitamin B_{12}:
Vergeßlichkeit
Leistungsminderung
Depression
Gedächtnisschwäche
Konzentrationsprobleme
Halluzinationen
Zustände ähnlich Schizophrenie
Apathie
Ruhelosigkeit
Persönlichkeitsveränderung
Selbstmitleid
Realitätsverlust
Müdigkeit, Antriebsschwäche

Das Gehirn enthält eine hohe Konzentration des Vitamins **Folsäure.** Ein Mangel dieses Vitamins kann ebenso wie bei Vitamin B_{12} vor allem bei älteren Menschen zu psychischen Erkrankungen führen, z. B. zu Depressionen, Reizbarkeit, Leistungsminderung, Konzentrationsproblemen und Schlafstörungen. Auch hier entwickeln sich die psychischen Symptome zeitlich weit früher als klinische Mangelzustände, z.B. Blutarmut. Auch ein Mangel an **Vitamin B_6** kann zu seelischen Erkrankungen, vor allem zu Depressionen und zu erhöhter Reizbarkeit, führen. Eine zu niedrige Zufuhr des **Vitamins B_3 (Nicotinamid)** führt zur Mangelerkrankung Pellagra, die in ausgeprägter Form in den Industrieländern jedoch praktisch nicht mehr vorkommt. Allerdings treten ihre Vorstufen noch auf, nämlich psychische und nervöse Störungen. Bei Schizophrenie wurde Nicotinamid in hohen Dosierungen erfolgreich eingesetzt.

Die ersten Anzeichen eines **Vitamin-C-Mangels** sind keineswegs durch Skorbut verursachte Blutungen, sondern Depressionen.

Auch Spurenelemente, vor allem eine zu niedrige Aufnahme von Zink und Mangan, werden im Zusammenhang mit Senilität und Depressionen diskutiert.

7.2 Orthomolekulare Behandlung psychischer Erkrankungen

Bei psychischen Erkrankungen kann die orthomolekulare Therapie, wie es schon Linus Pauling herausgestellt hat, eine wichtige *zusätzliche* Behandlungsmethode sein. *Eine solche Behandlung sollte selbstverständlich in der Hand des Arztes* liegen. Da psychische Störungen äußerst kompliziert und vielschichtig sein können, kann hier nur in ganz allgemeiner Weise auf einige orthomolekulare Methoden eingegangen werden. In diesem Zusammenhang sei jedoch darauf hingewiesen, daß die „orthomolekulare Psychiatrie" in den USA an Boden gewinnt.

Eine eingehendere ausführliche Information über die orthomolekulare Behandlung psychischer Störungen ist über die in diesem Kapitel angegebene Literatur möglich. Weitere Auskünfte dazu geben:

Canadian Schizophrenia Foundation
16 Florence Avenue
North York, Ontario M2 N1 E9
Canada

Huxley Institute for Biosocial Research
900 North Federal Highway
Boca Raton, Florida 33432
USA

Princeton Bio Center
862 Route 518
Skillman, NJ 08558
USA

7.2.1 Demenzen (Senilität, senile Demenz, hirnorganisches Psychosyndrom)

Unter einer Demenz versteht man den Verlust intellektueller Fähigkeiten sowie Gedächtnisverluste und Persönlichkeitsveränderungen. Demenzen treten vor allem bei älteren Menschen in Form von mehr Hirnleistungsstörungen, verbunden mit Vergeßlichkeit und Depressionen, auf. Die Altersdemenz ist inzwischen nicht nur ein persönliches, sondern auch ein sozialpolitisches Problem. Dabei wird das Risiko des Auftretens einer Demenz mit zunehmendem Alter immer größer. Allerdings muß betont werden, daß die meisten alten Menschen *keine*

Demenz bekommen. Demenz ist *kein* unvermeidliches Schicksal des Alterns.

Tab. 76: Häufigkeit der Altersdemenz

Altersgruppe (Jahre)	Häufigkeit (in %)
65-69	2-5
70-74	5-9
75-79	10-12
80-90	20-24
über 90	über 30

Einer der Gründe für das Auftreten einer Altersdemenz können Vitamin-Mangel-Zustände sein, vor allem an Vitamin C, B_3, B_6, B_{12} und Folsäure, evtl. verbunden mit Magnesiummangel und einem Mangel an Spurenelementen, besonders von Zink und Mangan. Liegt die Demenz zumindest teilweise in einem solchen Mangel begründet, kann eine Gabe der entsprechenden Substanzen eine Besserung bringen. Auch eine günstige Rolle der antioxidativen Vitamine A und E wird diskutiert.

Tab. 77: Empfohlene orthomolekulare Substanzen zur Prävention und Behandlung der Altersdemenz

Orthomolekulare Substanz	Tägliche Dosierung*
Vitamin C	ca. 1 g
Vitamin B_3 (Nicotinamid)	50-150 mg
Vitamin B_6	25-100 mg
Vitamin B_{12}	5-10 μg
Folsäure	0,3-1 mg
Magnesium	100-250 mg
Zink	10-20 mg
Mangan	2-6 mg

* Die tägliche Gesamtdosierung wird am besten zur Hälfte morgens und zur Hälfte abends eingenommen.

7.2.2 Schizophrenien

Sehr intensiv haben sich einige Spezialisten mit der orthomolekularen Behandlung von Schizophrenien befaßt. Dazu sind zahlreiche Veröffentlichungen erschienen. Die erfolgreiche orthomolekulare Behandlung setzt eine exakte und umfangreiche Diagnose voraus, einschließlich der Untersuchung zahlreicher Stoffwechselprozesse. Eine Beschreibung würde den Umfang dieses Buches sprengen (siehe dazu aber Literaturverzeichnis).

7.2.3 Weitere psychische Störungen

Auch bei sonstigen psychischen Störungen wie Depressionen, Epilepsie sowie bei Hyperaktivität von Kindern wurden orthomolekulare Methoden zur Therapie eingesetzt. Auch ihre Besprechung im einzelnen würde hier zu weit führen (siehe spezielle Literatur).

Literatur

Bücher

Burgerstein, L.: Heilwirkung von Nährstoffen. K. F. Haug Verlag, Heidelberg 1991.
Calatin, A.: Ernährung und Psyche. Verlag C. F. Müller, Karlsruhe 1988.
Hoffer, A.: Common Questions on Schizophrenia and their Answers; For Patients and their Families. Keats Publishing Inc., New York 1987.
Hoffer, A.: Orthomolecular Medicine for Physicians. Keats Publishing Inc., New York 1989.
Pfeiffer, Carl C.: Mental and Elemental Nutrients, a Physicians Guide to Nutrition and Health Care. Keats Publishing Inc., New York 1975.
Pfeiffer, Carl. C.: Nährstofftherapie bei psychischen Störungen. K. F. Haug Verlag, Heidelberg 1986.

Wissenschaftliche Publikationen

Abou-Sulek, M. T. et al.: Psychiatric Progress: The Biology of Folate in Depression. Journ. psychiatric Research **20,** 91 (1986).
Bell, J. R. et al.: Vitamin B_{12} and Folate Status in acute Geropsychiatric in-patients. Biol. Psychiatry **27,** 125 (1990). In: *Bendich, A.:* Micronutrients in health and disease prevention. Marcel Dekker Inc., New York (1991).
Brown, G. C.: Schizophrenia and Depression. Canadian Schizophrenia Foundation, 16 Florence Ave, North York, Ont. M2 N1 E9, Canada (1985).
Fröscher, W.: Folsäuremangel stört Psyche. Apotheker-Zeitung **5,** Nr. 48 (1989).
Frydl, V. et al.: Vitamin-Mangel bei Demenzen. VitaMinSpur **7,** 187 (1992).
Gilka, L.: The Biochemistry of Schizophrenias. Journ. Orthomolecular Psychiatry **7,** 1 (1978).
Goodwin, J. S. et al.: Association between nutritional status and cognitive functioning in a healthy elderly population. Journ. American Medical Association, **249,** 2917 (1983).
Hector, M.: What are the Psychiatric Manifestations of Vitamin B_{12} Deficiency? Journ. American Geriatric Society **36,** 1105 (1990).

Heseker, H. et al.: Psychologial Disorders as early Symptoms of Mild-to-Moderate Vitamin Deficiency. Annals New York Academcy of Science **669,** 352 (1992).

Heseker, H. et al.: Psychische Veränderungen als Frühzeichen einer suboptimalen Vitaminversorgung. Ernährungs-Umschau **37,** 87 (1990).

Hoffer, A.: Vitamin B_3-Therapy for Schizophrenia. Canadian Psychiatric Association Journal **16,** 499 (1971).

Pauling, L.: Orthomolecular Psychiatry. Science **160,** 265 (1968).

Pfeiffer, C. C. et al.: Zinc and Manganese in the Schizophrenias. Journ. orthomolecular Psychiatry **12,** 215 (1983)

Rudolph, H.: a) Demenz – die große Herausforderung zum Ende dieses Jahrhunderts, Sonderheft 2 (Dez. 1991) der Ärzte-Zeitung; b) Was hilft bei Hirnleistungsstörung. Ärzte-Zeitung **12,** Nr. 163 (1993).

Saleh, S. M. et al.: Could dietary manipulation modify schizophrenic behavior. Journ. Orthomolecular Medicine **6,** Nr. 1 (1991).

Sauberlich, H. E.: Relationship of Vitamin B_6, Vitamin B_{12} and Folate to neurological and Neuropsychiatric Disorders. In: *Benich, A.:* Micronutrients in Health and Disease Prevention. Marcel Dekker Inc., New York (1991).

Sommer, B. et al.: Folic Acid levels and cognitive performance in elderly patients. Biol. Psychiatry **24,** 352 (1988).

8. Augenerkrankungen (Seniler Katarakt = Altersstar = Grauer Star)

Es ist seit langem bekannt, daß ein Mangel an Vitamin A zu Störungen der Sehfähigkeit führen kann. Dabei verringert sich vor allem die Anpassungsfähigkeit des Auges an die Dunkelheit (= Nachtblindheit); außerdem kann es zu einer abnormen Trockenheit der Augenoberfläche kommen. Schwerste Vitamin-A-Mangelzustände, häufiger bei Kindern in der dritten Welt, können sogar Blindheit verursachen.

Bedeutung des grauen Stars

In den westlichen Industrieländern ist der senile Katarakt, auch Altersstar oder grauer Star genannt, die häufigste Augenerkrankung. Als Katarakte bezeichnet man alle Formen des Durchsichtigkeitsverlustes der Augenlinse (Linsentrübung).

Der graue Star ist eine der schwerwiegendsten Behinderungen älterer Menschen. Obwohl behandelbar, ist er hierzulande eine der häufigsten Ursachen für Erblindung. In den USA entwickelt sich jedes Jahr bei ca. 400 000 Menschen ein grauer Star. Eine Beeinträchtigung der Sehkraft durch den grauen Star erleiden 20% der 65-75jährigen und 40% der über 75jährigen. Die Operation des grauen Stars ist einer der am meisten durchgeführten chirurgischen Eingriffe und ein bedeutender Faktor der gesamten Gesundheitskosten. Eine Verringerung seiner Häufigkeit oder auch eine zeitliche Verzögerung seines Auftretens um ca. 5-10 Jahre wäre für die Gesundheit älterer Menschen (und für die Kosten unseres Sozialsystems) von großer Wichtigkeit.

Entstehung des grauen Stars

Die Linse des menschlichen Auges ist lichtdurchlässig (transparent) und muß es bleiben, um lebenslänglich richtig zu funktionieren. Sie besteht im wesentlichen aus Protein (Eiweiß) und Wasser. Jedwede Trübung wird als Katarakt (= Durchlässigkeitsverlust der Augenlinse) bezeichnet. Die Ursache von Katarakten ist meist eine Veränderung in der Struktur der Proteine der Linse. Stoffwechselstörungen, wie z.B. Diabetes, können das Risiko für die Entstehung von Katarakten erhöhen. Die Mehrzahl der Katarakte fällt jedoch in die Kategorie der senilen Katarakte (Altersstar). Diese Trübungen nehmen mit zunehmendem Alter stark zu, sind jedoch keineswegs ein unvermeidliches Resultat des Alterungsvorgangs. Obwohl bei jedem älteren Menschen Veränderungen in der Augenlinse auftreten, führt dies bei vielen *nicht* zu Katarakten. Zudem schwanken das Alter des Eintretens von Katarakten und deren Ausmaß in großem Umfang. Man nimmt an, daß die Umwelt sowie Ernährungseinflüsse eine wichtige Rolle spielen.

Oxidation und Katarakte

Neue Forschungsergebnisse legen nahe, daß die Oxidation der Proteine der Augenlinse durch Freie Radikale an der Entstehung von Katarakten von Bedeutung ist. Diese Oxidationsvorgänge führen zu einer teilweisen Vernetzung (Aggregation) der Proteine und damit zu einer Umwandlung von klaren wasserlöslichen Proteinen in trübe wasserunlösliche Proteine. Sind dann auch noch die Enzyme (z.B. Proteasen) in ihrer Funktion gestört, die solche wasser*un*löslichen Proteine abbauen und beseitigen können, kommt es zu Katarakten. Im Laufe der Evolution hat die Linse Abwehrmechanismen gegen diese schädliche Oxidation gebildet. Sie enthält antioxidative Enzyme, vor allem die selenhaltige Glutathionperoxidase. Es ist nachgewiesen, daß die Kataraktbildung mit einer Verminderung dieses Enzyms in der Linse einhergeht. Zudem wird das Auge durch hohe Konzentrationen der antioxidativen Vitamine A, C und E sowie Beta-Carotin vor Kataraktbildung geschützt.

Antioxidanzien – Schutz vor Katarakten?

Aufgrund der vorhergehenden Ausführungen besteht daher die Möglichkeit, daß hohe Konzentrationen antioxidativer Vitamine und Enzyme die Augenlinse vor der Entstehung von Katarakten bzw. dem Fortschreiten bereits bestehender Katarakte schützen. Ist dies jedoch auch tatsächlich der Fall, und welche experimentellen und klinischen Beweise liegen dafür vor?

Vitamin C

ist ein wirksames Antioxidans in wäßrigen Systemen (wie der Augenlinse). Die Konzentration von Vitamin C in der Linse ist 30mal (!) höher als im Plasma. Tierversuche zeigen, daß hohe Vitamin-C-Konzentrationen vor der Kataraktbildung schützen. In einer Untersuchung an 350 älteren Menschen zeigte sich, daß diejenigen, die Vitamin C regelmäßig als Nahrungsergänzung in Mengen von mehr als 200 mg aufnahmen, ein um 30% erniedrigtes Kataraktrisiko hatten. Eine weitere Studie ergab eine verringerte Häufigkeit von Katarakten bei hohen Blutspiegeln von Vitamin C. Frauen, die mehr als 10 Jahre Vitamin C als Ergänzung ihrer Nahrung einnahmen, zeigten ein um 45% reduziertes Risiko.

Vitamin E

als fettlösliches Antioxidans hat ebenfalls schützende Wirkungen, da die Linse in den Membranen der Zellen Fette enthält und diese durch Vitamin E vor der Oxidation geschützt werden. Wie Vitamin C schützt auch Vitamin E im Tierexperiment vor Katarakten. Beim Menschen führte eine hohe Vitamin-E-Zufuhr zu einer 40%igen Risikoverringerung. Niedrige Blutspiegel von Vitamin E erhöhen demgegenüber das Risiko.

Vitamin A und Beta-Carotin (Provitamin A)

Zwischen der Aufnahme von Vitamin A, vor allem aber von Beta-Carotin, und dem Risiko des Auftretens von grauem Star besteht eine starke Beziehung. So hatten Frauen mit einer hohen Einnahme von Beta-Carotin ein um ca. 30% vermindertes Kataraktrisiko.

Selen

ist ein Bestandteil des antioxidativen Enzyms Glutathionperoxidase und kann daher ebenfalls vor Katarakten schützen. Hinweise aus epidemiologischen Untersuchungen (Studien an Bevölkerungsgruppen) unterstützen diese Annahme.

Kombinierte Wirkung von Antioxidanzien

Da ein oxidativer Angriff auf die Proteine (und Fettmembranen) des Auges ein komplizierter Vorgang ist, kann man davon ausgehen, daß zu seiner Abwehr *gleichzeitig verschiedene Antioxidanzien* nötig sind, die sich in ihrer *Wirkung gegenseitig verstärken und unterstützen.* Die Kombination von Beta-Carotin, Vitamin C und E im Blut des Menschen wird als „Antioxidans-Status" bezeichnet. Je günstiger dieser Antioxidans-Status ist, desto niedriger ist das Risiko, an Altersstar zu erkranken.

Die Ergebnisse einer ersten Interventionsstudie mit Antioxidanzien (plus weiteren Vitaminen) ergaben bei Personen über 65 Jahre nach fünf Jahren eine Verringerung der senilen Katarakte um 44% (Linxian-Studie).

Tab. 78: Antioxidans-Status und Risiko für Altersstar (seniler Katarakt)

Antioxidans-Status	Relatives Risiko
schlecht	1
mittel	0,6
gut	0,2

Das Risiko für die Entstehung eines senilen Kataraktes beträgt bei einem guten Antioxidans-Status nur ein Fünftel im Vergleich zu einem schlechten Antioxidans-Status.

Auch Vitamin B_2 (Riboflavin), das die antioxidativen Wirkungen unterstützt, hat eine günstige Wirkung. Die Gabe von Vitamin B_2 zusammen mit Vitamin B_3 (Nicotinamid) vermindert nach 5 Jahren das Auftreten des grauen Stars um 36%.

Zusammenfassung und Empfehlung

Senile Katarakte (Altersstar) sind eine der Hauptursachen für Behinderungen älterer Menschen. Obwohl sehr häufig, sind sie keineswegs unvermeidlich. Antioxidative orthomolekulare Substanzen können die Entstehung von Katarakten verzögern. Ob auch das Fortschreiten (Progression) bereits bestehender Katarakte beeinflußt wird, ist noch nicht erwiesen, erscheint jedoch möglich und sollte wegen des Fehlens von Nebenwirkungen der Antioxidanzien auch versucht werden. Eine höhere Zufuhr der wirksamen orthomolekularen Substanzen kann durch eine Ernährung mit mehr frischem Obst und Gemüse erreicht werden, am besten kombiniert mit einer Ergänzung der Nahrung mit Beta-Carotin, Vitamin C, Vitamin E, Vitamin B_2, Vitamin B_3 und Selen, wie in der folgenden Tabelle angegeben.

Tab. 79: Orthomolekulare Nahrungsergänzung zum Schutz vor Katarakten

Orthomolekulare Substanz	**Tägliche Dosierung**
Beta-Carotin (= Provitamin A)	ca. 15 mg
Vitamin C	mindestens 200 mg
Vitamin E	mindestens 75 mg
Selen	mindestens 50 μg
Vitamin B_2	5 mg
Vitamin B_3 (Nicotinamid)	40 mg

Literatur

Berger, J. et al.: Ascorbate in guinea pig eye tissues in response to dietary intake. Current Eye Research **7,** 681 (1988).

Blondin, J. et al.: Delay of UV-induced eye lens protein damage in guinea pigs by dietary ascorbate. Journ. Free Radical Biology and Medicine **2,** 275 (1986).

Bunce, G. E. et al.: What is the role of nutrition in lens health? Nutrition Today **23,** 6 (1988).

Creighton, M. O. et al.: Cortical Cataract formation prevented by Vitamin E and glutathione. Exp. Eye Research **29,** 689 (1979).

Dawson, C. R. et al.: Epidemiology of cataract: A major cause of preventable blindness. Bulletin WHO **59,** 493 (1981).

Fecondo, J. V. et al.: Superdismutase and glutathionperoxidase in the human lens. Exp. Eye Research **36,** 15 (1983).

Frei, B. et al.: Antioxidant defenses. Proc. Nat. Acad. Science USA **85,** 9748 (1988).

Garner, W. H. et al.: Selective oxidation of cysteine and methionine in normal and senile cataract lenses. Proc. Nat. Acad. Science USA **77,** 1274 (1980).

Hankinson, S. et al.: Nutrient intake and senile cataracts. British Medical Journal **305,** 335 (1992).

Hankinson, S.: Zusammenhang zwischen Ernährung und grauem Star. Therapiewoche **43,** 172 (1993).

Hankinson, S. et al.: Vitamin A schützt vor Katarakt. Selecta **20** (1991).

Jacques, P. F. et al.: Vitamin intake and senile cataract. J. Am. coll. Nutr. **6,** 435 (1987).

Jacques, P. F. et al.: Antioxidant Status in persons with and without senile cataracts. Arch. Ophtalmol. **106,** 337 (1988).

Jacques, P. F. et al.: Micronutrients and age-related cataracts, in Micronutrients in health and disease prevention. Editor: *Bendich, A.* Marcel Dekker Inc., New York (1991).

Knekt, P. et al.: Antioxidant Vitamins and Risk of Cataract. British Medical Journal **305,** 1392 (1992).

Knekt, P. et al.: Vitamin-Spiegel gibt Auskunft über Katarakt-Risiko. Ärzte-Zeitung vom 10. 12. 1992.

Knekt, P. et al.: Vitamin-Mangel fördert grauen Star. Süddeutsche Zeitung vom 05. 12. 1992.

Robertson, J. et al.: Vitamin E intake and risk for cataracts in Humans. Ann. New York Acad. Science **570,** 372 (1989).

Sperchuto, R. D. et al.: The Linxian Cataract Studies. Archives Ophthalmol. **111,** 1246 (1993).

Taylor, A. et al.: Protein oxidation may lead to cataract formation in the aged lens. Free Radical Biology and Medicine **3,** 371 (1992).

Varma, S. D. et al.: Photoperoxidation of lens lipids: Prevention by Vitamin E, Photochem. Photobiol. **36,** 623 (1982).

Varma, S. D. et al.: Ascorbic Acid and the Eye. Ann. New York Academy of Science **498,** 280 (1987).

Vital, S. et al.: Antioxidantien in der Nahrung beugen Katarakten vor. Ärzte-Zeitung vom 06. 05. 1993.

9. Schwangerschaft und angeborene kindliche Mißbildungen

Schwangeren (und stillenden Müttern) wird seit langem empfohlen, auf eine ausreichende Zufuhr von Nährstoffen, vor allem von Vitaminen, Mineralien und Spurenelementen, zu achten, um einen erhöhten Bedarf zu decken. In jüngster Zeit rückte jedoch die Frage, ob eine ausreichende bzw. erhöhte Zufuhr solcher Mikronährstoffe als Nahrungsergänzung die Häufigkeit von Fehlgeburten und angeborenen kindlichen Mißbildungen verringern kann, in den Mittelpunkt zahlreicher wissenschaftlicher Untersuchungen. Dabei zeigten alle bisher vorliegenden Ergebnisse, daß dadurch das Auftreten angeborener kindlicher Mißbildungen bei dazu disponierten Frauen deutlich gesenkt wird. Seit mehr als 20 Jahren wird z.B. darüber diskutiert, ob sogenannte Neuralrohrdefekte bei Neugeborenen durch einen relativen Mangel des Vitamins Folsäure bei der Schwangeren mitverursacht sein könnten.

Der Ausdruck „Neuralrohrdefekt" ist ein Sammelbegriff für schwere Fehlbildungen des Zentralnervensystems (z.B. Anenzephalie, Spina bifida), die durch einen mangelhaften Verschluß des Neuralrohrs in der 4. Schwangerschaftswoche entstehen können.

Inzwischen ist durch mehrere umfangreiche klinische Studien eindeutig nachgewiesen, daß eine ausreichende und rechtzeitige (das heißt möglichst bereits vor Beginn der Schwangerschaft) Gabe von Folsäure an Schwangere die Häufigkeit des Auftretens von Neuralrohrdefekten drastisch verringert. Dies zeigt, daß Folsäure - und wahrscheinlich noch weitere B-Vitamine - für eine normale Entwicklung des Embryos unverzichtbar sind.

Wie die Folsäure kindlichen Fehlentwicklungen vorbeugt, ist allerdings noch immer unklar. *Daß* allerdings Folsäure präventiv wirkt, ist inzwischen eindeutig belegt.

Folsäure ist vor allem in grünem Gemüse enthalten. Sie wird jedoch beim Lagern und Kochen leicht zerstört. Dies und der z.T. extrem ansteigende Folsäurebedarf während der Schwangerschaft sind Gründe für das Auftreten eines latenten Mangels. Frauen, die orale Kontrazeptiva (= Antibaby-Pille) einnehmen, haben häufig einen besonders niedrigen Blutspiegel an Folsäure, evtl. wegen einer Behinderung der Aufnahme von Folsäure im Darm durch das Arzneimittel.

Aufgrund des derzeitigen Kenntnisstandes empfiehlt sich bereits bei bestehendem Kinderwunsch die Einnahme von Folsäure (Dosierung 0,4-0,8 mg/Tag), möglichst zusammen mit weiteren Vitaminen, da es zur Ausbildung des gefürchteten Neuralrohrdefektes bereits in der 4. Schwangerschaftswoche kommen kann. Würde die Substitution erst bei der Feststellung der Schwangerschaft erfolgen, könnten die Mißbildungen eventuell nicht mehr verhindert werden.

Tab. 80: Angeborene kindliche Mißbildungen und Gabe von Vitamin plus Spurenelementen*

	Vitamine + Spurenelemente	**Nur Spurenelemente**
Anzahl der Schwangeren	2394	2310
Anzahl Neuralrohrdefekte	0	6
Anzahl der angeborenen kindlichen Mißbildungen		
insgesamt	28	47
pro 1000	13	23

* Nach A. E. Czeizel et al.: British Medical Journ. **306,** 1645 (1993)

Frauen mit einem Folsäuredefizit erleiden auch häufiger Fehlgeburten. Zudem ist das Geburtsgewicht der Neugeborenen durchschnittlich um ca. 5% niedriger.

In weiteren Studien wurde zusätzlich festgestellt, daß durch die Verabreichung von Vitaminen (einschließlich Folsäure) plus Spurenelementen im Vergleich zu Spurenelementen allein, beginnend spätestens einen Monat *vor* Beginn der geplanten Schwangerschaft, nicht nur die Häufigkeit von Neuralrohrdefekten drastisch reduziert, sondern auch sonstige angeborene kindliche Mißbildungen auf ungefähr die Hälfte vermindert werden (siehe Tabelle 80, S. 209).

Die rechtzeitige Verabreichung von Vitaminen plus Spurenelementen hat anscheinend auch einen günstigen Einfluß auf Schwangerschaftsbeschwerden. Die Häufigkeit des Auftretens von Übelkeit, Brechreiz, Erbrechen und Schwindelgefühlen geht auf etwa die Hälfte zurück.

Damit ist durch umfangreiche Untersuchungen gesichert, daß durch die *rechtzeitige* zusätz-

Tab. 81: Empfohlene zusätzliche Zufuhr von Vitaminen plus Spurenelementen für Schwangere*

Orthomolekulare Substanz	**Dosierung pro Tag**
Vitamin A***	2000 I.E.**
Beta-Carotin*** (Provitamin)	7,2 mg = 4000 I.E. Vitamin A
Vitamin C	mindestens 100 mg
Vitamin E	15 mg
Vitamin B_1	1,6 mg
Vitamin B_2	1,8 mg
Vitamin B_6	2,6 mg
Nicotinamid	20 mg
Folsäure	0,8 mg
Vitamin B_{12}	5 μg
Pantothensäure	15 mg
Biotin	200 μg (0,2 mg)
Vitamin D	12,5 μg (500 I.E.**)
Vitamin K	100 μg
Spurenelemente	
Eisen	30 mg
Zink	10 mg
Mangan	2 mg
Kupfer	1 mg

* Zur Verhütung angeborener kindlicher Mißbildungen bei geplanter Schwangerschaft möglichst bereits mindestens 4 Wochen vor Beginn der Schwangerschaft mit Aufnahme beginnen.

** I. E = Internationale Einheit

*** Vitamin A: Schwangere sollten nicht mehr als 10000 I.E (3 mg) Vitamin A aufnehmen, da sehr hohe Dosierungen (meist über 25 000 I.E/Tag) in Zusammenhang mit Mißbildungen gebracht wurden. Es wird Schwangeren auch empfohlen, keine frische Leber zu verzehren, da dadurch eine übergroße Vitamin-A-Zufuhr von mehr als 100000 I.E/Tag erreicht werden kann.

Die empfohlene Zufuhrmenge an Vitamin A ist relativ gering. Diese niedrige Zufuhr wird ergänzt durch Beta-Carotin, auch als Provitamin A bezeichnet. Dieses ist völlig unschädlich und wird nur bei Bedarf in Vitamin A umgewandelt. Dadurch wird der Vitamin-A-Bedarf gedeckt und gleichzeitig werden Nebenwirkungen ausgeschlossen.

In einer Untersuchung (Teratology **45,** 335 [1992]) wurde gezeigt, daß *reines* Vitamin A in einer Dosierung von 6000 I.E./Tag keinerlei schädliche (teratogene = fruchtschädigende) Wirkungen hatte. Das Bundesgesundheitsamt empfiehlt Schwangeren, täglich nicht mehr als 10000 I.E Vitamin A (als reines Vitamin) aufzunehmen.

liche Gabe von Vitaminen plus Spurenelementen die Häufigkeit von Neuralrohrdefekten drastisch und von sonstigen angeborenen kindlichen Mißbildungen auf ca. die Hälfte reduziert werden kann. Zudem treten Schwangerschaftsbeschwerden seltener auf. Da Neuralrohrdefekte sich bei einem Vitaminmangel, insbesondere bei einem Folsäuremangel, bereits im ersten Drittel einer Schwangerschaft, evtl. schon in der 4. Woche bilden können, sollten bei bestehendem Kinderwunsch, bereits *vor Beginn* einer geplanten Schwangerschaft, zusätzlich Vitamine plus Spurenelemente aufgenommen werden. Selbstverständlich muß außerdem auch auf eine ausreichende Zufuhr anderer Nährstoffe, vor allem von Kalzium, Magnesium und Phosphor, geachtet werden. Rauchen und Alkohol sollten tabu sein. In der Tabelle 81, S. 210 sind empfohlene Zusammensetzungen und Dosierungen angegeben.

Literatur

Amerikas Frauen wird zu Folsäure geraten. Ärzte-Zeitung vom 17. 09. 1992.

Bower, C. et al.: Dietary folate as a risk factor for neural tube defects. Medical Journal of Australia **150,** 613 (1989).

Bung, P.: Schwangere brauchen mehr Folsäure. Selecta 24, (1993).

Czeizel, A. E. et al.: The effect of periconceptional multivitamin - mineral supplementation on vertigo, nausea and vomiting in the first trimester of pregnancy. Arch. Gynecol. Obstr. **251,** 181 (1991).

Czeizel, A. E. et al.: Prevention of the first occurrence of neural tube defects by periconceptional vitamin supplementation. New Engl. Journ. Med. **327,** 1832 (1992).

Czeizel, A. E. et al.: Prevention of congenital abnormalities by periconceptional multi-vitamin supplementation. British Medical Journal **306,** 1645 (1993).

Czeizel, A.: Multivitamin-Gaben verringern das Risiko für angeborene Mißbildungen. Ärzte-Zeitung vom 29. 06. 1993.

Dudas, I. et al.: Use of 6000 I. U. Vitamin A during early pregnancy without teratogenic effect. Teratology **45,** 335 (1992).

Erbe, R. W. et al.: Folate metabolism in Humans. American Journ. Medical Genetics **17,** 277 (1984).

Folat schützt vor Neuralrohrdefekten. Therapiewoche **43,** 668 (1993).

Holzgreve, P.: Regelmäßige Kontrazeptiva-Einnahme erniedrigt den Folsäure-Spiegel. Ärzte-Zeitung vom 01. 04. 1993.

Holzgreve, W.: Durch die Zufuhr von Folsäure kindlichen Fehlbildungen vorbeugen. Ärzte-Zeitung vom 26. 11. 1992.

Laurence, K. M. et al.: Double-blind randomized controlled trial of folate treatment before conception to prevent recurrence of neural tube defects. British Medical Journal **282,** 1509 (1981).

MRC. Vitamin Study Research Group: Prevention of neural tube defects. Lancet **338,** 131 (1991).

Milunsky, A. et al.: Mutivitamin/Folic acid supplementation in early pregnancy reduces the prevalence of neural tube defects. Journ. American Medical Association **262,** 2847 (1989).

Mulinare, J. et al.: Periconceptional use of multivitamins and the occurrence of neural tube defects. Journ. American Medical Association **260,** 3141 (1988).

Pietrzik, K. et al.: Folate Status and Pregnancy Outcome. Annals New York Academy of Scienes **669,** 371 (1992).

Prinz-Langenohl, R.: Folsäure-Mangel: Gefahr für das ungeborene Leben. Ernährungs-Umschau **40,** 26 (1993).

Smithells, R. W. et al.: Possible prevention of neural tube defects by periconceptional vitamin supplementation. Lancet I, 339 (1980).

Smithells, R. W. et al.: Prevention of neural tube defect recurrences in Yorhshire. Final Report, Lancet II, 498 (1989).

Tolarova, M.: Periconceptional supplementation with vitamins and folic acid to prevent recurrence of cleft hip. Lancet II, 217 (1982).

Yates, J. R. W. et al.: Is disordered folate metabolism the basis for the genetic predisposition to neural tube defects? Clinical Genetic **31,** 279 (1987).

10. Schulkinder, Intelligenz und schulische Leistung – Bedarf und latenter (verborgener) Mangel an Nährstoffen

Die Mehrzahl der Ernährungswissenschaftler ist der Meinung, daß Kinder und Jugendliche in den westlichen Industrieländern ausreichend Eiweiß und Energie (Kalorien) und damit zumeist auch genügend Nährstoffe wie Vitamine, Mineralien und Spurenelemente aufnehmen. Eine Minderheit der Wissenschaftler behauptet jedoch, daß für bestimmte einzelne Jugendliche - nicht für alle - die zusätzliche Zufuhr von Vitaminen und Spurenelementen aus zwei Gründen nützlich ist.

- Die Ernährung könnte so beschaffen sein, daß latente (verborgene) Mangelerscheinungen an bestimmten Vitaminen und/oder Spurenelementen auftreten. Tatsächlich wurde in vielen Untersuchungen immer wieder festgestellt, daß ein Teil der Jugendlichen keineswegs *regelmäßig* den Bedarf an *allen Nährstoffen* deckt.
- Kinder und Jugendliche, die an bestimmten Nährstoffen einen *angeborenen höheren* Bedarf haben, könnten ebenfalls von einer Supplementierung profitieren. Es wurde bereits vor mehr als 30 Jahren herausgestellt, daß der Bedarf an bestimmten Substanzen *individuell* aufgrund angeborener Eigenheiten erhöht sein kann.

Individueller Nährstoffmangel und geistige Fähigkeiten

Geistige Leistungen reflektieren die Summe der Aktivität von Milliarden Neuronen (Nervenzellen) und zahlloser biochemischer Vorgänge im Gehirn. Es könnte sein, daß sich dabei kleine Nährstoffmängel, die sich nur als relativ bedeutungslose Änderung in der Aktivität eines einzelnen Enzyms nachweisen lassen, mit weiteren sonstigen kleineren Wirkungen addieren und dadurch zu meßbaren Änderungen der geistigen Fähigkeiten führen. Es wird sogar argumentiert, daß sich latente Mangelzustände zuerst und vor allem in einer Änderung der geistigen Fähigkeiten und in der Psyche zeigen.

Einfluß orthomolekularer Substanzen auf psychische und geistige Fähigkeiten Jugendlicher

In einer ersten Studie wurde im Jahre 1965 festgestellt, daß die Verabreichung von Vitaminen an neun Kinder mit niedriger Intelligenz den Intelligenzquotienten erhöhte. In den letzten zehn Jahren wurden in mehreren Studien Vitamine und Spurenelemente an Kinder und Jugendliche verabreicht und der Einfluß auf Verhalten, Intelligenz und schulische Leistungen untersucht. Bei den meisten Tests wurden auch Placebos (Scheinsubstanzen) mit untersucht, um wissenschaftlich exakte Ergebnisse zu erhalten. Von insgesamt neun Studien zeigten sieben positive Ergebnisse! Allerdings darf daraus *nicht* der Schluß gezogen werden, daß dabei alle oder die meisten Kinder und Jugendlichen von der Supplementierung profitieren. Es ergab sich aber, daß *immer* bei einem Teil der Untersuchten ein günstiger Einfluß festzustellen war. Wahrscheinlich handelt es sich dabei um diejenigen Kinder, bei denen an bestimmten Nährstoffen ein verborgener Mangel vorhanden war.

Welche Schlußfolgerungen lassen sich aus den vorliegenden Studien ziehen? Bei einem Teil der Kinder und Jugendlichen besteht ein verborgener, nicht erkannter Mangel an Vitaminen und Spurenelementen, der psychische und geistige Eigenschaften negativ beeinflußt. Solche Kinder profitieren von einer Supplementierung. Die positiven Wirkungen zeigen sich vor allem in einer Verbesserung der nicht-sprachlichen geistigen Fähigkeiten. Zudem erhöht sich anscheinend die Dauer und Stärke der Konzentrationsfähigkeit und dadurch eventuell die schulische Leistung. Sicher sind noch weitere wissenschaftliche Untersuchungen nötig, jedoch läßt sich jetzt schon sagen, daß bei einem Teil der Schulkinder durch orthomolekulare Substanzen sowohl bestimmte geistige Fähigkeiten wie auch Konzentrationsfähigkeit und die Psyche verbessert werden.

Tab. 82: Auswirkungen der Gabe von Vitaminen (plus Spurenelementen) auf sprachliche (verbale) und nichtsprachliche (nicht-verbale) Intelligenz

Untersuchte Personen	Alter (Jahre)	Anzahl	Ergebnis	Literaturstelle
Jugendliche Straftäter (USA)	?	57	Verbesserung der psychischen Verfassung	Nutrients & Brain Function, Karger Inc. (1987)
Schulkinder (England)	12	60	nicht-verbale Intelligenz verbessert	Lancet I, 140 (1988)
Jugendliche Straftäter (USA)	15	40	nicht-verbale Intelligenz verbessert	Pers. Indiv. Diff. **4,** 343 (1991)
Schulkinder (England)	11	86	keine Änderung	Lancet **335,** 744 (1990)
Schulkinder (Belgien)	13	167	nicht-verbale Intelligenz verbessert	Lancet **335,** 1158 (1990)
Studenten (Deutschland)	17-29	197	motorische Leistungen verbessert, Psyche positiver	Ernährungs-Umschau **37,** 87 (1990)
Schulkinder (England)	7-12	227	keine Änderung	Br. J. Nutr. **64,** 13 (1990)
Schulkinder (England)	6-7	43	Intelligenzquotient verbessert, Konzentration gesteigert	Person. Ind. Diff. **12,** 1151 (1991)
Schulkinder (USA)	12-13 bzw. 15-16	615	nicht-verbale Intelligenz gesteigert	Pers. Ind. Diff. **12,** 351 (1991)

Die folgende Tabelle gibt einige der verwendeten Zusammensetzungen und Dosierungen an.

Tab. 83: Zusammensetzung und Dosierung der verwendeten orthomolekularen Substanzen bei Schulkindern

Orthomolekulare Substanz	Tägliche Dosierung*	Tägliche Dosierung**
Vitamin C	60 mg	120 mg
Vitamin A	5000 I.E.	5000 I.E.
Vitamin E	15 mg	30 mg
Vitamin B_1	1,5 mg	4,5 mg
Vitamin B_2	1,7 mg	5,1 mg
Vitamin B_6	2 mg	6 mg
Nicotinamid	20 mg	60 mg
Vitamin B_{12}	6 μg	18 μg
Folsäure	0,4 mg	0,4 mg
Pantothensäure	—	30 mg
Vitamin D	10 μg	5 μg
Biotin	—	300 μg
Eisen	18 mg	18 mg
Zink	10 mg	15 mg
Mangan	1 mg	2 mg
Kupfer	2 mg	5 mg
Chrom	—	100 μg
Selen	—	100 μg
Molybdän	—	50 μg

* D. Benton et. al.: Lancet **335,** 1158 (1990)
** S. J. Schoenthaler et. al.: Person. Ind. Diff. **12,** 343 (1991)

Literatur

Adler, S.: Megavitamin treatment for behaviorally disturbed and learning disabled children. Journ. Learning Disabilities **12,** 678 (1979).

Benton, D.: Vitamin-mineral supplementation and non-verbal intelligence. Lancet I, 408 (1988).

Benton, D. et al.: Effect of vitamin and mineral supplements on intelligence of a sample of school children. Lancet I, 140 (1988).

Benton, D.: Vitamines and Intelligence. Lancet **336,** 175 (1990).

Benton, D.: Vitamins and IQ. British Medical Journal **302,** 1021 (1991).

Benton, D. et al.: Vitamin/mineral supplements and intelligence. Lancet **335,** 1158 (1990).

Benton, D. et al.: Vitamin and Mineral Supplements improve the intelligence scores and concentration of six year old children. Personality and Individual Differences **12,** 1151 (1991).

Benton, D.: Vitamin/Mineral Supplementation and the Intelligence of Children – A Review. Journal Orthomolecular Medicine **7,** 31 (1992).

Boggs, U. R. et al.: The effects of nutrient supplements on the biological and psychological charakteristics of low IQ preschool children. Journ. Orthomolecular Psychiatry **14,** 97 (1965).

Cole, T. J. et al.: Vitamins and IQ. British Medical Journal **302,** 1206 (1991).
Crombie, I. K. et al.: Effect of vitamin and mineral supplementation on verbal and non-verbal reasoning of schoolchildren. Lancet **335,** 744 (1990).
Heseker, H. et al.: Psychische Veränderungen als Frühzeichen einer suboptimalen Vitamin-Versorgung. Ernährungs-Umschau **37,** 87 (1990).
Nelson, M. et al.: Vitamin-mineral supplementation in British schoolchildren. British Journal of Nutrition **64,** 13 (1990).
Peto, R.: Vitamins and IQ. British Medical Journal **302,** 906 (1991).
Rippere, V.: Vitamins, Minerals and IQ. Lancet II, 744 (1988).
Schoenthaler, S. et al.: Controlled trial of vitamin-mineral supplementation on intelligence and brain function. Personality and Individual Differences **12,** 343 (1991).
Schoenthaler, S. et al.: Controlled trial of vitamin-mineral supplementation; effects on intelligence and performance. Personality and Individual Differences **12,** 351 (1991).

11. Sport

Mäßiges Ausdauertraining kann die Gefahr von Infektionen und vielleicht sogar das Krebserkrankungsrisiko senken. Hochleistungssport, auch der leistungsmotivierte und leistungsorientierte Breitensport können jedoch zu einer Schwächung des Immunsystems führen, falls nicht *zusätzlich* ausreichend orthomolekulare Substanzen wie Vitamine, Mineralien und Spurenelemente zugeführt werden. Die Schwächung der Immunabwehr und damit eine erhöhte Anfälligkeit für Infektionen wird durch den höheren, nichtgedeckten Bedarf an diesen Substanzen hervorgerufen. Zudem werden mit dem Schweiß der Sportler mehr Mineralien und Spurenelemente, aber auch Vitamine ausgeschieden.

Der erhöhte Energiebedarf führt zu einer verstärkten Aktivität von Enzymen und damit zwangsläufig zu einem Mehrverbrauch an Vitaminen, Spurenelementen und Mineralien, die Bestandteile dieser Enzyme sind. Aus der täglichen Nahrung allein können bei sportlich Aktiven diese Wirkstoffe nicht mehr ausreichend gedeckt werden. Als Folge einer solchen Unterversorgung kann es zu vermehrten Infekten sowie einer Abnahme der Leistungs- und Regenerationsfähigkeit kommen. Zudem besteht dann eine erhöhte Verletzungsgefahr.

Aufgrund des bei Sportlern erhöhten Sauerstoffverbrauchs müssen diese unbedingt darauf achten, viel antioxidative Vitamine (A, C, E, Beta-Carotin) sowie Selen aufzunehmen, um Freie Radikale unschädlich zu machen.

Hochleistungssportler, aber auch leistungsorientierte Breitensportler sollten daher unbedingt *zusätzlich* zu ihrer täglichen Nahrung ausreichend Vitamine, Antioxidanzien, Mineralien und Spurenelemente zu sich nehmen, nicht nur um optimal leistungsfähig zu sein, sondern auch um ihr Immunsystem zu stärken.

Wegen der hohen Flüssigkeitsverluste bei Ausdauertraining und Wettkampf sollten Sportler größere Mengen von Flüssigkeiten zu sich nehmen, die viel der Mineralien Natrium und Kalium enthalten. Dazu stehen spezielle „isotonische“ Sportgetränke sowie Mineralwässer zur Verfügung.

Tab. 84: Ergänzung der Nahrung mit orthomolekularen Substanzen bei hochleistungs- und leistungsorientierten Breitensportlern

Orthomolekulare Substanz	Tägliche Dosierung
Vitamine	
Vitamin C*	mindestens 500 mg
Vitamin E*	mindestens 100 mg
Vitamin A*	2000-5000 I.E.
Beta-Carotin*	10-20 mg
Vitamin B_1	7,5-40 mg
Vitamin B_2	7,5-40 mg
Vitamin B_6	7,5-40 mg
Nicotinamid	50-300 mg
Folsäure	0,4-1 mg
Vitamin B_{12}	5-15 μg
Pantothensäure	10-30 mg
Biotin	100-500 μg
Vitamin D	3-15 μg
Vitamin K	30-120 μg
*Mineralien***	
Magnesium	150-200 mg
Kalzium	300-600 mg
Spurenelemente	
Selen*	50-100 μg
Eisen	8-30 mg
Zink	10-20 mg
Mangan	2-5 mg
Kupfer	0,5-4 mg
Chrom	30-150 μg
Molybdän	60-300 μg
Jod	150 μg

* Diese Substanzen sind gleichzeitig Antioxidanzien

** Die Mineralien Natrium und Kalium sollten während des Trainings und Wettkampfs in Form von „isotonischen“ Getränken oder von Mineralwassern zusätzlich aufgenommen werden

Weitere leistungserhaltende, bzw. -steigernde natürliche Substanzen: Carnitin und Coenzym Q_{10} (Ubichinon)

Carnitin (siehe dazu auch die Beschreibung Carnitin, Seite 66) ist notwendig, um körpereigene Fette zur Energiegewinnung zu verwerten. Da bei Ausdauersportarten oder intensivem Training der Organismus den größten Teil seiner notwendigen Energie aus den körpereigenen Fetten (und nicht aus den Kohlenhydraten) gewinnt, sind ausreichende körpereigene Carnitinvoräte für den Sportler von essentieller Bedeutung. Mit der Gabe von Carnitin erhält man eine echte Substitution eines den Stoffwechsel ankurbelnden Transportmoleküls (Biocarrier).

Die natürliche leistungssteigernde Wirkung von Carnitin ist durch zahlreiche sportmedizinische Untersuchungen nachgewiesen. Neueste Studien zeigen außerdem, daß Carnitin zusätzlich eine das Immunsystem stärkende Wirkung hat. Ein Leistungssportler sollte daher sowohl während der Trainingsphase wie für den Wettkampf Carnitin substituieren. Die notwendige Menge dürfte zwischen 0,2 g-0,6 g (200-600 mg) pro Tag liegen.

Coenzym Q_{10} (Ubichinon)

hat wie Carnitin einen günstigen Einfluß auf den Energiestoffwechsel des Herzens. Daher wird sein Einsatz im Leistungssport ebenfalls propagiert. Allerdings gibt es zu Q_{10} = Ubichinon bei diesem Anwendungsgebiet bisher keine so gut fundierten Untersuchungen wie bei Carnitin. Man kann jedoch davon ausgehen, daß Coenzym Q_{10} eventuell ähnlich günstige Wirkungen wie Carnitin hat und sich beide Substanzen ideal ergänzen. Die sinnvolle Dosierung von Coenzym Q_{10} (Ubichinon) dürfte ca. 5-15 mg/Tag betragen.

Literatur

Bässler, K. H.: Vitaminbedarf unter besonderen und pathologischen Bedingungen. VitaMinSpur **7,** 176 (1992).

Billigmann, P. W. et al.: Wie wirkt sich L-Carnitin auf die physische Maximalbelastung aus. Therapiewoche **40,** 1866 (1990).

Brubacher, G.: Wissenschaftliche Grundlagen von Bedarfszahlen. VitaMinSpur **8,** 18 (1993).

Daniel, H. et al.: Ernährung und Immunsystem. Deutsche Apotheker Zeitung **131,** 61 (1991).

Liesen, H.: Durst nach Sport. Welt am Sonntag vom 01. 08. 1993.

Peters, E. M. et al.: Vitamin C supplementation reduces the incidence of postrace symptoms in ultramarathon runners. American Journal Clinical Nutrition **57,** 170 (1993).

Ricken, K. H.: Immunsystem und Sport; Infektanfälligkeit des Leistungs- und Breitensportlers. natura-med **8,** 366 (1993).

Singh, A. et al.: Vitamin and mineral status in physically active men; effect of high potency supplement. American Journ. Clinical Nutrition **55,** 1 (1992).

Uhlenbruck, G. et al.: Immunologische Experimente mit L-Carnitin: Neue sportmedizinisch relevante Aspekte? Deutsche Zeitschrift für Sportmedizin **43,** 1 (1992).

Uhlenbruck, G.: L-Carnitin stärkt Abwehrsystem und Hirnleistung. Ärzte-Zeitung vom 16.07.1993.

Witthöft, A.: Wenn der Durst erst da ist, ist es meistens zu spät. Welt am Sonntag vom 08.08.1993.

Ziegler, R.: Die Carnitin-Story, Profil eines Biocarriers aus sportmedizinischer Sicht. Sport + Medizin **3,** 224 (1992).

Zipf, K. E.: Bedeutung von Mineralstoffen und Spurenelementen - Einfluß auf Vitalität und körperliche Leistungsfähigkeit. natura-med **6,** 417 (1991).

12. Weitere Anwendungsgebiete

12.1 Erhöhter Blutdruck (Hypertonie), Schlaganfall (Apoplexie) und Zuckerkrankheit (Diabetes mellitus)

Auf den ersten Blick haben, zumindest für den Laien, erhöhter Blutdruck, Schlaganfall und Zuckerkrankheit nichts miteinander zu tun. Tatsächlich besteht jedoch eine wichtige Gemeinsamkeit, denn ein Schlaganfall kann infolge arteriosklerotischer Veränderungen auftreten, und Bluthochdruck und Diabetes können eine Arteriosklerose beschleunigen. Ein erhöhter Blutdruck ist zudem ein wesentlicher Risikofaktor für das Auftreten eines Schlaganfalls. Orthomolekular können diese Erkrankungen daher ähnlich behandelt werden.

12.1.1 Erhöhter Blutdruck (Hypertonie)

Was ist erhöhter Blutdruck?

Nach der Definition der Weltgesundheitsorganisation (WHO) liegt ein erhöhter Blutdruck dann vor, wenn der sog. systolische Druck (= der „obere“ Wert) mehr als 160 (mmHg) und der diastolische Druck (= der „untere“ Wert) mehr als 95 (mmHg) beträgt. Als „grenzwertig“, d.h. als beginnender Hochdruck werden systolische Werte zwischen 140 und 160 (mmHg) und diastolische Werte zwischen 90 und 95 (mmHg) angesehen.

Bei den **Ursachen** eines erhöhten Blutdrucks (Hypertonie) unterscheidet man sekundäre und essentielle (primäre) Hypertonien. Sekundäre Hypertonien werden ausgelöst durch die Erkrankung eines Organs, z.B. der Niere, der Lunge, des Herzens, oder durch Hormonstörungen. Hier muß vorrangig die Grunderkrankung behandelt werden. In den weitaus meisten Fällen eines erhöhten Blutdrucks liegt eine sog. essentielle (oder primäre) Hypertonie vor. In diesen Fällen ist eine Ursache für den erhöhten Blutdruck nicht feststellbar, das heißt die tieferen Ursachen für die essentielle Hypertonie sind bis heute nicht bekannt. Eine angeborene Disposition, Übergewicht, Bewegungsarmut, Streß sowie bei salzempfindlichen Personen ein zu hoher Salzkonsum werden als Risikofaktoren für das Entstehen einer Hypertonie angesehen, ohne ursächlich zu sein.

Ein *eindeutig* erhöhter Blutdruck ist ein Risikofaktor für Herzerkrankungen, besonders jedoch für Schlaganfälle, und muß medikamentös durch blutdrucksenkende Arzneimittel behandelt werden.

Die Diagnose einer Hypertonie ist keineswegs so einfach, wie häufig angenommen wird. Nach den Empfehlungen der Weltgesundheitsorganisation müssen für eine Diagnose *mindestens* 3mal erhöhte Blutdruckwerte bei mindestens zwei verschiedenen Gelegenheiten gemessen werden. Da die Grenze zwischen einem normalen und einem erhöhten Blutdruck relativ gering ist, ist die falsche Einstufung eines Normotonikers (Mensch mit einem normalen Blutdruck) in einen Hypertoniker schnell geschehen. Außerdem ist die Höhe des Blutdrucks stark abhängig von der jeweiligen Situation. So zeigen 20-40% aller Personen, die bei einer Messung beim Arzt erhöhten Blutdruck haben, in einer Langzeitmessung außerhalb der Arztpraxis normale Werte. Aber es gibt auch Menschen, die in der Praxis einen normalen Blutdruck besitzen, jedoch in ihrem üblichen Tagesablauf erhöhte Werte. Ein erhöhter Blutdruck kann mit Sicherheit nur durch eine kontinuierliche 24-Stunden-Messung unter den normalen Lebensbedingungen (z.B. ein gewöhnlicher Arbeitstag) des Patienten diagnostiziert werden, da mit einer solchen Messung am ehesten alle Einflüsse wie Arbeit, Streß, Ruhe, Schlaf usw. erfaßt werden.

Was ein eindeutig erhöhter, auch durch Medikamente behandlungsbedürftiger Blutdruck ist, ist umstritten. Gerade die grenzwertige oder milde Hypertonie ist jedoch die häufigste Form. Ebenso ist nicht ganz klar, wie weit ein erhöhter Blutdruck durch Medikamente gesenkt werden soll. Die Entscheidung, ob eine milde Hypertonie durch blutdrucksenkende Arzneimittel behandelt wird, sollte vom Arzt - möglichst gemeinsam mit dem Patienten - getroffen werden, unter Berücksichtigung aller Aspekte des individuellen Falles, z. B. Alter, sonstiger Krankheiten und Risikofaktoren usw.

Merke: Blutdrucksenker müssen evtl. lebenslang eingenommen werden. Auch diese Arzneimittel sind verschreibungspflichtig und können möglicherweise Nebenwirkungen haben.

Kann die orthomolekulare Medizin etwas zur Senkung eines erhöhten Blutdrucks beitragen?

Vitamin C hat anscheinend eine blutdrucksenkende Wirkung. Sowohl Tierversuche wie epidemiologische Studien (= Untersuchung verschiedener Bevölkerungsgruppen) weisen darauf hin, daß eine erhöhte Vitamin-C-Zufuhr mit einem niedrigeren Blutdruck im Zusammenhang stehen kann.

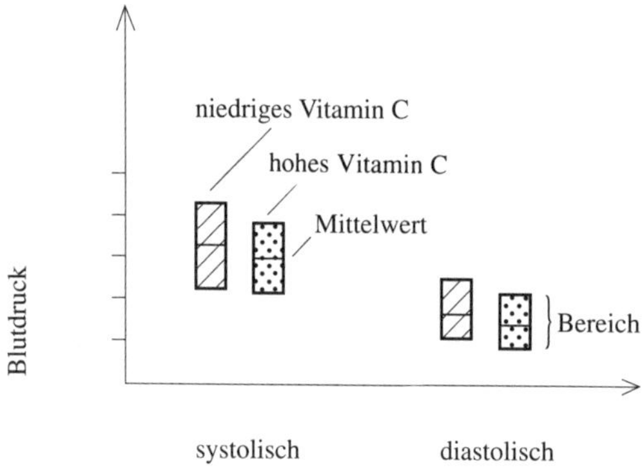

Abb. 30: Beziehung zwischen Blutdruck und Blutspiegeln an Vitamin C*

* Am. J. Clin. Nutr. **57,** 213 (1993)
Inzwischen gibt es sieben Untersuchungen an mehr als 12 000 Personen, die eine Beziehung zwischen einem niedrigen Vitamin-C-Spiegel und einem erhöhten Blutdruck zeigen.

Einige Studien zeigen, daß die Gabe von ca. 1g Vitamin C/Tag bei einer milden Hypertonie blutdrucksenkend wirkt.

Damit steht fest, daß zumindest bei grenzwertigem oder mildem Hochdruck die Verabreichung von Vitamin C sinnvoll sein kann und auch bei stärkerem Hochdruck Vitamin C als Ergänzung einer medikamentösen Hochdruckbehandlung eingesetzt werden sollte.

Omega-3-Fettsäuren, vor allem in Fisch und Fischölen enthalten, senken ebenfalls den Blutdruck. Die Höhe der Senkung beträgt ca. 10% sowohl beim systolischen wie beim diastolischen Blutdruck. Diese Senkung ist zwar geringer als bei einer medikamentösen Senkung, jedoch vor allem bei *milder Hypertonie* eine ungefährliche Alternative.

Bei Normalpersonen wird durch Omega-3-Fettsäuren der Blutdruck *nicht* gesenkt. Das ist biologisch durchaus sinnvoll, da es unnötig ist, den Blutdruck innerhalb des Normalbereichs zu senken!

So konnte bei einer Untersuchung an ca. 960 Patienten ein erhöhter Blutdruck durch Fischöl im Mittel systolisch von 165 (mmHg) auf 152 (mmHg) gesenkt werden. Ebenfalls günstig wirkte sich die ergänzende Verabreichung von Fischöl zu einer medikamentösen Blutdrucksenkung aus. Der Blutdruck wurde dadurch noch weiter gesenkt.

Fischöle (= Omega-3-Fettsäuren) können daher auch zusätzlich als Ergänzung medikamentöser Blutdrucksenker eingesetzt werden.

Hypertoniker haben oft auch erniedrigte Blutspiegel an **Magnesium.** Die Gabe von ca. 100-200 mg Magnesium senkt häufig einen erhöhten Blutdruck.

Widersprüchliche Ergebnisse liegen für **Selen** vor. Wahrscheinlich hat Selen nur dann eine günstige Wirkung, falls die Blutspiegel von Selen erniedrigt sind.

Der Einfluß von **Kochsalz** auf die Erhöhung des Blutdrucks wurde in der Vergangenheit sicherlich überschätzt. Nur ein kleiner Teil der Patienten, die sog. „salzsensitiven" Patienten, reagierten auf eine erhöhte Kochsalzzufuhr mit einem Anstieg, bzw. auf eine niedrigere Aufnahme mit einer Senkung des Blutdrucks. Da jedoch unsere Lebensmittel relativ salzreich sind, empfiehlt es sich immer, nicht zu freigiebig mit dem Salzstreuer umzugehen (siehe dazu auch Kapitel 3.9 – Natrium, Salz und Blut-Hochdruck).

Zusammenfassend läßt sich feststellen, daß ein stark erhöhter Bluthochdruck medikamentös behandelt werden muß. Unterstützend können hier orthomolekulare Substanzen gegeben werden. Ob eine grenzwertige oder milde Hypertonie mit Medikamenten (und in welchem Umfang) behandelt werden soll, ist nicht einwandfrei geklärt. In solchen Fällen ist ein orthomolekularer Behandlungsversuch zumindest sinnvoll.

Was soll an orthomolekularen Substanzen gegeben werden?

Da ein erhöhter Blutdruck Gefahr für Herz und Gefäße (Schlaganfall) bedeutet, ist die Einnahme eines kompletten orthomolekularen Gemisches in der entsprechenden Dosierung zu empfehlen, wie es auf S. 183 „Herz- und Kreislauferkrankungen", Tabelle 68, vorgeschlagen wurde. Dieses Gemisch enthält sowohl Vitamin C wie Omega-3-Fettsäuren, Magnesium und Selen in den richtigen Dosierungen sowie alle anderen für die Gefäße wichtigen orthomolekularen Stoffe.

Literatur

Es werden nur einige ausgewählte Arbeiten zitiert.

Blutdruck allgemein

Martin, M.: Der angiologische Risikopatient. Den Patienten auf die sichere Seite bringen. Therapiewoche **42,** 2000 (1992).

Zeitler, H.: Führt stetiger Streß zu echter Hypertonie? Therapiewoche **43,** 1070 (1993).

Vitamin C und Blutdruck

Bulpit, C. J.: Vitamin C and Blood Pressure. Journal Hypertension **8,** 1071 (1990).

Hemilä, H.: Vitamin C and Lowering of Blood Pressure: Need for Intervention Trials. Journal Hypertension **9,** 1076 (1991).

Koh, E. T.: Effect of Vitamin C on blood pressure of hypertensive subjects. J. Okla State Med. Assoc. **77,** 177 (1984).

McCarron, D. A. et al.: Blood pressure and nutrient intake in the United States. Science **224,** 1392 (1984).

Moran, J. P. et al.: Plasma ascorbic acid concentrations relate inversely to blood pressure in human subjects. Journal American Clinical Nutrition **57,** 213 (1993).

Salonen, J. T. et al.: Blood pressure, dietary fats and antioxidants. American Journal Nutrition **48,** 1226 (1988).

Schectman, G. et al.: Influence of smoking on Vitamin C status in adults. American Journal Public Health **79,** 158 (1989).

Trout, D. L.: Vitamin C and Cardiovascular Risk. American Journal Clinical Nutrition **53,** 322 S (1991).

Fischöl und Blutdruck

Engel, S. et al.: Kardiovaskuläre Effekte von Fischöl. Zeitschrift für ärztliche Fortbildung **86,** 547 (1992).

Knapp, H. R. et al.: The antihypertensive effects of fish oil – a controlled study of polyunsaturated fatty acid supplement in essential hypertension. New England Journal Medicine **320,** 1037 (1989).

Künzel, U. et al.: Standardisierte Omega-3-Fettsäuren im Praxisalltag getestet. Therapiewoche **39,** 1912 (1989), bzw. Health Effects of Fishoil, Conference Newfoundland (1988).

Norris, P. G. et al.: Effect of dietary supplementation with fish oil on systolic blood pressure in mild hypertension. British Medical Journal **293,** 104 (1986).

Rogers, S. et al.: Effects of a fish oil supplement on serum lipids and blood pressure. A double blind randomised controlled trial in healthy volunteers. Atherosclerosis **63,** 137 (1987).

Singer, P. et al.: Blood pressure lowering effect of mackerel and hering diet in patients with mild hypertension. Atherosclerosis **56,** 233 (1985).

Singer, P. et al.: Fischöl und Propanolol bei milder essentieller Hypertonie. Münchner Medizinische Wochenschrift **133,** 539 (1991).

Singer, P.: Mechanismen der Blutdrucksenkung durch Omega-3-Fettsäuren. Ernährungsumschau **40,** 328 (1993).

Vorberg, G. et al.: Wie Fischöl auf Serumlipide und Blutdruck wirkt. Therapiewoche **40,** 2333 (1990).

Magnesium, Selen und Blutdruck

Bukkens, A. U. et al.: Selenium Status and cardiovascular risk factors in healthy Dutch subjects. Journ. Am. College Nutrition **9,** 128 (1990).

Classen, H. G.: Magnesium und Herz-Kreislauferkrankungen. Erfahrungsheilkunde **9,** 559 (1989).

Feldman, E. B. et al.: Selenium Status and Blood Pressure in the spontaneously hypertensive rat. In: *Combs, G. F.:* Selenium in biology and medicine, New York (1987).

Völger, K. D. et al.: Magnesium – ein überschätztes oder unterbewertetes Pharmakon? Deutsche Apotheker-Zeitung **131,** 589 (1991).

12.1.2 Schlaganfall (Apoplexie)

Ein Schlaganfall ist eine akute Durchblutungsstörung des Gehirns. In den meisten Fällen sind die grundlegenden Ursachen arteriosklerotische Veränderungen des Gefäßsystems, also prinzipiell die gleichen Faktoren, die auch für das Auftreten der wichtigsten Herzerkrankungen verantwortlich sind. Für einen Schlaganfall bestehen daher ähnliche Risikofaktoren wie für koronare Herzerkrankungen. Allerdings ist für das Auftreten eines Schlaganfalls ein stark erhöhter Blutdruck ein besonderes Risiko. Für die Prävention (Vorsorge) und Nachbehandlung gelten daher in der orthomolekularen Medizin die gleichen Behandlungsprinzipien wie sie in Kapitel D 4 für Herz- und Kreislauf-Erkrankungen beschrieben sind.

Zwischen den Blutspiegeln an den wichtigsten antioxidativen Vitaminen (A, C, E und Beta-Carotin) und der Häufigkeit von Schlaganfällen besteht ein Zusammenhang, ja sogar die Folgen eines bereits eingetretenen Schlaganfalls werden weitaus besser überstanden bei hohen Blutspiegeln dieser Vitamine.

So konnte in der sog. Basel-Studie (Clinical Investigator **71,** 3 [1993]) gezeigt werden, daß nicht nur das Risiko des Auftretens von Herzerkrankungen, sondern auch von Schlaganfällen vom Blutspiegel an einigen Vitaminen abhängt. Die insgesamt 3000 über 12 Jahre untersuchten Männer hatten fast alle hohe Werte an Vitamin A und E, waren jedoch unterschiedlich hinsichtlich Vitamin C und Beta-Carotin (Provitamin A). Das Risiko für einen Schlaganfall verdoppelte sich bei Werten von niedrigen Beta-Carotin und stieg auf das Vierfache an, falls zusätzlich noch niedriges Vitamin C hinzukam.

Tab. 85: Vitamine und Häufigkeit von Schlaganfällen*

Risiko eines Schlaganfalls im Vergleich zu „normalen" Beta-Carotin- und Vitamin-C-Werten*	
Niedriges Beta-Carotin, normales Vitamin C:	verdoppelt
Niedriges Beta-Carotin, niedriges Vitamin C:	vervierfacht**

* Nach K. F. Gey et al., Clinical Investigator **71,** 3 (1993)
** Herzerkrankungen verdoppelt

Bei einem bereits eingetretenen Schlaganfall können Vitamine, z.B. Vitamin A, lebensrettend sein! So wurden in Belgien 80 Schlaganfall-Patienten untersucht (Lancet **339,** 1562 [1992]). Patienten mit hohen Blutspiegeln an Vitamin A erholten sich weit besser und schneller als diejenigen mit niedrigen; die bleibenden Schädigungen durch den Schlaganfall waren geringer. Auch die Überlebensrate war höher. In der Studie zeigte Vitamin E keine zusätzliche Wirkung im Gegensatz zu Tierversuchen. Die Fachleute nahmen an, daß die Vitamin-E-Werte bei den untersuchten Patienten dafür nicht hoch genug waren.

Neben den antioxidativen Vitaminen A, C, E sowie Beta-Carotin spielen möglicherweise Vitamin B_6, Folsäure und Vitamin B_{12} bei der Entwicklung eines Schlaganfalls eine wichtige Rolle. Auch hier zeigen einige Studien, daß niedrige Blutspiegel dieser orthomolekularen Substanzen Schlaganfälle begünstigen, ebenso wie Herzerkrankungen. Ein relativer Mangel führt zu einem erhöhten Blutspiegel an Homocystein und damit zu einem Schlaganfallrisiko (vgl. dazu Kapitel D 4, Herz-Kreislauf-Erkrankungen). So traten beispielsweise in einer Untersuchung bei 42% der Schlaganfall-Patienten, aber keinem einzigen gesunden Kontoll-Patienten, erhöhte Homocysteinwerte auf (New Engl. Journ. Medicine **324,** 1149 [1991]). Der Risikofaktor erhöhtes Homocystein kann durch die Gabe von Vitamin B_6, B_{12} und Folsäure oft beseitigt werden, außer selbstverständlich bei erblich bedingten Störungen des Cystein-Stoffwechsels.

Zur Prävention und Behandlung von Schlaganfällen mit natürlichen körpereigenen Substanzen müssen sicherlich noch zahlreiche weitere Untersuchungen durchgeführt werden. Dabei wird man möglicherweise neben Vitamin A, C, E, B_6, B_{12}, Folsäure und Beta-Carotin noch weitere günstig wirkende Substanzen entdekken. Eine zusätzliche umfassende orthomolekulare Behandlung ist jedoch wegen des Fehlens von Nebenwirkungen bereits zum jetzigen Zeitpunkt eine vernünftige Maßnahme. Deshalb gilt auch hier der Grundsatz: Alle notwendigen orthomolekularen Substanzen in hoher Dosierung, nicht nur einige einzelne Stoffe!

Literatur

Belch, J. D. et al.: Free Radicals and their Scavenging in Stroke. Scottish Medical Journal **37,** 67 (1992).

Brattström, L. et al.: Hyperhomocysteinaemia in Stroke: Prevalence, Cause and Relationship to Type of Stroke and Stroke Risk Factors. European Journal of Clinical Investigation **22,** 214 (1992).

Clarke, R. et al.: Hyperhomocysteinaemia: An independent Risk Factor for Vascular Disease. New England Journal of Medicine **324,** 1149 (1991).

Das, N. P.: Effects of Vitamin A and its Analogs in Lipid Peroxidation in Rat Brain Mitochondria. Journ. Neurochemistry **52,** 585 (1989).

De Keyser, J. et al.: Serum Concentrations of Vitamin A and E and early outcome after ischemic Stroke. Lancet **339,** 1562 (1992).

De Keyser, J. et al.: Schlaganfall: Vitamin A wirkt neuroprotektiv. Ärzte-Zeitung vom 5.8.1992.

Editorial: Treatment for Stroke? Lancet **337,** 1129 (1991).

Esterbauer, H. et al.: Antioxidative Vitamine und degenerative Erkrankungen. Deutsches Ärzteblatt **87,** Nr. 47 (1990).

Gey, K. F. et al.: Poor Plasma Status of Carotene and Vitamin C is associated with higher Mortality from Heart Disease and Stroke. Clinical Investigator **71,** 3 (1993).

Klawki, R.: Risikofaktoren und Schlaganfall – das ist ähnlich wie bei einer koronaren Herzerkrankung. Ärzte-Zeitung **12,** Nr. 165 (1993).

Malinow, M. R.: Hyperhomocysteinemia, a Common and easily Reversible Risk Factor for occlusive Atherosclerosis. Circulation **81,** 2004 (1990).

Smidley, J. W.: Free Radicals in central nervous ischemia. Stroke **25,** 7 (1990).

Ubkink, J. B. et al.: Vitamin B_{12}, Vitamin B_6 and Folate nutritional status in men with hyperhomocysteinemia. American Journal Clinical Nutrition **57,** 47 (1993).

Yamamoto, M. et al.: A possible Role of Lipid Peroxidation in Cellular Damages Caused by Cerebral Ischemia and the Protective Effect of Vitmin E Administration. Stroke **14,** 977 (1983).

Yoshida, S.: Brain Injury after Inschemia and Trauma; the Role of Vitamin E. Ann. New York Academy of Science **570,** 219 (1989).

12.1.3 Zuckerkrankheit (Diabetes mellitus)

Bei der Zuckerkrankheit, auch Diabetes mellitus oder kurz Diabetes genannt, handelt es sich um eine Störung des Kohlenhydratstoffwechsels. Man unterscheidet dabei vor allem zwischen zwei Arten:

Der Diabetes I (insulinpflichtiger Diabetes) beruht auf einem relativen oder absoluten Insulinmangel und zeigt sich häufig schon bei Kindern und Jugendlichen; er bedarf der lebenslangen Insulinzufuhr.

Der Diabetes II (nicht-insulinpflichtiger Altersdiabetes) beruht auf einer nicht ausreichenden Insulingabe und/oder einer Insulinrezeptorschwäche. Er manifestiert sich im Erwachsenenalter meist erst nach dem 50. Lebensjahr. Die Behandlung erfolgt durch eine „Diabetes-Diät", Arzneimittel (Antidiabetika) sowie bei Komplikationen und Versagen von Diät und Arzneimitteln durch die Verabreichung von Insulin.

Die Diabetes-Diät bzw. die Gabe von Insulin kann man als orthomolekulare Medizin ansehen, da durch die Zufuhr von natürlichen orthomolekularen Substanzen (Diät bzw. Insulin) die körpereigene Konzentration an Glukose im Organismus verändert wird.

80-85% aller Patienten werden dem Typ-II-Diabetes zugerechnet. In Deutschland gibt es vier bis fünf Millionen Diabetiker. Das mit Abstand größte Risiko für Diabetiker sind kardiovaskuläre Komplikationen, das heißt die Entstehung von Herz-Kreislauf-Erkrankungen aufgrund des Diabetes. Das Hauptaugenmerk muß daher auf die Verhinderung dieser Folgeerkrankungen gerichtet sein.

Die diätetische bzw. Arzneimittel-Behandlung des Diabetikers wird in den folgenden Ausführungen nicht besprochen. Sie ist jedoch Voraussetzung jeder Diabetes-Therapie. Es wird hier nur auf die zusätzliche orthomolekulare Behandlung (außer Diät bzw. Insulin) eingegangen. Die größten Risikofaktoren sind Übergewicht, Bluthochdruck, Fettstoffwechselstörungen (dabei vor allem erhöhtes Lipoprotein (a)),physische Inaktivität (Bewegungsmangel) und Rauchen. Da Diabetiker häufig Bluthochdruck zeigen, ist es neben blutdrucksenkenden Arzneimitteln sinnvoll, auch entsprechende orthomolekulare Substanzen, wie z.B. Vitamin C und Omega-3-Fettsäuren zu geben, um die Hypertonie auf natürliche Weise zusätzlich günstig zu beeinflussen.

Diabetiker zeigen oft einen gestörten Fettstoffwechsel. Besonders auffällig ist dabei, daß in vielen Fällen ein stark erhöhter Lipoprotein(a)-Spiegel auftritt. Lipoprotein(a) ist einer der wichtigsten Risikofaktoren für die Entstehung von Herz-Kreislauf-Erkrankungen! Bei einer guten „Einstellung" des Diabetes werden erhöhte Werte wieder gesenkt. Da Vitamin C, Nicotinamid (= Vitamin B_3) sowie Omega-3-Fettsäuren (Fischöl) das Lipoprotein(a) ebenfalls reduzieren, sollten diese orthomolekularen Substanzen zusätzlich verabreicht werden.

Bei Diabetes ist aus Stoffwechselgründen mit einer verstärkten Bildung von Freien Radikalen zu rechnen; antioxidative Vitamine (A, C, E und Beta-Carotin) und Spurenelemente, die Bestandteile antioxidativer Enzyme sind, z.B. Selen, Zink, Eisen, Mangan, sind daher sinnvoll. Das Spurenelement Chrom spielt im Insulin-Stoffwechsel eine Rolle. Ein Chrom-Mangel ist daher zu vermeiden. Diabetiker leiden aufgrund eines Vitamin-B-Mangels häufig an Neuropathien (Nervenschädigungen) und brauchen mehr an diesen Vitaminen.

Da bei Diabetes das Hauptrisiko kardiovaskuläre Folgeerkrankungen sind, sollte daher - zusätzlich zu der üblichen Diabetes-Behandlung - eine orthomolekulare Prävention und Therapie durchgeführt werden in der Weise, wie sie für Herz-Kreislauf-Erkrankungen, vgl. dazu Kapitel D 4 sowie Tabelle 68, vorgeschlagen wurde.

Dies beeinhaltet *alle* Vitamine und nicht nur die antioxidativen Vitamine in teilweise hoher Dosierung, Spurenelemente, Magnesium und Fischöl (Omega-3-Fettsäuren). Die Gabe von Carnitin sowie Coenzym Q_{10} (Ubichinon) mit ihren günstigen Wirkungen auf den Energiestoffwechsel des Herzens ist ebenfalls in Erwägung zu ziehen. Die bei Zuckerkranken auftretende diabetische Polyneuropathie kann mit dem Vitaminoid Liponsäure orthomolekular behandelt werden.

Omega-3-Fettsäuren und Diabetes

Zu Beeinflussung des Diabetes durch Omega-3-Fettsäuren (Fischöle) gibt es widersprüchliche Berichte. Die extreme Dosierung von 18 g

Fischöl/Tag (!), dies entspricht beispielsweise 2 Kilogramm Hering pro Tag (!), über vier Wochen führte bei nicht-insulinpflichtigen Diabetikern zu einer Verschlechterung der Glukose-Toleranz (Ann. Intern. Medicine **108,** 663 [1988]). Wahrscheinlich wurde bei dieser völlig unphysiologisch hohen Dosis eine erhöhte Glukose-Abgabe durch die Leber stimuliert. Dagegen zeigte eine weitere Untersuchung bei nicht-insulinpflichtigen Diabetikern in einer *niedrigeren* Dosierung von 6 g Fischöl/Tag über acht Wochen eine *Verbesserung* des Glukose-Stoffwechsels (Diabetes Research **4,** 141 [1987]).

Die hier in diesem Buch vorgeschlagene Dosierung von ca. 1,5 g Fischöl/Tag entspricht etwa zwei Fischmahlzeiten pro Woche. Sie liegt im natürlichen Ernährungsbereich und hat keine ungünstigen Auswirkungen auf die Einstellung des diabetischen Patienten.

Literatur

Biesalski, H. K.: Antioxidative Vitamine in der Atherosklerose-Prävention. Therapiewoche **42,** 2168 (1992).

Böhles, H.: Radikalerkrankungen. Zeitschrift für Geriatrie **4,** 358 (1991).

Clemetson, C. A. B.: Vitamin C and Multifactorial Disease. Journal Orthomolecular Medicine **6,** 161 (1991).

Esterbauer, H. et al.: Antioxidative Vitamine und degenerative Erkrankungen. Deutsches Ärzteblatt **87,** 3735 (1990).

Frank, M.: Diabetes Typ II und koronare Herzkrankheit; alle Risikoparameter sind therapierelevant. Therapiewoche **43,** 1666 (1993).

Glauber, H. et al.: Adverse Metabolic Effect of Omega-3-Fatty Acids in Non-Insulin Dependent Diabetes Mellitus. Ann. Internal. Med. **108,** 663 (1988).

Guillausseau, P. J. et al.: Lipoprotein(a) in Diabetic Patients. Diabetes Care **15,** 976 (1992).

Hafner, S. M.: Decrease of Lipoprotein(a) with improved glycemic Control in IDDM Subjects. Diabetes Care **14,** 302 (1991).

Hafner, S. M.: Lipoprotein(a) and Diabetes – An update. Diabetes Care **16,** 835 (1993).

Leaf, A.: Health Claims: Omega-3-fatty acids and Cardiovascular Disease. Nutrition Reviews **50,** 150 (1992).

Martin, M.: Der angiologische Risikopatient: Den Patienten auf die sichere Seite bringen. Therapiewoche **42,** 2000 (1992).

Popp-Snijders, C. et al.: Dietary Supplementation of Omega-3-Fatty Acids improves Insulin Sensitivity in non-insulin-dependent Diabetics. Diabetes Research **4,** 141 (1987).

Schmidt, K. et al.: Liponsäure als Vitaminoid. VitaMinSpur **5,** 91 (1990).

Seydel, W.: Vitamin B: Am Schnittpunkt von Neurologie, Orthopädie und Diabetologie. Selecta Nr. 49 (1991).

Singer, P.: Fischöl – aktuell für die Herz-Kreislauf-Forschung. Medizin aktuell **16,** 401 (1990).

Wolfram, G.: Bedeutung der Omega-3-Fettsäuren in der Ernährung des Menschen. Ernährungs-Umschau **36,** 319 (1989).

12.2 Osteoporose

Unter Osteoporose versteht man eine übermäßige Verminderung des Knochengewebes, wodurch es zu einer Verringerung der mechanischen Belastbarkeit der Knochen kommt. Als Folge können Verformungen der Knochen und Knochenbrüche vorkommen. Die Ursachen für das Auftreten der Osteoporose sind bisher nicht eindeutig geklärt. Auffällig ist, daß vorwiegend - aber nicht ausschließlich - Frauen nach den Wechseljahren (klimakterische Osteoporose) davon betroffen sind. In Deutschland gibt es 4-6 Millionen Osteoporose-Patienten. Pro Jahr treten ca. 50000 Schenkelhalsbrüche auf.

Eine Vorbeugung wird bei Frauen während oder nach dem Klimakterium (Wechseljahre) durch die Gabe von Östrogen (Sexualhormonen) erreicht. Es besteht heute kein Zweifel mehr, daß die zusätzliche Verabreichung des Minerals Kalzium, am besten zusammen mit Vitamin D, welches die Kalziumaufnahme (Resorption) durch den Darm verbessert, sich bei der Vorsorge von Osteoporose, aber auch in der Behandlung, günstig auswirkt. Die Zahl der auftretenden Knochenbrüche wird dadurch bis auf ca. die Hälfte vermindert. Seit 1988 wurden viele Untersuchungen zu dem Thema Kalzium und Osteoporose durchgeführt. Etwa zwei Drittel dieser Studien zeigten eine positive Wirkung von Kalzium. Sicherlich wären die günstigen Effekte noch besser gewesen, hätte man in all diesen Studien zuätzlich Vitamin D gegeben, um die Kalziumresorption noch zu erhöhen. Die Kalziumaufnahme mit der Nahrung liegt bei jüngeren Frauen im Mittel bei 640 mg/Tag.

Praktisch alle klinischen Untersuchungen zur Gabe von Kalzium plus Vitamin D zeigen, daß dadurch das Auftreten von Osteoporose zumindest teilweise verhindert werden kann und daß es nie zu spät ist, mit einer solchen Behandlung zu beginnen. Verbesserungen können dabei bereits nach ca. 1 $^1/_2$-2 Jahren eintreten.

Frauen nach dem Klimakterium sollten täglich mindestens 1000 mg und bevorzugt sogar 1500 mg Kalzium aufnehmen, die Aufnahme von Vitamin D sollte ca. 400 I.E. (Internationale Einheiten) = 10 μg pro Tag betragen. Es ist zu beachten, daß es sich bei diesen Angaben um die gesamte Tageszufuhr *einschließlich der Nahrungsmittel* handelt. Dies bedeutet in der Praxis, daß eine zusätzliche Zufuhr (= Supplementierung) von ca 400-700 mg Kalzium/Tag plus ca. 5 μg (= 200 I.E.) Vitamin D/Tag, um die Kalziumresorption generell zu erhöhen, im allgemeinen für die Prävention der Osteoporose ausreichend sein dürfte.

Bei Frauen ist zusätzlich eine Östrogengabe in Betracht zu ziehen; bei bereits bestehender Osteoporose können obige Dosierungen von Kalzium und Vitamin D erhöht werden. Auch Vitamin K spielt möglicherweise bei der Osteoporose durch Förderung der Knochenbildung eine wichtige Rolle.

Außerdem ist natürlich gleichzeitig auf andere Gesundheitsprobleme zu achten. Eine „komplette" Mischung orthomolekularer Substanzen zur Erhaltung der Gesundheit dürfte auch einen Beitrag zur Vorsorge gegen Osteoporose leisten; bei bereits bestehender Osteoporose sollte die Kalziumzufuhr noch gesteigert werden.

Entgegen der bisher geäußerten Auffassung erhöht eine hohe Kalziumzufuhr *nicht* das Nierenstein-Risiko, sondern vermindert es! (New Engl. Journ. Med. **328,** 833 [1993]). Je höher die Kalziumzufuhr, desto geringer ist das Risiko. Der günstige Einfluß des Kalziums beruht möglicherweise darauf, daß die Oxalat-Ausscheidung im Urin verringert wird, weil Kalzium das Oxalat bereits im Magen-Darm-Trakt bindet und so der Resorption entzieht. Auch das Spurenelement Fluor (= Fluoride), das im Knochenaufbau eine Rolle spielt, wird zur Prophylaxe und Therapie der Osteoporose eingesetzt, sowohl allein als auch in Kombination mit Kalzium und Vitamin D. Dabei wird sowohl über Erfolge wie Mißerfolge berichtet. Die Wirksamkeit von Fluoriden hängt anscheinend von einer exakten Dosierung ab. Da Fluoride nur eine geringe „therapeutische Breite" (= eventuell Nebenwirkungen) haben, sollten Fluoride nur unter genauer ärztlicher Überwachung verwendet werden.

Literatur

Adam, O.: Ernährung zur Prophylaxe und Therapie der Osteoporose. Natura-med **8,** 232 (1993).
Bürger, B.: Ernährung und Osteoporose. Ernährungs-Umschau Jan. 1993, B 1 (1993).
Cronenberg, A. et al.: Manifeste Osteoporose in der Menopause - Viererkombination (Calcium, Vitamin D, Fluoride, Östrogene) beugt Frakturen am besten vor. Ärzte-Zeitung vom 18.06.1993.
Curhan, G. C. et al.: A Prospective Study of Dietary Calcium and other Nutrients and the Risk of symptomatic Kidney stones. New England Journal Medicine **328,** 883 (1993).
Curhan, G. C. et al.: Hohe Calciumzufuhr vermindert offenbar Nierenstein-Risiko. Ärzte-Zeitung vom 1.4.1993.
Dawson-Hughes, B.: Osteoporose - Gabe von Calcium und Vitamin D senkt Risiko für Hüftgelenkfrakturen deutlich. Ärzte-Zeitung vom 13.04.1993.
Heaney, R. P.: Thinking Straight about Calcium. New England Journal of Medicine **328,** 503 (1993).
Kanis, J. A. et al.: Evidence for efficacy of drugs affecting bone metabolism in preventing hip fracture. British Medical Journal **305,** 1124 (1992).
Ringe, J. D.: Osteoporose - Durch Calciumzufuhr läßt sich etwas erreichen. Ärzte-Zeitung vom 21.10.1992.

12.3 Psoriasis (Schuppenflechte)

Die Schuppenflechte ist eine der häufigsten Hauterkrankungen, von der etwa 1-2% der Bevölkerung betroffen sind. Zwar bleibt die Schuppenflechte oft ohne allgemeinmedizinische Folgen, z. B. der gefürchteten Psoriasis-Arthritis, jedoch leiden viele der daran Erkrankten schwer, weil die auffälligen Hautschuppungen das persönliche Erscheinungsbild beeinträchtigen. Wie es zur Schuppenflechte kommt, ist nicht genau bekannt. Neben einer erblichen Veranlagung werden als Ursachen Umweltfaktoren (z.B. banale Hautverletzungen, Sonnenbrand, Klimawechsel, Streß), Pubertät, Klimakterium und Stoffwechselstörungen diskutiert. Auch Arzneimittel können den Ausbruch der Schuppenflechte fördern. Es gibt zahlreiche Behandlungsmethoden der Schuppenflechte, jedoch führt bisher keine Therapie zuverlässig zur Abheilung; spontane Besserungen kommen vor.

Wegen der Schwierigkeit einer erfolgreichen Behandlung kommen zahlreiche Methoden zum Einsatz, zum Beispiel Teer-Zubereitungen, topische Kortikosteroide, Phototherapie, die Photochemotherapie, Vitamin-A-Derivivate, Fumarsäure, Methotrexat, Cyclosporin.

Im folgenden wird nur auf orthomolekulare Methoden, vor allem Omega-3-Fettsäuren (Fischöl), zur Behandlung der Schuppenflechte eingegangen. Dabei ist von vornherein klarzustellen, daß es sich hierbei um eine sog. „adjuvante Therapie", das heißt eine Behandlung zusätzlich zu anderen Methoden, handelt.

Bei grönländischen Eskimos, die viel Omega-3-Fettsäuren aufnehmen, ist nach den bisher vorliegenden Statistiken die Schuppenflechte ca. 20mal seltener als bei Europäern. Sowohl Omega-3- wie Omega-6-Fettsäuren sind als essentielle (lebensnotwendige) Fettsäuren wahrscheinlich für eine normale Hautfunktion unentbehrlich. Mit unserer heutigen Ernährung nehmen wir zu wenig Omega-3-Fettsäuren (Linolen-, Eicosapentaen- und Docosahexaensäure) im Vergleich zu Omega-6-Fettsäuren (z.B. Linol- und Arachidonsäure) auf. Die Schuppenflechte ist zumindest teilweise ein entzündlicher Vorgang. Aus der Omega-6-Fettsäure Arachidonsäure entstehen im Stoffwechsel entzündungsfördernde Stoffe (Mediatoren), während aus der Omega-3-Fettsäure Eicosapentaensäure vorwiegend entzündungshemmende Substanzen entstehen. In psoriatischen Herden finden sich zudem stark erhöhte Konzentrationen von Arachidonsäure.

Aus diesen prinzipiellen Überlegungen war es daher naheliegend, die Wirkung einer erhöhten Zufuhr der Omega-3-Fettsäuren Eicosapentaensäure und Docosahexaensäure in Form von Fisch bzw. Fischöl bei Schuppenflechte klinisch zu überprüfen. Die erzielten Ergebnisse waren uneinheitlich. Es wurden sowohl Besserungen wie auch ausbleibende Effekte beschrieben. Leider waren bei den verschiedenen Studien sowohl die Dauer der Anwendung wie auch die Dosierung sehr unterschiedlich, so daß eine Beurteilung der erhaltenen Ergebnisse sehr schwierig ist (8 positive, 3 negative Ergebnisse, einmal „unentschieden").

Es ist auffallend, daß bei Studien mit kurzer Anwendungsdauer der Omega-3-Fettsäuren meistens keine Wirkung zu erzielen war. Dies legt es nahe, Omega-3-Fettsäuren (Fischöle) auf jeden Fall über einen Zeitraum von *mindestens* drei Monaten einzusetzen, bevor ihre Wirkung beurteilt wird. Von den Symptomen der Schuppenflechte bessern sich die Rötung und Schuppung der Haut sowie der Juckreiz. Zudem geht die entzündliche Infiltration der Zellen zurück.

Die meisten Therapeuten empfehlen Fischöl bei Schuppenflechte zumindest als eine *Ergänzung der bisherigen Behandlungsmethoden.* Die Empfehlung einer bestimmten Dosierung ist schwierig, da in den klinischen Untersuchungen die Dosierungen recht unterschiedlich waren. Evtl. ist - auch aus praktischen Gründen - eine Dosierung von 2-4 g Fischöl/Tag *über einen längeren Zeitraum (mindestens drei Monate)* sinnvoll, um einen klinisch erkennbaren Erfolg beurteilen zu können. Bei günstiger Wirkung ist dann eine Langzeitbehandlung zu empfehlen.

Da Psoriasis-Kranke zur generellen Erhaltung der oftmals geschwächten Gesundheit auch weitere orthomolekulare Substanzen, vor al-

Tab. 86: Omega-3-Fettsäuren (als Fischöl bzw. Fisch) bei Schuppenflechte

Erstautor, Jahr	**Zahl der Patienten**	**Studiendauer**	**Klinische Wirkung**
B. R. Allen, 1985	8	90 Tage	+
P. D. Maurice, 1987	10	42 Tage	+
S. B. Bittiner, 1988	14	84 Tage	+
A. Bjorneboe, 1988	15	56 Tage	–
N. J. Lowe, 1988	11	28 Tage	–
A. H. Kettler, 1988	25	50 Tage	–
K. Kragballe, 1989	26	120 Tage	+
T. Tervano, 1989	20	3-6 Monate	+
A. K. Gupta, 1989	18	105 Tage	+
U. Linker, 1991	60	12 Wochen	+
P. M. Collier, 1993	18	12 Wochen	+
A. Soyland, 1993	145	16 Wochen	+ (+)*

* Ergebnisse uneinheitlich. Wahrscheinlich hatte das als Vergleichssubstanz verwendete Weizenkeimöl, das relativ viel Omega-3-Fettsäuren (Linolsäure) enthält, ebenfalls eine günstige Wirkung, so daß im Vergleich dazu Fischöl nicht eindeutig günstiger war. Außerdem wurde in der Studie *kein* natürliches Fischöl, sondern ein Äthylester verwendet.

allem Vitamine (für Vitamin D ist eine günstige Wirkung bei Psoriasis bereits nachgewiesen) Antioxidanzien und Spurenelemente benötigen, ist deren zusätzliche Aufnahme neben Fischöl in Betracht zu ziehen. Um *alle* Stoffe in ausreichender Dosierung zu bekommen, kann dies beispielsweise durch ein vollständiges Gemisch zur allgemeinen Gesunderhaltung, ergänzt durch Fischöl, bzw. noch einfacher durch das für Rheumakranke empfohlene Gemisch (Tabelle 75, S. 200), bei dem Fischöl bereits in hoher Dosierung enthalten ist, erreicht werden.

Literatur

Allen, B. R. et al.: The effects on psoriasis of dietary supplementation with eicosapentanoic acid. British Journal Dermatology **133,** 777 (1985).
Bittiner, S. B. et al.: A double-blind, randomized, placebo-controlled trial of fish oil in psoriasis. Lancet I, 378 (1988).
Bjorneboe, A. et al.: Effect of dietary supplementation with Omega-3-fatty acids on clinical manifestations of psoriasis. British Journal Dermatology **118,** 77 (1988).
Collier, P. M. et al.: Effect of regular consumption of oily fish on chronic plaque psoriasis. European Journal Clinical Nutrition **47,** 251 (1993).
Gupta, A. K. et al.: Double-blind, placebo-controlled study to evaluate the efficacy of fish oil and low dose UVB in the treatment of psoriasis. British Journal Dermatology **120,** 801 (1989).
Kettler, A. H. et al.: The effect of dietary fish oil supplementation on psoriasis. Journal American Academy Dermatology **19,** 1073 (1988).
Kragballe, K. et al.: A low fat diet supplemented with dietary fish oil results in improvement of psoriasis and in formation of Leukotriene B_5. Acta derm-venereol. **69,** 23 (1989).
Linker, U. et al.: Besserung klinischer Symptome von Psoriasis durch Fischöl. Akt. Dermatol. **17,** 70 (1991).
Lowe, N. J. et al.: Fish oil consumption reduces hypertriglyceridemia in psoriatic patients receiving etretinate therapy. Archives Dermatology **124,** 177 (1988).
Maurice, P. D. et al.: The effects of dietary supplementation with fish oil in patients with psoriasis. British Journal Dermatology **117,** 599 (1987).
Singer, P. et al.: Fischöl zur adjuvanten Therapie bei Psoriasis. Der Deutsche Dermatologe **38,** 1200 (1991).
Soyland, A. et al.: New Engl. Journ. Med. **328,** 1812 (1993).
Terano, T. et al.: Effect of dietary supplementation of highly purified ecosapentanoic acid in patients with Psoriasis. Adv. Prostaglandin, Thromboxane, Leukotriene Research **19,** 610 (1984).

12.4 Bronchialasthma

Bronchialasthma hat unter anderem auch entzündliche Komponenten. Da bei entzündlichen Erkrankungen vermehrt Freie Radikale entstehen, ist der Bedarf an Antioxidanzien wahrscheinlich erhöht. Daher wurde vorgeschlagen, Asthma zumindest teilweise als „Radikalerkrankung" anzusehen und es zusätzlich mit antioxidativen Substanzen zu behandeln. Omega-3-Fettsäuren (Fischöle) wirken bei entzündlichen Erkrankungen, wie z.B. Rheuma, ebenfalls günstig. Dementsprechend wurde Fischöl mit Erfolg als ergänzende Behandlung bei mildem Bronchialasthma eingesetzt. Sicherlich benötigt der Asthmakranke außerdem noch weitere orthomolekulare Substanzen.

Zur Behandlung der entzündlichen Prozesse und zur Stärkung der allgemeinen Widerstandskraft kann daher ein Gemisch orthomolekularer Substanzen wie beispielsweise in Tabelle 75, S. 200 (für Rheumakranke) auch zur ergänzenden Behandlung bei Asthma versucht werden.

Es sei darauf hingewiesen, daß bei Asthma relativ wenige Studien vorliegen. Trotzdem sollte die Anwendung versucht werden, schon wegen des im allgemeinen schwächeren Allgemeinzustandes der Patienten.

Literatur

Arm, J. P. et al.: Effect of dietary supplementation with fish oil in mild asthma. Thorax **43,** 84 (1988).
Horrobin, D. F.: Low prevalence of heart disease, asthma and rheumatoid arthritis in Eskimos. Med. Hypotheses **22,** 421 (1987).
Lee, T. H.: Effect of a fish oil enriched diet on pulmonary mechanics during anaphylaxis. Am. Rev. Resp. Dis. **132,** 1204 (1985).
Picado, C. et al.: Effects of fish oil enriched diet on Aspirin intolerant asthmatic patients. Thorax **43,** 93 (1988).

12.5 Migräne

Die Ursachen der Migräne sind bis heute noch nicht eindeutig geklärt. Bei den meisten Versuchen einer Erklärung der Ursachen handelt es sich um Hypothesen (= Annahmen, die noch bewiesen werden müssen), da wegen des Fehlens entsprechender Tiermodelle Nachweise nur sehr schwierig zu führen sind. Migräne dürfte eine Häufigkeit von ca. 5 % in der Bevölkerung haben und ist daher eine echte „Volkskrankheit". Überzeugende medikamentöse Vorsorge- und Behandlungsmethoden gibt es bisher nicht.

Ob das neue Migränemittel Sumatriptan die Behandlung der Migräne entscheidend verbessert, ist umstritten. Anscheinend profitieren weniger als ein Drittel der Patienten von der Behandlung, und die Erfolgsrate nimmt bei mehrfacher Anwendung ab (Internist 34, 63 [1993]). Außerdem durchbricht die Behandlung den Migräneanfall oft nur für Stunden. Dann tritt der Anfall nach 1 bis 2 Tagen wieder auf, wird also zeitlich nur verschoben. Die erneute Anwendung verschiebt dann nur wiederum den Anfall. Zudem können Nebenwirkungen auftreten (arznei-telegramm 8/93, Seite 81 [1993]).

Man ist heute der Auffassung, daß ein Migräneanfall durch eine Erweiterung der Gefäße im Gehirn ausgelöst wird, wobei gleichzeitig der „Botenstoff" Serotonin ausgeschüttet wird. Da Omega-3-Fettsäuren (sowie evtl. Antioxidanzien) auf diese Vorgänge günstig wirken können, ist es vorstellbar, daß diese orthomolekularen Substanzen den Migränekopfschmerz dauerhaft beeinflussen. Tatsächlich konnte in einer Untersuchung (an 33 Patienten, davon 30 Frauen) gezeigt werden, daß dadurch sowohl die Migränehäufigkeit wie die Anfalls- und Schmerzintensität um mehr als 50% verringert wurden. Dabei nahmen die Patienten die orthomolekularen Substanzen regelmäßig täglich ein, schon vor dem Auftreten eines Anfalls. Eine Besserung trat *frühestens* nach 1-2 Monaten ein, bei einigen Patienten erst nach 3-4 Monaten. Bei 20% der Untersuchten war auch nach 6 Monaten noch keine Besserung festzustellen (Therapieversager?).

Obwohl obige Untersuchung die bisher einzige mit Omega-3-Fettsäuren und Antioxidanzien ist, sollte ein Versuch mit dieser Behandlungsmethode bei Migräne auf jeden Fall gemacht werden, da eine nebenwirkungsfreie Dauereinnahme möglich ist.

Als orthomolekulare Substanzen sind hochdosierte Vitamine plus Antioxidanzien sowie Spurenelemente zu empfehlen, die mit ca. 1-3 g Omega-3-Fettsäuren (Fischölen) ergänzt werden, z.B. die in Tabelle 75, S. 200 beschriebene Mischung.

Literatur

Adam, O: Gibt es eine Rheumadiät? Nährstoffe als Entzündungshemmer. Therapeutikum **9,** 402 (1992).

Wagner, W. et al.: Migräne-Prophylaxe mit Omega-Fettsäuren; Alternative mit diätetischen Nährstoffen. Therapiewoche **43,** 1162 (1993).

12.6 Pankreatitis (Entzündung der Bauchspeicheldrüse)

In der Behandlung der Pankreatitis wurde kürzlich (Z. gesamte Innere Medizin **47,** 239 [1992]) über „dramatische" Erfolge mit einer antioxidativen Therapie berichtet. Unter der adjuvanten (zusätzlichen) Antioxidanzien-Therapie waren bei allen Formen der akuten Pankreatitis die klinischen Verläufe leichter, Operationen erübrigten sich und ernsthafte Komplikationen traten kaum noch auf. Die Behandlung erfolgte dabei mit Vitamin E, Selen und N-Acetylcystein (ein Aminosäurederivat).

Auch bei der antioxidativen Behandlung der chronischen Pankreatitis, hier mit Vitamin C, Selen und N-Acetylcystein, wurde über ausgezeichnete Ergebnisse berichtet. Die vorliegenden, auf den ersten Blick eigentlich überraschenden Wirkungen solcher Behandlungsmethoden lassen sich aufgrund der Tatsache erklären, daß das erkrankte Pankreasgewebe einer extrem hohen Oxidation ausgesetzt ist und die Antioxidanzien diese schädliche Oxidation (z.B. Lipidperoxidation) hemmen. Obwohl bisher noch relativ wenige klinische Ergebnisse vorliegen, kann man - vor allem auch wegen des Fehlens von Nebenwirkungen - bereits zum jetzigen Zeitpunkt diese adjuvante (ergänzende) Behandlung der Pankreatitis empfehlen.

Wahrscheinlich ist es am günstigsten, nicht nur einige Antioxidanzien, sondern *alle* Vitamine, Antioxidanzien und (antioxidativen) Spurenelemente sowie N-Acetylcystein in *hoher* Dosierung zu verabreichen, z.B. das zur Stärkung des Immunsystems vorgeschlagene Gemisch der Tabelle 72, S. 192. Dies kann noch durch das weitgehend natürliche Aminosäurederivat N-Acetylcystein (Dosierung 200-600 mg/Tag) ergänzt werden.

Literatur

Braganza, J. M. et al.: Acetylcysteine to treat complications of pancreatitis. Lancet I, 914 (1986).

Braganza, J. M.: Antioxidant therapy for pancreatitis. In:

Braganza, J. M.: Pathogenesis of Pancreatitis. Manchester Univ. Press (1991).

Guyan, P. M. et al.: Heightened free radical activity in pancreatitis. Free Radical Biol. Med. **8,** 347 (1990).

Kuklinski, B. et al.: Akute Pankreatitis – eine „Radikalerkrankung". Z. gesamte Innere Medizin **46,** 145 (1990).

Kuklinski, B.: Akut nekrotisierende Pankreatitis – Dramatische Erfolge mit antioxidativer Therapie. Ärzte-Zeitung vom 09.09.1992.

Kuklinski, B. et al.: Antioxidative Therapie der Pankreatitis – eine 18monatige Zwischenbilanz. Zeitschrift für die gesamte Innere Medizin **47**, 239 (1992).

Rose, P. et al.: Dietary antioxidants and chronic pancreatitis. Hum. Nutr. Clin. Nutr. **40** C, 151 (1986).

Schönberg, M. H.: Lipid peroxidation products in the pancreatic tissue of patients with acute pancreatitis. British Journal Surgery **75,** 1254 (1988).

Schönberg, M. H. et al.: Oxygen free radicals in acute pancreatitis of the rat. Gut **31,** 1138 (1990).

Uden, S. et al.: Antioxidant therapy for recurrent pancreatitis, a placebo-controlled trial. Aliment Pharmacol. Therapy **4,** 357 (1990).

Uehara, S. et al.: Clinical significance of Selenium level in chronic pancreatitis. Journ. Clin. Biochem. Nutr. **5,** 207 (1988).

Anhang

Nützliche Adressen (Labors, orthomolekulare Produkte, Zeitschrift)

Die nachstehenden Adressen der Institute für Laboruntersuchungen und Hersteller orthomolekularer Produkte erheben keinerlei Anspruch auf Vollständigkeit noch ist damit irgendeine Wertung verbunden.

Institute für Laboruntersuchungen

Gesar AG
Blattenacker 167
CH-8235 Lohn/Schaffhausen
Tel.: 00 41-53-3 91 80 10

Laboratorium für Spektralanalyse und Biologische Untersuchungen Dr. Bayer
Bopserwaldstr. 26,
70184 Stuttgart
Tel.: 07 11/24 03 81

Servamed Labor und Diagnostik GmbH
Im Winkel 8
55262 Heidesheim
Tel.: 0 61 32/51 06

SKB-Labor Süd-West
Glückaufstr. 7
50169 Kerpen-Horrem
Tel.: 0 22 73/18 73 + 45 15

Umweltzentrum f. ökologische Strukturforschung
Labor f. Biophysik + Spektralanalyse
Schloß Türnich
50169 Kerpen-Türnich
Tel.: 0 22 37/75 01

Orthomolekulare Produkte

Die orthomolekulare Medizin in Deutschland ist relativ neu. Aus diesem Grund gibt es nur einige Firmen, die sich mit der Herstellung solcher Produkte beschäftigen bzw. nur relativ wenige Produkte, die sich spezifisch für die orthomolekulare Medizin eignen.

Die nachfolgende Auflistung vermittelt nur deutsche Unternehmen, die sich in diesem komplementären Bereich spezialisiert haben. Die Klassifizierung dieser Produkte reicht vom zugelassenen Arzneimittel bis hin zum diätetischen Lebensmittel. Soweit es sich um deutsche Hersteller und deutsche Produkte handelt, besteht keine Rechtsunsicherheit im Bereich der Produzenten- bzw. Produkthaftung. Eine Vielzahl dieser Produkte können vom Therapeuten verordnet werden, es besteht aber auch die Möglichkeit für den Verbraucher, diese Produkte in der Apotheke zu beziehen.

Köhler Vertrieb Pharma GmbH
Neue Bergstr. 3-7
64665 Alsbach-Hähnlein
Tel.: 0 62 57/6 10 31

Orthim Pharma
Lollfuß 43-45
24837 Schleswig
Tel.: 0 46 21/2 69 01

ORTHOMOL GmbH
Poststr. 42
40764 Langenfeld
Tel.: 0 21 73/14 90 18
Fax: 0 21 73/14 90 30
Ortho-Line: 0 21 73/14 90 19

WÖRWAG Pharma GmbH
Lindenbachstr. 74
70499 Stuttgart
Tel.: 07 11/98 973-0

Zeitschrift

Journal für Orthomolekulare Medizin
Ralf Reglin Verlag
Gustav-Radbruch-Str. 13
50996 Köln
Tel. + Fax: 02 21/39 44 02

Sachregister

Tabelle S. 154

S 146